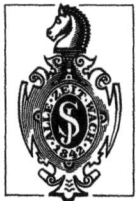

Edgar Heim

Praxis der Milieutherapie

Mit einem Geleitwort von
W. Th. Winkler †

Springer-Verlag
Berlin Heidelberg New York Tokyo 1985

Professor Dr. Edgar Heim
Psychiatrische Universitätspoliklinik Bern
Murtenstraße 21
CH-3010 Bern

CIP-Kurztitelaufnahme der Deutschen Bibliothek:
Heim, Edgar: Praxis der Milieutherapie / E. Heim. –
Berlin; Heidelberg; New York; Tokyo : Springer, 1984.
ISBN-13: 978-3-540-13571-5   e-ISBN-13: 978-3-642-69846-0
DOI: 10.1007/978-3-642-69846-0

Das Werk ist urheberrechtlich geschützt. Die dadurch begründeten Rechte, insbesondere die der Übersetzung, des Nachdrucks, der Entnahme von Abbildungen, der Funksendung, der Wiedergabe auf photomechanischem oder ähnlichem Wege und der Speicherung in Datenverarbeitungsanlagen bleiben, auch bei nur auszugsweiser Verwertung, vorbehalten. Die Vergütungsansprüche des § 54, Abs. 2 UrhG werden durch die „Verwertungsgesellschaft Wort", München, wahrgenommen.

© Springer-Verlag Berlin Heidelberg 1985

Die Wiedergabe von Gebrauchsnamen, Warenbezeichnungen usw. in diesem Werk berechtigt auch ohne besondere Kennzeichnung nicht zu der Annahme, daß solche Namen im Sinne der Warenzeichen- und Markenschutz-Gesetzgebung als frei zu betrachten wären und daher von jedermann benutzt werden dürften.

Produkthaftung: Für Angaben über Dosierungsanweisungen und Applikationsformen kann vom Verlag keine Gewähr übernommen werden. Derartige Angaben müssen vom jeweiligen Anwender im Einzelfall anhand anderer Literaturstellen auf ihre Richtigkeit überprüft werden.

Fotosatz: Brühlsche Universitätsdruckerei, Gießen

2125/3020-543210

Meinen Mitarbeitern
der Schlößli-Jahre 1968–1978
gewidmet

Geleitwort

In der Psychiatrie hat sich in den letzten 3 Jahrzehnten ein sehr bemerkenswerter Wandel vollzogen, der einerseits durch die Einführung der Psychopharmaka in die Behandlung der Psychosen, andererseits aber auch durch die Entwicklung der Sozialpsychiatrie und die Einbeziehung psychotherapeutischer Behandlungsverfahren ermöglicht wurde. Speziell der Sozialpsychiatrie ist es zu verdanken, daß in den psychiatrischen Krankenhäusern und Kliniken ein neuer Geist im Sinne der Liberalisierung und Humanisierung Einzug hielt, neue Formen des Umgangs mit den hospitalisierten psychisch Kranken propagiert werden konnten und darüber hinaus Bemühungen in Gang kamen, die stationäre Versorgung der psychisch Kranken und Suchtkranken durch halbstationäre bzw. ambulante Einrichtungen und Dienste unterschiedlichster Art zu ergänzen.

Für die Realisierung der neuen sozialpsychiatrischen Ideen in den psychiatrischen Institutionen gewann das Konzept der Therapeutischen Gemeinschaft in den 50er und 60er Jahren eine nicht zu unterschätzende Bedeutung, weil diese Form der Behandlung nicht nur eine aussichtsreich erscheinende Methode der Gruppenarbeit, sondern auch ein Instrument darstellte, mit dessen Hilfe sich die für notwendig erachteten Änderungen in den Krankenhäusern konkret bewerkstelligen lassen konnten. Allerdings kam dabei nicht das ursprünglich von der Northfield-Gruppe (W. R. Bion, J. Rickman, T. F. Main, S. H. Foulkes) erarbeitete, psychoanalytisch fundierte Konzept der Therapeutischen Gemeinschaft zum Tragen, sondern das von M. Jones vertretene Konzept der Therapeutischen Gemeinschaft, das von vornherein ganz auf die Belange der Sozialpsychiatrie zugeschnitten war. Der sozialpsychiatrische Impetus richtete sich dann insbesondere gegen die kustodiale Psychiatrie mit all ihren negativen Auswirkungen und gegen erstarrte therapiefeindliche Strukturen innerhalb der Institutionen. Als positive Zielsetzung ließen sich u. a. eine Verbesserung des ganzen Milieus der psychiatrischen Krankenhäuser, eine Belebung der zwischenmenschlichen Beziehungen und eine möglichst weitgehende Öffnung von Türen nennen.

Auch der Autor dieses Buches, Herr Prof, Dr. Heim, bediente sich des Konzepts der Therapeutischen Gemeinschaft, als er im Jahre 1968 die Leitung der bereits renommierten, ihrer Tradition nach überwiegend psychotherapeutisch ausgerichteten Psychiatrischen Klinik Schlößli in Oetwil a. S. in der Nähe von Zürich übernahm und sich die Aufgabe stellte, den sozialpsychiatrischen Gesichtspunkten Geltung zu verschaffen und darüber hinaus die ganze Klinik zu einem Instrument der Therapie zu machen.

Wie überall, wo seinerzeit in psychiatrischen Krankenhäusern Versuche mit der Therapeutischen Gemeinschaft unternommen wurden, ergaben sich bei deren Realisierung zunächst auch im Schlößli Schwierigkeiten, was nicht weiter verwunderlich ist, weil das Konzept der Therapeutischen Gemeinschaft eine sehr weitgehende Änderung der Einstellungen und Verhaltensweisen aller Mitarbeiter gegenüber den Patienten verlangt. Sehr eindrucksvoll werden in dem vorliegenden Buch die verschiedenen Phasen der Verwirklichung des groß angelegten Vorhabens im Verlauf von 10 Jahren mit allen aufgetretenen Komplikationen, wie z. B. kollektiven Widerständen und Abwehrmechanismen, beschrieben. Wie aus dem Bericht hervorgeht, blieb der Einrichtung auch nicht eine schwere Entwicklungskrise erspart, in der das Scheitern des ganzen Experiments unmittelbar bevorzustehen schien. Daß dieser „schwarze Mittwoch" dann aber dank der in der Krise neu gewonnenen Einsichten zu einem entscheidenden Wendepunkt und das Vorhaben danach zielstrebig und mit Erfolg weitergeführt werden konnte, war sicherlich dem zu diesem Zeitpunkt bereits erreichten starken Engagement der Mitarbeiter, aber gewiß auch der persönlichen Flexibilität und Integrationskraft des Leiters der Einrichtung zuzuschreiben.

Das Gelingen des Experiments wurde nach meiner Überzeugung dadurch möglich, daß im Schlößli das Konzept der Therapeutischen Gemeinschaft nicht dogmatisch und nicht puristisch, sondern pragmatisch in Anpassung an die Aufgaben der verschiedenen Krankenabteilungen und unter Berücksichtigung der Fähigkeiten und Bedürfnissen der Patienten, dazu frei von ideologischem Ballast in besonnener Weise praktiziert worden ist. So entging das von Herrn Prof. Dr. Heim unternommene Experiment den für die Therapeutische Gemeinschaft typischen Fehlentwicklungen, wie z. B. eine im Chaos endende extreme Liberalisierung oder eine auf Kosten der Patienten gehende Politisierung, und nur so gelangen Herrn Prof. Dr. Heim und seinen Mitarbeitern die sachliche, kritische Auseinandersetzung mit den Prinzipien der Therapeutischen Gemeinschaft, die Überwindung der Therapeutischen Gemeinschaft als einer bloßen Methode und der Durchbruch zu einer übergeordneten, umfassenden, klar durchdachten Milieutherapie.

Die den Umstrukturierungsprozeß begleitende wissenschaftliche Bearbeitung der Frage nach den milieutherapeutisch relevanten Behandlungsprinzipien machte die Herausarbeitung ganz bestimmter Wirkfaktoren und dann auch die sehr einleuchtende Erkenntnis möglich, daß für verschiedene Gruppen von Patienten ganz unterschiedliche Milieus (ein strukturierendes, ein equilibrierendes, ein animierendes, ein reflektierendes und ein betreuendes Milieu) konzipiert werden müssen, wenn eine differenzierte, ganz auf die Bedürfnisse der Patienten abgestimmte Milieutherapie betrieben werden soll.

Von besonderer Bedeutung ist schließlich, daß sich Herr Prof. Dr. Heim der wissenschaftlichen Bearbeitung der Frage nach der Effizienz seiner Reformbemühungen gestellt hat und er eine Reihe wissenschaftlicher Untersuchungen durch Außenstehende ermöglicht hat. Auf sie wird in diesem Buch immer wieder aufmerksam gemacht.

In Anbetracht der Tatsache, daß die wissenschaftliche Evaluation auf dem Gebiet der Milieuforschung im allgemeinen und der Soziotherapie im besonderen noch in den Anfängen steckt und doch mit mannigfachen Schwierigkeiten zu kämpfen hat, scheint mir der beste Beweis für den Erfolg der Reformbestrebungen von Herrn Prof. Dr. Heim zu sein, daß die Psychiatrische Klinik Schößli in Oetwil a. S. 5 Jahre nach seinem Weggang unter Leitung seiner Nachfolgerin, Frau Dr. Daeppen, noch ganz im Sinne der neu entwickelten Milieutherapie funktioniert. Da das Schlößli seit 1978 für die volle psychiatrische Versorgung einer Region, des Zürcher Oberlandes, verantwortlich ist, wird die Milieutherapie auch in den Übergangseinrichtungen erprobt werden können.

Wegen der großen Bedeutung, die der Milieutherapie in allen psychiatrischen Einrichtungen zukommt, ist diesem Buch eine weite Verbreitung und eine interessierte Leserschaft aus allen in der Psychiatrie tätigen Berufsgruppen zu wünschen. Das Buch ist in einer allgemein verständlichen Sprache abgefaßt worden, es enthält viele Beispiele aus dem psychiatrischen Klinikalltag, es ist eminent praxisbezogen und kann deswegen nicht nur Ärzten und Psychologen, sondern auch Sozialarbeitern, Ergotherapeuten, Krankenschwestern, Krankenpflegern und allen sonstigen Mitarbeitern psychiatrischer Einrichtungen, auch aus dem Verwaltungsbereich, zur Lektüre empfohlen werden. Ich denke, daß dieses Buch bald ein Standardwerk über Milieutherapie gelten und das Schlößli allgemein zum Vorbild einer milieutherapeutisch geführten psychiatrischen Klinik werden wird.

Gütersloh, Mai 1984   W. Th. Winkler †

Vorwort

1977 berichteten Wagemarker u. Cade in einer angesehenen Zeitschrift über die dramatische Besserung von 5 körperlich gesunden Schizophrenen, die sich bis zu 16mal wöchentlich einer Hämodialyse unterzogen hatten. Das scheinbar vielversprechende therapeutische Experiment wurde mehrmals repliziert, wobei nur ausnahmsweise günstige Ergebnisse erzielt werden konnten. In einer neueren Arbeit, die in der meistzitierten Wissenschaftszeitschrift „Science" erschien, berichten Wissenschaftler des NIHM Washington (Schulz S. C. et al.), daß sie mit großer Sorgfalt und unter Kontrolle aller Variablen die ursprüngliche Studie wiederholt haben, ohne deren positive Resultate bestätigen zu können. Alle beteiligten Untersucher erwägen verschiedene bilogische Erklärungsmöglichkeiten, um die wenigen bekannten positiven Ergebnisse zu begründen bzw. die negativen zu reflektieren. Nicht in Betracht gezogen wird jedoch die Möglichkeit, daß die unbeabsichtigte Veränderung des Behandlungsmilieus als eine Art „Placeboeffekt" gewirkt haben könnte. Wagemaker hatte nämlich seine Schizophrenen vorwiegend von Chronisch-Kranken-Abteilungen einer großen, kustodial geführten psychiatrischen Institution geholt, z. T. wurden sie ihm von desperaten Angehörigen zugeführt. In intensiven Gruppengesprächen wurden die Kranken auf die Behandlung und die mögliche anschließende Entlassung vorbereitet und ihnen, z. T. nach längerer Abstinenz, wieder vermehrte Kontakte zu ihrer Familie ermöglicht (persönliche Mitteilung Mosher).

Dies ist eines von vielen Beispielen der neueren Wissenschaftsgeschichte, die zeigen, wie eine eindimensionale reduktionistische Betrachtungsweise wesentliche Faktoren übersieht, die zu einem Heilungsvorgang beitragen können. Ich meine, die Autoren haben es unterlassen, das Behandlungsmilieu als solches zu beobachten und zu gewichten. Wäre die Studie darauf angelegt gewesen, die Wirkung des Milieus zu untersuchen, so hätte man von einer bestimmten Form einer „Milieutherapie" sprechen können. Der Begriff ist neu – das Phänomen als solches so alt wie die Geschichte der institutionellen Psychiatrie.

Zwar waren es primär humanitäre Überlegungen, die Pinel veranlaßten, ausgangs des 18. Jahrhunderts die psychisch Kranken von den Ketten zu befreien; der Effekt war aber eine positive Veränderung des Milieus, in dem jene lebten. Zwar handelten die Begründer des "Moral Treatment" primär aus ethisch-religiösen Überzeugungen; mit "Retreat" (William Tuke), "No-Restraint-System" (John Conolly) oder "Open-Door-Policy" (Dorothee Dix) veränderten sie jedoch entscheidend das Behandlungsmilieu. Zwar war Hermann Simons Ansatz der Arbeitstherapie vorwiegend auf die Aktivierung der Kranken ausgerichtet; er bewirkte aber zugleich, daß ihr Zusammenleben und damit ihr Milieu völlig umgestaltet wurde. Zwar waren die Psychoanalytiker Ernst Simmer in Berlin, Karl und William Menninger in Topeka (USA), Harry S. Sullivan in Baltimore (USA) vor allem daran interessiert, ihre stationären

Patienten in einer Umgebung zu behandeln, die dem psychoanalytischen Behandlungsmodell entsprach; sie schufen damit indes ein therapeutisches Milieu, das ihre Zielsetzungen wesentlich unterstützte. Noch viele Beispiele ließen sich aus der Psychiatriegeschichte der vergangenen 200 Jahre anfügen (Dörner; Foudraine; Hilpert; Krüger), um zu bestätigen, wie tief die Wurzeln der Milieutherapie reichen.

Die bewußte Auseinandersetzung mit dem Krankenhausmilieu als therapeutische Einflußgröße ist jedoch relativ neueren Datums. Neben den tiefenpsychologischen und lerntheoretischen sind es vor allem sozialpsychologische Beiträge, die die Optik verändert haben. Im Bereich der Sozialpsychiatrie hat bekanntlich die Therapeutische Gemeinschaft vorerst im angelsächsischen, dann im kontinentaleuropäischen Raum viel Beachtung gefunden. Ihre Geschichte ist schon mehrfach aufgezeichnet worden (vgl. etwa Hilpert; Krüger), so daß ich sie hier nicht zu wiederholen brauche. Ohne Zweifel hat die Bewegung der Therapeutischen Gemeinschaft entscheidend dazu beigetragen, das Krankenhausmilieu als gewichtigen therapeutischen Faktor zu erkennen. In der bis dahin stark am Modell der somatischen Medizin orientierten Psychiatrie waren so wichtige Einflüsse wie das Verhalten der Pflegenden, die Gestaltung des Tagesablaufs, die Art der Unterbringung etc. schlicht ignoriert worden – ja nicht einmal ihre negativen Auswirkungen (Hospitalismus) hatten Beachtung gefunden. Als es schließlich zur zielgerichteten Gestaltung des Therapeutischen Milieus kam, blieb die Therapeutische Gemeinschaft nicht lange der einzige Versuch dazu. Soziotherapeutische und lerntheoretische Ansätze, vor allem im Bereich der Rehabilitation, folgten etwa 1 Jahrzehnt später. Indirekt trug auch eine andere Bewegung dazu bei, die vor allem auf die negativen Konsequenzen der stationären Behandlung (meist als Hospitalismus bezeichnet) aufmerksam machte und dementsprechend alternative Versorgungsmodelle (mit Betonung der teilstationären oder ambulanten Patientenbetreuung) entwickelte. Unter dem Schlagwort „Antipsychiatrie" wurde sogar angestrebt, die psychiatrischen Kliniken insgesamt abzuschaffen. Basaglias „negierte Institution" ist in Italien bekanntlich in einem neuen Psychiatriegesetz verankert worden, wonach jede psychiatrische Hospitalisation als untherapeutisch vermieden werden muß. Die jahrzehntelange Duldung mangelhafter Milieugestaltung hat also schließlich zur Vorstellung geführt, ein heilsames Krankenhausmilieu sei nicht konzipierbar.

Dieser negativen Interpretation des Behandlungsmilieus steht eine positivere gegenüber, die in den letzten Jahren vermehrt herausgearbeitet wurde. Zum einen wurden vielerorts – zwar mit gebührender Verzögerung gegenüber der Erneuerung der somatischen Hospitäler – neue psychiatrische Krankenhäuser gebaut oder bestehende baulich entscheidend verbessert. Nicht selten hat dies auch zu einer Neukonzeption des Behandlungsmilieus geführt. Die starke Verbreitung von Gruppenverfahren, die sich bekanntlich intramural mehr durchgesetzt haben als extramural, ist *ein* Kennzeichen, die Bereicherung mit soziotherapeutischen Verfahren wie Ergotherapie, Arbeitstherapie, Bewegungstherapie (oft als Gestaltungstherapie zusammengefaßt) ein anderes. Die klinische Psychotherapie wurde als eigene Disziplin anerkannt, ihre Ergebnisse wie jene der anderen erwähnten Verfahren bei zahlreichen fachlichen Symposien und Kongressen reflektiert. Wir selbst hatten die Möglichkeit, über die Ergebnisse eines Milieusymposiums im deutschsprachigen Raum in Buchform zu berichten (Heim 1978).

Vorwort

Das vorliegende Buch knüpft an diese frühere Arbeit an. Es ist der Versuch, theoretisch genauer zu begründen, in seinem Ablauf wiederzugeben und, soweit überprüfbar, wissenschaftlich zu bestätigen, was ich in 10jähriger Tätigkeit an einem psychiatrischen Krankenhaus mit meinen Mitarbeitern entwickeln konnte. Wir hatten uns zunächst vorwiegend am Konzept der Therapeutischen Gemeinschaft orientiert, das uns zwar anfänglich nur aus der Literatur bekannt war, dann aber durch gezielte Auseinandersetzung zunehmend vertrauter wurde. Regelmäßige Kontakte mit kompetenten Kennern der Materie, allen voran mit den beiden „Gründer-Vätern" Maxwell Jones und Harry A. Wilmer, vermochten uns ebenso zu ermutigen wie die freundschaftliche und fachliche Unterstützung durch norwegische und deutsche Kollegen, insbesondere Jarl Jørstad und Walter T. Winkler.

Je mehr „unsere" Therapeutische Gemeinschaft dann in die Jahre kam, desto mehr beschäftigten mich kritische Fragen hinsichtlich ihrer fachlichen Absicherung. Als junger Chefarzt einer mittelgroßen (400 Betten) Klinik hatte ich Mühe, die therapeutische Identität allmählich zugunsten einer administrativen aufgeben zu müssen. So war ich auch dafür dankbar, durch Grundannahmen der Therapeutischen Gemeinschaft die Klinik als Gesamtes gewissermaßen zu einem „therapeutischen Instrument" umformen zu können. Doch mit der Zeit meldeten sich Zweifel an der Gültigkeit der bekannten Grundannahmen. Das Bedürfnis nahm zu, meine eigenen Vorstellungen zu präzisieren und mit meinen Mitarbeitern auszudiskutieren. Daraus ergaben sich ein paar Publikationen und einige bescheidene empirische Projekte. Dann kam, nach 10 Jahren, die schwierige Entscheidung, die bisherige Aufgabe zugunsten einer anderen, mehr wissenschaftlich ausgerichteten aufzugeben. Ich kam mir vor wie ein Kapitän, der sich von seinem Schiff absetzt, wenn dieses endlich auf flottem Kurs ist – ein nicht eben erhebendes Gefühl. Die Entscheidung sollte dem Schiff so wie dem Kapitän in der ersten Zeit nach der Trennung noch zu schaffen machen. Doch schließlich überwog die Attraktion meiner vertrauten Heimat, die mich im Grunde nie losgelassen hatte.

Die ersten angespannten Jahre der neuen Aufgabe ließen nur wenig Zeit, den Vorsatz zu verwirklichen, die 10 Jahre „Schlößli"-Tätigkeit in einer Publikation zusammenzufassen. Die Latenz, scheint mir, zahlt sich nun aber um so vorteilhafter aus, als manches aus zeitlicher und geographischer Distanz nüchterner und sachlicher erwogen werden kann. Auch ist es für mich ausgesprochen erfreulich und beruhigend festzustellen, daß die Psychiatrische Klinik Schlößli noch heute, 7 Jahre später, im Sinne des entwickelten Milieukonzeptes weiterarbeitet. Dies ist wesentlich dadurch bedingt, daß trotz der im Spitalwesen üblichen hohen Personalrotation die wichtigsten Kaderleute der Klinik treu blieben. Und es hat sich erwiesen, daß die „therapeutische Kultur" in der Klinik so tief verwurzelt ist, daß diese – nach vorübergehender Verunsicherung – unter der neuen Leitung von Frau Dr. med. Christine Daeppen, ärztlichem Direktor (Oberärztin zu meiner Zeit), so schwierige Aufgaben wie die kurzfristige Übernahme der vollen Verantwortung für eine Versorgungsregion gut bewältigen konnte.

Das Anliegen des vorliegenden Buches ist es, das Modell der Therapeutischen Gemeinschaft, das unserer Arbeit vorerst zugrunde lag, zu überwinden und in die grundsätzlicheren Vorstellungen der Milieutherapie überzuführen. Ich sehe mich da nur zum kleinsten Teil mit jeden Kritikern einig, die Therapeutische Gemeinschaften als modisch, kultisch, dogmatisch, rigid, militant, unkritisch, unverantwortlich, permissiv, pseudo- oder untherapeutisch bezeichneten (B. B. Zeitlyn; A. Fischer und M. R. Weinstein). Unsere relativ pragmatische, eklektische, patientenzentrierte Arbeitsweise entsprach ohnehin immer mehr dem, was Harry A. Wilmer als "Therapeutic Community of the Center" bezeichnet hat. Demgegenüber haben "Therapeutic Communities of the Left" eine Neigung zu exzessiver Permissivität und Patientenmitbestimmung und enden nicht selten im Chaos. Die "Therapeutic Community of the Right" dagegen ist äußerst rigid, selbstgerecht und nur auf *ein* Schuldenken ausgerichtet, z. B. auf das psychoanalytische oder soziotherapeutische.

Meine persönlichen Bedenken gegenüber der Therapeutischen Gemeinschaft als solcher entsprechen eher dem, was etwa Herz oder Wing u. Brown formuliert haben: "The therapeutic community is a concept but seen as an *ideology:* although there is no reason why it should not be formulated in a testable way, there seems to be something. about the concept that invites a lack of precision" (Wing u. Brown, 1970).

Ich sehe mich mit ihnen und anderen darin einig, daß heute nicht mehr ein ideologisches, sondern ein wissenschaftliches Konzept nottut. Dieses muß so formuliert werden, daß es einer adäquaten Evaluation unterzogen werden kann. Auch müssen wir unbedingt von der Vorstellung wegkommen, daß *ein* bestimmtes Milieu für *alle* unsere Kranken geeignet sei. Hier gilt es zu differenzieren und zu präzisieren, um sicher zu gehen, daß im Versorgungsangebot auch das therapeutische Milieu mitberücksichtigt wird. Ich betrachte deshalb meine Vorschläge zur Konzeptualisierung von 5 verschiedenen Milieutypen in einer Versorgungsregion als ein Kernstück dieser Publikation (vgl. Kap. III).

Viele Elemente der Therapeutischen Gemeinschaft sind in der Zwischenzeit von ehemals kustodialen Krankenhäusern absorbiert oder integriert worden, aber ohne eigentliche Neufassung ihres Milieukonzepts. Wenn ich von der Überwindung der Therapeutischen Gemeinschaft spreche, meine ich somit keineswegs, daß die historisch notwendige Öffnung der Psychiatrie bereits vollzogen sei. Der gegenwärtig starke und an sich richtige Trend, in der Psychiatrie wieder vermehrt biologische Vorstellungen zu beachten, könnte zudem leicht von den mühsam entwickelten sozialpsychologischen Prinzipien ablenken. Für mich bildet der biologische Gesichtspunkt nach wie vor keinen Gegensatz zu psychologischen oder soziologischen Erklärungsmodellen. Im Gegenteil, so wie George L. Engel dies für die somatische Medizin im Modell der „biopsychosozialen" Medizin entworfen hat, kann auch in der Psychiatrie nur eine integrierte Patientenbetreuung richtig sein. Die biologischen (hier psychopharmakologischen) und psychologischen (hier psychotherapeutischen) Wirkfaktoren sind aber in der Psychiatrie insgesamt besser konzipiert und erforscht als der soziotherapeutische Ansatz im Sinne der Milieutherapie, der noch unserer besonderen Aufmerksamkeit bedarf.

Das Bedürfnis, den Aufgabenbereich der psychiatrischen Institutionen zu klären, ist zumindest in unserem Lande in den letzten Jahren stark gewachsen. Das Interesse gilt einerseits den verschiedenen Versorgungsmodellen mit den dazugehörigen Einrichtungen, wie dies kürzlich Christian Müller in seinem Buch „Psychiatrische Institutionen. Ihre Möglichkeiten und Grenzen" kritisch dargestellt hat. Während er den Akzent eher auf extramurale Abläufe gelegt hat, behandelt Klaus Ernst in seiner „Praktischen Klinikpsychiatrie" die tägliche Handhabung der intramuralen Vorgänge. Aus seiner großen Erfahrung heraus vermag er administrative, organisatorische und therapeutische Bereiche klärend zu umschreiben. Das hier vorliegende

Buch, obwohl natürlich vorwiegend auf das psychiatrische Krankenhaus bezogen, handelt nun von Prinzipien, die ebenso sehr in den Einrichtungen der Sozialpsychiatrie, der Teilhospitalisation wie anderer benachbarter sozialtherapeutischer Einrichtungen beachtet werden sollten. So wie ich mich mit den beiden Autoren seit Jahren freundnachbarlich verbunden fühle, so hoffe ich, daß sich mein Buch in fachlicher Nachbarschaft zu ihren ansiedeln läßt. Während das Buch Müllers die Versorgungssysteme aufzeigt, jenes von Ernst die wesentlichen praktischen Abläufe in allen therapeutischen Bereichen zum Inhalt hat, geht es mir darum, die soziotherapeutischen Prozesse zu klären und aufzuwerten, die eigentlich in allen psychiatrischen Einrichtungen bedeutsam sind.

Inhaltlicher Überlick

Die Zielsetzung des ersten Teils dieses Buches (vgl. Kap. I) ist: die Wirkfaktoren der Milieutherapie, wie wir sie aus unserer praktischen Arbeit heraus formuliert haben, genauer zu analysieren und im kritischen Literaturvergleich zur Diskussion zu stellen. Nach einem einleitenden Abschnitt (vgl. I/1), das eine Übersicht über einige bekannte Milieumodelle geben möchte, stelle ich die in unserer Arbeit als wesentlich erkannten Prinzipien (vgl. I/2) genauer vor. Der Abschnitt zum Rollenverständnis (vgl. I/3) rundet den theoretischen Teil ab, indem die Aufgaben der verschiedenen Rollenträger beschrieben und abgegrenzt werden.

Der zweite Teil (vgl. Kap. II) stützt sich auf die 10jährige Praxis der Psychiatrischen Klinik Schößli in Oetwil a. S., Zürich. In einem Erfahrungsbericht wird mit Blick auf die Gesamtinstitution gewissermaßen ein retrospektives Drehbuch vorgestellt. Ich möchte damit aufzeigen, wie eine psychiatrische Institution, nicht unähnlich anderen sozialen Organismen, in einem Entwicklungsprozeß ganz bestimmte Phasen durchläuft. Derjenige, der eine solche Veränderung als Leiter initiiert, ist dabei nicht minder mitbetroffen als alle übrigen Beteiligten. Das Wechselspiel zwischen Aktion des Leiters und Reaktion des Krankenhauses als Organismus wird deshalb in einem besonderen Abschnitt (vgl. II/2) beschrieben.

Im letzten Teil (s. Kap. III) möchte ich eine Synthese von klinischer Erfahrung mit den erarbeiteten Prinzipien anstreben. Die 5 vertretenen Milieutypen sind dadurch charakterisiert, daß ihnen in unterschiedlicher Gewichtung therapeutische Wirkfaktoren zugeordnet werden, die von den Grundprinzipien abgeleitet sind. Zugleich möchte ich mit dem Begriff der vertikalen Integration aufzeigen, wie die soziotherapeutischen Prozesse mit jenen auf den andern Systemebenen verbunden sind. Das abschließende Kapitel zeigt die Grenzen unseres Wissens über Milieutherapie und unserer Erwartungen an Milieutherapie auf. Von hier aus läßt sich ein Ausblick auf das, was jetzt und künftig die Forschung zur Milieutherapie beizutragen vermag, leichter verantworten.

Ich erhoffe mir, daß dieses Buch möglichst viele der in voll- und teilstationären psychiatrischen Einrichtungen tätigen Helfer in ihrer Arbeit anregt. Ob Assistenzarzt oder Pflegende in Ausbildung, ob Abteilungsschwester oder Ergotherapeutin, ob Sozialarbeiter oder Oberarzt – sie alle prägen de facto durch ihr tägliches Handeln das therapeutische Milieu ihrer Krankenabteilungen oder -stationen. Kapitel I und II beziehen sich überwiegend auf diese Praxis. Die mehr theoretischen Hinweise in den

Kapiteln I und II und der Abschnitt über Führungsaspekte (vgl. II/2) will jenen, die in Institutionen leitende Aufgaben erfüllen, Grundlagen und Erfahrungsaustausch zugleich vermitteln.

Danksagung

Was dem Leser beim Studium eines Buches als erstes begegnet, ist das Vorwort – eine Art geistiger Wegweiser. Nicht immer kann er dabei erkennen, daß die Einleitung für den Autor eher eine Art Synopsis ist, ein Rückblick auf die zurückgelegte Wegstrecke. Es ist dem Autor dabei immer auch ein Bedürfnis, jenen zu danken, die ihn auf dem oft nicht ebenen, sondern holprigen und bergigen Weg begleitet haben.

Mein persönlicher Dank gilt vor allem den Mitarbeitern, die es in 10 Jahren des gemeinsamen intensiven Wirkens ermöglicht haben, die hier vorgelegten grundsätzlichen Überlegungen zu entwickeln. Ganz besonderen Dank schulde ich jenen, die sich mit mir in der Leitung der Psychiatrischen Klinik Schlößli geteilt haben. Diese waren vor allem meine Stellvertreter und Partner in vielen Gesprächen, die wesentliches zur Konzeptualisierung unserer Arbeitsweise beigetragen haben. In zeitlicher Sukzession: Paul Bernhard Schmid, Alex Moser und Einar Jonsen. Erwähnen möchte ich auch die Dissertanten bzw. Licentianten Elitsur Bernstein, Ralph Isele, Claudine Lilienfeld, Erhard Schmid, Helga Stauffacher und Patrick Wirz, die mit viel Ausdauer entscheidend mithalfen, in ersten Schritten unsere Arbeitsweise zu evaluieren. Daß daraus auch wichtige Denkanstöße entstanden, ist aus ihren Publikationen ersichtlich. Einige davon waren auch bereit, dieses Manuskript kritisch durchzusehen und mit vielen Anregungen zu bereichern: Dr. Christine Daeppen (heute Chefärztin der Klinik), Dr. Gisela Leyting (Oberärztin), Frau Hedi Müller (leitende Sozialarbeiterin), Frau Vroni Rost (Oberschwester) und Dr. Elitsur Bernstein (leitender Psychologe) sind hier ganz besonders gemeint. Mitarbeiter der Psychotherapiestation meines jetzigen Arbeitsplatzes (Psychiatrische Universitätspoliklinik Bern) haben es übernommen, aus der distanzierten Sicht der nur indirekt Beteiligten das Manuskript zu prüfen: Frau Christine Kurz (Psychologin), Dr. Matthias Neuenschwander (damals Stationsarzt), Dr. Stefan Steiner (Stationsleiter, selbst ehemaliger Schlößlianer). Die redaktionelle Überprüfung erfolgte schließlich durch meinen jetzigen wissenschaftlichen Mitarbeiter Lic. phil. Klaus-F. Augustiny, und vor allem durch meinen ersten Wegbegleiter in den Schlößli-Jahren und damaligen stellvertretenden Chefarzt, Dr. P. B. Schmid, der minutiös und gekonnt sprachliche Holprigkeiten ausglätten half. Dank gilt auch meinen Kollegen und Freunden Prof. Wolfgang Böker und Prof. Luc Ciompi, von denen ich manche Anregungen aus Gesprächen, aber auch aus der gemeinsamen Aufbauarbeit im hiesigen Departement für Psychiatrie der Universität Bern entgegennehmen durfte.

Was vom Leser als beiläufige Bemerkung verkannt wird, ist für den Autor oft tiefempfundene Verpflichtung: jenen zu danken, die es mit unendlichem Aufwand übernehmen, Manuskripte in verschiedenster Fassung schließlich zu einem Buch werden zu lassen. So danke ich ganz besonders meiner langjährigen Sekretärin der Schlößli-Zeit, Frau Ingrid Rauch, die bei der Abfassung der älteren Manuskripte und

Vorwort   XVII

bei der Auswertung der wissenschaftlichen Arbeiten wesentlich beteiligt war. Nicht minder groß ist mein Dank an meine jetzige Sekretärin, Frau Brigitte Hagen, die "on top of everything" die Abfassung dieses Manuskriptes erst ermöglicht hat, wesentlich assistiert von Frau Hanni Ulrich.

Last not least ist es mir ein Bedürfnis, meiner lieben Frau herzlich zu danken, die mir nicht nur durch kritisches Überprüfen des Manuskripts immer wieder geholfen, sondern mich vor allem in den Aufbaujahren entscheidend ermutigt und unterstützt hat und bereit war, das Klinikleben als Teil des Familienlebens zu akzeptieren. Wie sehr wir alle davon betroffen waren, erkenne ich auch daran, daß alle meine Kinder eine besondere Sensibilität für das Soziale und für die weniger Begünstigten unserer Zeit entwickelt haben. Dort, wo aus dem Interesse eine Berufung wird oder wurde, wünsche ich ihnen Ausdauer und Geduld zu gutem Gelingen.

Bern, Mai 1984   E. Heim

Inhaltsverzeichnis

I Theoretische Begründung 1

1 Prinzipien der Milieutherapie 3
1.1 Das therapeutische Milieu 3
1.1.1 Milieutypen nach Gunderson 4
1.1.2 Psychometrische Milieueinschätzung nach Moos 6
1.2 Prinzipien der Therapeutischen Gemeinschaft 9

2 Anwendung milieutherapeutischer Prinzipien 13
2.1 Partizipation 14
2.1.1 Mitentscheidung 15
2.1.2 Mitverantwortung 18
2.1.3 Autonomie 21
2.1.4 „Partizipation" im kritischen Literaturvergleich 23
2.2 Offene Kommunikation 27
2.2.1 Grundsätzliche Überlegungen 27
2.2.1.1 Beispiele gestörter Kommunikation 28
2.2.1.2 Therapeutische Kommunikation 29
2.2.2 Informationsaustausch 30
2.2.2.1 Quantitative Aspekte der Information 31
2.2.2.2 Qualitative Aspekte der Information 31
2.2.2.3 Wege der Informationsvermittlung 32
2.2.3 Klarheit der Information 32
2.2.4 Individueller Ausdruck 35
2.2.4.1 Inhaltliche Mitteilungen 35
2.2.4.2 Emotionaler Ausdruck 36
2.2.5 „Offene Kommunikation" im kritischen Literaturvergleich 39
2.3 Soziales Lernen 42
2.3.1 Reflexion 44
2.3.2 Lernen am Modell 46
2.3.3 Aktivierung 50
2.3.4 Soziales Lernen im kritischen Literaturvergleich 54
2.4 Leben in der Gemeinschaft 58
2.4.1 Gruppendynamische Grundlagen 58
2.4.2 Gruppentherapeutische Wirkfaktoren 62
2.4.3 Gruppenveranstaltungen als Interventionsinstrumente der Milieutherapie 66

2.4.4	Patientenzentrierte Gruppen	68
2.4.5	Die Abteilungs- oder Stationsversammlung als gemeinschaftsorientierte Gruppe	72
2.4.5.1	Zielsetzung	75
2.4.5.2	Technische Aspekte	79
3	Das Rollenverständnis in der Milieutherapie	83
3.1	Allgemeine Überlegungen zum Rollenverständnis	83
3.2	Veränderte Rollen im therapeutischen Milieu	85
3.2.1	Patient	86
3.2.2	Pflegepersonal	87
3.2.3	Abteilungsarzt	90
3.2.4	Spezialisten	92
3.2.5	Medizinische Leitung	93
3.3	Gemeinsamkeiten im Rollenverständnis	97
3.4	Teamprozesse und Rollenverständnis	99

II Klinische Erfahrung 103

1	Phasenweise Verwirklichung eines milieutherapeutischen Konzepts	105
1.1	Problemstellung	105
1.2	Ausgangslage	106
1.3	Phasen der Verwirklichung	108
1.3.1	Phase 1: Orientierung und Schulung	108
1.3.2	Phase 2: Modelle schaffen	110
1.3.3	Phase 3: Gruppendynamik, Rollenfindung	114
1.3.4	Phase 4: Ausbau der Abteilungsautonomie	120
1.3.5	Phase 5: Integration	124
1.3.6	Phase 6: Neuorientierung der medizinischen Leitung	128
1.3.7	Phase 7: Einbeziehen der Verwaltungszweige	131
1.3.8	Phase 8: „Offenes System" – Partizipierende Führung	133
1.4	Zusammenfassung und Schlußfolgerungen	135
1.4.1	Zusammenfassung der Phasen	135
1.4.2	Schlußfolgerungen	140
2	Führungsaufgaben im Aufbau eines Milieukonzeptes	142
2.1	Grundsätzliche Betrachtungen zu Führungsaufgaben	142
2.1.1	Phase 1: Wachstum durch Kreativität	145
2.1.2	Phase 2: Wachstum durch organisierte Führung	145
2.1.3	Phase 3: Wachstum durch Delegation	145
2.1.4	Phase 4: Wachstum durch Koordination	145
2.1.5	Phase 5: Wachstum durch Kollaboration	145
2.2	Führungsaufgaben während der einzelnen Aufbauphasen	146
2.2.1	Orientierung und Umschulung	146
2.2.2	Modelle schaffen	147

2.2.3	Gruppendynamik und Rollenveränderung	147
2.2.4	Ausbau der Abteilungsautonomie	148
2.2.5	Integration	148
2.2.6	Neuorientierung der medizinischen Leitung	149
2.2.7	Einbeziehen der Verwaltungszweige	150
2.2.8	„Offenes System" – Partizipierende Führung	151
2.2.9	Öffnung nach außen	152
2.2.10	Wissenschaftliche Evaluation	153
2.3	Schlußfolgerungen	154

III Versuch der Integration – Modell einer Milieutherapie 155

1	Integration von „Was" – „Wozu"?	157
2	Vertikale Integration: Systemebenen und Organisationsstrukturen	159
2.1	Systemebenen der Institution	159
2.1.1	Individuum als offenes System	161
2.1.2	Gruppe als offenes System	162
2.1.3	Institution bzw. therapeutisches Milieu als offenes System	163
2.2	Organisatorisch-administrative Strukturen	165
3	Horizontale Integration	168
3.1	Strukturierendes Milieu	173
3.2	Equilibrierendes Milieu	174
3.3	Animierendes Milieu	175
3.4	Reflektierendes Milieu	176
3.5	Betreuendes Milieu	177
3.6	Der Milieutherapeut	178
4	Grenzen und Ausblick: Was ist von Milieuforschung zu erwarten?	181
4.1	Grenzen der Milieutherapie	181
4.2	Erfordernisse der Milieutherapie	183
4.3	Ergebnisse evaluativer Forschung	187

Literatur 189

Namenverzeichnis 201

Sachverzeichnis 204

I Theoretische Begründung

1 Prinzipien der Milieutherapie

1.1 Das therapeutische Milieu

Die epochale Entwicklung der Sozialpsychiatrie hat insgesamt auf die Bedeutung der psychosozialen Faktoren in Entstehung und Verlauf von psychischen Krankheiten aufmerksam gemacht. Nachdem die Abhängigkeit der psychischen Störungen von den Einflüssen des natürlichen Umfelds – Familie, Arbeitsplatz, Sozialfeld – einmal erkannt war, konnte es nicht ausbleiben, daß das Milieu der therapeutischen Institutionen ebenfalls hinterfragt wurde. Heute ist die Feststellung von Stanton u. Schwartz (1954) unbestritten, wonach jedes Krankenhausmilieu wirksam sei, je nach Umwelt positiv oder negativ.

Konsequenterweise setzte Mitte unseres Jahrhunderts eine Bewegung ein – nicht unähnlich der Bewegung des Moral Treatment im 19. Jahrhundert – das Milieu therapeutisch zu gestalten. Der Begriff Milieutherapie entstand, wobei seine Verwendung je nach Gesichtspunkt unterschiedlich ausfiel. Lange Zeit war seine Gleichsetzung mit der Therapeutischen Gemeinschaft hingenommen worden, bis die systematische Forschung von verschiedenartigen Milieus (vgl. etwa Moos 1975) darauf aufmerksam machte, daß es eben mehrere Formen der therapeutisch wirksamen Gestaltung der Umwelt eines Krankenhauses gibt.

Ich möchte mich an die Auffassung jener Autoren halten, die Milieutherapie als Überbegriff verstehen. So faßt Almond (1975) unter dem Begriff „Milieutherapie" alle Aspekte in der Organisation eines umfassenden Therapiesystems zusammen, die der Besserung der Patienten dienen. Hier wird Milieutherapie also nicht als Alternative oder Gegensatz den bestehenden therapeutischen Verfahren gegenübergestellt, sondern als zugleich übergeordneter wie komplementärer Begriff eingeführt: übergeordnet insofern, als in der Milieutherapie alle therapeutischen Verfahren eines Krankenhauses koordiniert und aufeinander abgestimmt werden; komplementär in dem Sinne, daß auch alle Geschehnisse, die örtlich und zeitlich neben den klassischen therapeutischen Verfahren (wie Psychotherapie oder Psychopharmakotherapie etc.) ablaufen, als therapeutisch wirksam verstanden werden. Milieutherapie ist somit ebenso sehr auf den einzelnen Kranken wie auf die Organisation des Krankenhauses ausgerichtet. Ähnlich argumentieren Rossi u. Filstead (1973), nach denen Milieutherapie ein generisches Konzept ist, das die verschiedenen Wege einschließt auf denen psychosoziale Faktoren aktiv und zielgerichtet – als soziale Organisation – in der Entwicklung und Anwendung eines Behandlungsverfahrens eingesetzt werden. Nach ihnen ist ein therapeutisches Milieu eine Vorstufe zur Milieutherapie, wo zwar bereits psychosoziale Faktoren in den Behandlungsplan des Settings einbezogen werden (z. B. als Gruppentherapie), wo aber (noch) nicht eine aktive und zielgerichtete Gestaltung des

Milieus erfolgt. Clark (1977) weist darauf hin, daß in England der Begriff "Milieu Therapy" identisch ist mit "Social Therapy": „Eine Idee, ein Konzept der Anwendung des Milieus als Form der Behandlung. Der Satz schließt sowohl Theorie und Praxis, Aktivitäten und Analyse wie auch Ergebnisse und Kritik ein" (Übersetzung E. Heim). In seiner Terminologie ist ein „therapeutisches Milieu" ein Setting, das der Anwendung der Milieutherapie dient – also eine bewußte Strukturierung der Umwelt, um jene zu verändern, die sich in sie hineinbegeben. Zu Recht weist er auf die unterschiedlichen bestehenden therapeutischen Milieus hin, so etwa eine Krankenhausstation, eine geschützte Werkstätte, ein Übergangswohnheim, ein Synanon-Haus u. a. m. Elaine Cumming (1969) hat in einer soziologischen Analyse der Milieutherapie spezifische technische Mittel zu entsprechender Zielsetzung zugeordnet und sie so der Therapeutischen Gemeinschaft gegenübergestellt. Nach ihr ist Milieutherapie mehr auf die Verbesserung der sozialen Kompetenz ausgerichtet, was durch aktive Partizipation in einem gesunden Milieu erreicht wird. Therapeutische Gemeinschaft dagegen sieht sie mittels Gruppentherapie auf Konfliktlösung ausgerichtet, was ebenfalls zu verbesserter sozialer Integration führen könne. In einer Kurzformel setzt sie die Bedeutung der beiden Verfahren einander gleich: „Konfliktlösung führt zu verbesserter sozialer Kompetenz – verbesserte soziale Kompetenz trägt zur Konfliktlösung bei".

Das Ringen um Klarheit der Begriffe ist ein Anzeichen des kritischen Selbstverständnisses jener, die sich um eine theoretische Begründung der therapeutischen Gestaltung der Umwelt in den Institutionen bemühen. Persönlich halte ich mich an die Umschreibung von Almond (1971), die den Vorteil aufweist, sowohl das Übergeordnete wie das spezifisch Technische der Milieugestaltung herauszuheben.

Von den verschiedenen Versuchen, die unterschiedlichen Milieukonzepte aufgrund der Wirkfaktoren zu klassifizieren, seien hier besonders zwei hervorgehoben – jener von Gunderson und jener von Moos. Gunderson (1978) hat aufgrund der aus der Literatur bekannten Forschungsergebnisse drei qualitative Aspekte hervorgehoben, die mit günstigen Ergebnissen der Milieutherapie einhergehen:
1. Verteilung der Verantwortlichkeiten und der Entscheidungsbefugnisse.
2. Klarheit der Behandlungsprogramme, der Rollen und der Führung.
3. Hoher Grad an Staff/Patienteninteraktion.

1.1.1 Milieutypen nach Gunderson

Er postuliert die folgenden fünf Kategorien als für unterschiedliche Milieutypen verantwortlich: Kontrolle, Unterstützung, Strukturierung, Engagement und Valorisierung.

Sie lassen sich wie folgt umschreiben:
— *Kontrolle* ("containment"): dient dem Aufrechterhalten der physischen Grundbedürfnisse der Patienten und ihrer Entlastung von unzumutbarer Bürde der Selbstkontrolle oder Kontrolle von Omnipotenzgefühlen. Die Mittel, die dem Ziele dienen, sind z. B. geeignete Unterkunft, angemessene Nahrung, geschlossene Türen, vergitterte Fenster, Isolierräume, Medikamente, medizinische Betreuung etc. Dadurch wird selbst- oder fremdgefährlichen Gewaltakten vorgebeugt.

Prinzipien der Milieutherapie 5

— *Unterstützung* ("support"): meint die bewußte Anstrengung des sozialen Umfelds, es dem Patienten angenehmer zu machen und sein Selbstbewußtsein zu heben. Der Patient wird als jemand gesehen, der Bedürfnisse hat, die er nicht selbst erfüllen kann und die deshalb von den Betreuern befriedigt werden – z. B. mittels Nahrung, Zigaretten, Begleitung, Ermutigung, Zuwendung, Anleitung, Beratung, Realitätskontrolle. Milieugestaltung, wo Unterstützung betont wird, ist dazu angetan, dem Patienten einen tragenden Hintergrund zu schaffen, von dem aus er zu spezifischen Therapien ermutigt wird, z. B. zu Psychotherapie, zu Familientherapie, Rehabilitation.

— *Strukturierung* ("structure"): bezieht sich auf alle Aspekte des Milieus, die eine voraussehbare Organisation von Zeit, Ort und Person bewirken. Struktur ermöglicht es dem Patienten, sich im Milieu sicher aufgehoben zu fühlen – weder bedrängt zu sein, noch im Stich gelassen zu werden. Strukturierung soll besonders die soziale Maladaption des Kranken beeinflussen. Sie hilft ihm, die Konsequenzen von impulsiven Handlungen oder dysphorischen Reaktionen zu erkennen. Mittel, um Strukturierung zu erreichen, sind z. B. Uniformierung, Namensschilder, therapeutische Kontrakte, obligatorische Zusammenkünfte, Verpflichtungen zur Medikamenteneinnahme, regulierter Tagesablauf, Vorschriften hinsichtlich Hygiene, äußere Ordnung, therapeutische Verfahren der Verhaltensmodifikation. Struktur ist ein wichtiger Teil eines jeden therapeutischen Milieus, wird aber dort besonders betont, wo das Rollenverständnis streng ist, Ordnung und Organisation wichtig sind, der hierarchische Aufbau strikt befolgt wird.

— *Engagement* ("involvement"): schließt jene Prozesse ein, die den Patienten veranlassen, sich aktiv der sozialen Umwelt zuzuwenden und sich mit ihr einzulassen. Das Ziel ist die Ich-Stärkung und das Verändern von gestörten Verhaltensmustern. Durch das Engagement soll der Neigung des Patienten zu Passivität widersprochen werden – also der Neigung, andere für sich und seine Bedürfnisse einzusetzen. Mittel, dies zu erreichen, sind offene Türen, patientengeführte Gruppen, offene Versammlungen, gemeinsame Zielsetzungen, Verpflichtungen zur Teilnahme an Gemeinschaftsanlässen, Verbalisieren von Problemen, Bekräftigen der Selbsterfahrung u. a. m.
Die Patienten werden darauf angesprochen, daß symptomatische Besserung nicht Selbstzweck, sondern auch für die zwischenmenschlichen Beziehungen von Bedeutung ist. Daher sei von den Patienten ihr Verhalten zu kontrollieren und selbst zu verantworten. Die Ich-Anteile werden durch Ermutigen von sozialem Geschick und Fördern von Gefühlen der Kompetenz gestärkt. Krankenstationen, die dem engagierten Verhalten der Patienten Bedeutung beimessen, zeichnen sich durch Mitverantwortlichkeit, Mitentscheid, Rollendiffusion, Bekennen von Gefühlen und Betonen von Gruppenprozessen (Kooperation, Kompromiß, Konfrontation und Konformität) aus. Es herrscht meist eine lebhafte, intensive Atmosphäre mit viel Bereitschaft zur gegenseitigen Hilfe.

— *Valorisierung* ("validation"): meint jene Milieuprozesse, die die Individualität des Patienten betonen. Dies geschieht etwa dadurch, daß ein individuelles Behandlungsprogramm angestrebt wird, das dem Patienten das Recht zugesteht, sich zurückzuziehen, Geheimnisse zu haben; ferner durch Psychotherapie als

Zweierbeziehung sowie dadurch, daß der Patient ermutigt wird, bis an die Grenzen seiner Fähigkeiten zu gehen, ihm aber auch zugestanden wird, Fehler und Schwächen zu zeigen, um Verluste zu trauern etc. Dies setzt voraus, daß die Betreuer gelegentliche Inkompetenz, Regression oder Symptome als Selbstausdruck akzeptieren. Die Einmaligkeit des Individuums wird ebenso betont, wie seine Befähigung zu Nähe, zu Beziehungen entwickelt und seine Identität gefestigt wird.

Die aufgeführten fünf Kategorien von Wirkfaktoren sind in unterschiedlichem Maße allen therapeutischen Milieus eigen; bei besonderer Ausprägung vermögen sie ein Milieukonzept zu charakterisieren. Es ist z. B. unschwer auszumachen, daß „Kontrolle" sich vorwiegend auf die traditionell-kustodiale Psychiatrie bezieht, Strukturierung das "Token Economy"-Konzept auszeichnet, „Engagement" typisch für Therapeutische Gemeinschaft ist und „Valorisierung" den psychoanalytischen Behandlungsmodellen nahesteht. Gunderson weist aber mit Recht darauf hin, daß im einzelnen Fall u. U. alle fünf Milieutypen sukzessive zur Anwendung gelangen müßten, z. B. wenn ein Kranker akut psychotisch vorerst der Impulskontrolle bedarf („Kontrolle"), dann in depressiver Stimmung „Unterstützung" braucht, unter regressiven Veränderungen im Sinne der Rehabilitation auf „Strukturierung" angewiesen ist, seine Beziehungsfähigkeit im „engagierten Milieu" üben muß und schließlich vor seiner Entlassung als Individuum selbstverantwortlich denken und handeln lernen sollte („Valorisierung"). Da es in praxi nicht möglich ist, dieses Milieukonzept gewissermaßen in Sukzession anzubieten, schlägt Gunderson eine möglichst flexible Milieugestaltung vor, die den momentan unterschiedlichen Bedürfnissen der Kranken am ehesten zu entsprechen vermag.

1.1.2 Psychometrische Milieueinschätzung nach Moos

Weniger wie bei Gunderson aus der Sicht des klinischen Praktikers, sondern aus der distanzierten Beobachtung und psychometrischen Einschätzung ist die Milieucharakterisierung von Moos (1974a) entstanden. Er hat die folgenden Kategorien inhaltsanalytisch, systematisch und nach meßbaren Konstrukten suchend entwickelt und sie dann drei Grunddimensionen eines jeden therapeutischen Milieus zugeordnet. Die zehn Kategorien sind von Moos definiert und operationalisiert worden und als Subskalen der von ihm entwickelten, bekannten Ward Atmosphere Scale (WAS) zu einem wichtigen psychometrischen Instrument der Milieueinschätzung geworden:

A. Einschätzung von "relationship dimensions" (Beziehungs-Dimension) durch die Subskalen:
— 1. Involvement (Engagement)
— 2. Support (Unterstützung)
— 3. Spontaneity (Spontaneität).

Diese drei Subskalen evaluieren sowohl die Art und Weise als auch die Intensität der persönlichen Beziehungen, welche zwischen den Patienten und darüber hinaus zwischen den Patienten und dem Pflegepersonal bestehen.

B. Einschätzung von "treatment program dimensions" (Behandlungsschwerpunkt-Dimension) durch die Subskalen:

Prinzipien der Milieutherapie 7

    — 4. Autonomy (Autonomie, Selbständigkeit)
    — 5. Practical Orientation (Praxisorientierung)
    — 6. Personal Problem Orientation (Persönliche Probleme)
    — 7. Anger and Aggression (Aggressionsausdruck).

Diese vier Subskalen reflektieren, wie die Patienten durch Akzentuierung des Behandlungsprogramms zur Entfaltung ihrer Persönlichkeit angeleitet werden.

C. Einschätzung von "administrative structure" oder "system maintenance dimensions" (Dimension der Systemerhaltung und -veränderung) durch die Subskalen:
    — 8. Order and Organization (Ordnung und Organisation)
    — 9. Program Clarity (Klarheit des Abteilungsprogramms, kurz: Klarheit)
    — 10. Staff Control (Kontrolle durch das Personal, kurz: Kontrolle).

Diese drei Subskalen umschreiben die Ebene der administrativen Abteilungsstruktur. Es wird aufgezeigt, in welcher Weise und in welchem Ausmaß auf einer Abteilung Stabilisierungstendenzen im Sinne einer Systemerhaltung (System = Abteilung) von Bedeutung sind.

Das jeweilige therapeutische Milieu kann mit Hilfe des Skalenprofils gut charakterisiert werden. Moos (1975) hat die WAS-Profile von 143 psychiatrischen Abteilungen (vorwiegend amerikanische Krankenhäuser) einer Cluster-Analyse unterzogen und daraus sehr verschiedene Grundprofile abgeleitet. Diese widerspiegeln unterschiedliche Konzepte der Milieutherapie unabhängig davon, ob jeweils eine eigentliche Milieutherapie intendiert war oder ob vom vorherrschenden Behandlungsprogramm das Milieu entsprechend eingefärbt wurde. Die sechs von Moos beschriebenen Behandlungsprogramme sind:[1]

Behandlungsprogramm der „therapeutischen Gemeinschaft":
In diesem Behandlungsprogramm werden die Patienten zu Aktivitäten ermuntert, d. h. sie verbringen ihre Zeit mit sinnvollen und konstruktiven Beschäftigungen, entwickeln Gemeinschaftssinn und darüber hinaus einen gewissen Stolz auf ihre Abteilung (Engagement, Unterstützung).

Die Patienten lernen, ihre Gefühle freier auszudrücken und sich an der Diskussion ihrer persönlichen Probleme zu beteiligen (Spontaneität, persönliche Probleme).

Sie werden auch stark darin unterstützt, Unabhängigkeit und Selbständigkeit zu entwickeln, um für die Zeit nach der Entlassung gerüstet zu sein (Autonomie, Praxisorientierung). Relativ wenig Bedeutung kommt bei diesem Abteilungstyp der Anleitung zu Ordnung, der Ausprägung der Organisation und der Kontrolle durch das Personal zu.

Das „beziehungsorientierte" Behandlungsprogramm:
In diesem Programm werden vor allem die Sozialbeziehungen zwischen den Patienten selbst und zwischen Patienten und Personal betont (Engagement, Unterstützung, Spontaneität). Im Gegensatz zum Programm der Therapeutischen Gemeinschaft wird Aggressionsausdruck weniger gefördert, dagegen wird mehr Nachdruck auf Ordnung und auf die Organisation der Abteilung wie auch auf

---
[1] Zitiert nach Isele R. W. und Schmid E.

Klarheit des Behandlungsprogramms gelegt. Auch hier sollen sich die Patienten in ihrer Individualität und Freiheit nicht eingeschränkt fühlen (Autonomie), und die Kontrollfunktion des Personals ist gering.

Das „handlungsorientierte" Behandlungsprogramm:
In diesem therapeutischen Programm wird hauptsächlich auf die Förderung der Autonomie und Unabhängigkeit der Patienten Wert gelegt. Von den Patienten wird auch erwartet, verantwortliche Rollen zu übernehmen und individuelle Pläne und Vorstellungen hinsichtlich ihrer Entlassung zu entwickeln (Praxisorientierung). Allgemein hat diese Abteilung jedoch eher individualistischen Charakter und keine klaren allgemeinen Konzepte (Klarheit). Dem sozialen Engagement, der gegenseitigen Unterstützung und dem Gemeinschaftssinn kommt hier geringere Bedeutung zu, und das Personal übt dafür eher mehr Kontrolle aus als bei den zuerst beschriebenen Abteilungstypen.

Das „einsichtsorientierte" Behandlungsprogramm:
In dieser Behandlung wird ebenso wie in der handlungsorientierten weniger Wert auf die Förderung der sozialen Beziehungen gelegt (insbesondere Engagement und Unterstützung). Behandlungsschwerpunkt ist hier – wie der Name sagt – das Anregen zum Reflektieren persönlicher Probleme und zur Introspektion. Es wird den Patienten außerdem die Möglichkeit gegeben, ihre Aggressionen auszudrükken, doch übt das Personal auch hier eher mehr Kontrolle aus. Geringe Bedeutung besitzen Ordnung, Organisation und Klarheit des Abteilungsprogrammes.

Das „kontrollorientierte" Behandlungsprogramm:
In diesem Konzept sind vor allem Ordnung und Organisation wie auch die Kontrolle durch das Personal von Bedeutung, d. h. diese werden möglicherweise als wirksame und notwendige Faktoren für eine Behandlung angesehen. Wenig Beachtung finden hier die Förderung von Sozialbeziehungen (Engagement, Unterstützung, Spontaneität) wie auch sämtliche Behandlungsschwerpunktdimensionen (Autonomie, Praxisorientierung, persönliche Probleme und Aggressionsausdruck).

Das Behandlungsprogramm der akuten Aufnahmesituation ("disturbed behavior program"):
Es wird vorwiegend in einem Setting praktiziert, wo akut kranke, in ihrem Verhalten relativ schwer gestörte und/oder zu Impulshandlungen neigende Patienten aufgenommen werden.

In einem solchen Setting ist es schwierig, ein allgemein zugrundeliegendes Behandlungskonzept zu entdecken, obwohl gerade hier die Transparenz des Abteilungslebens gegeben ist (Klarheit). Am ehesten ist noch das Ausdrücken von Aggressionen möglich. Es kommt zu keinem Engagement auf der Abteilung; Exploration und Durcharbeiten persönlicher Probleme sowie zukunfts- und praxisorientierte Einstellung sind insbesondere gegenüber den zuerst beschriebenen Abteilungstypen keine Behandlungsschwerpunkte.

Insgesamt betrachtet werden Autonomie und Spontaneität noch am ehesten gefördert, und in diesen Bemühungen werden die Patienten auch nicht eingeschränkt, da auch hier das Maß der Kontrolle, die das Personal ausübt, gering ist.

Offensichtlich findet diese psychometrisch gewonnene Typisierung einige Entsprechungen bei den von Gunderson klinisch erarbeiteten fünf Kategorien von Wirkfaktoren: der „therapeutischen Gemeinschaft" entspricht „Engagement"; das „kontrollierte" Behandlungsprogramm entspricht Gundersons „Kontrolle"; das „beziehungsorientierte" Programm enthält Elemente von „Unterstützung" und „Engagement"; das „handlungsorientierte" und das „einsichtsorientierte" Programm bauen deutlich auf der „Valorisierung" der Patienten auf.

1.2 Prinzipien der Therapeutischen Gemeinschaft

Auch hinsichtlich der Konzepte der Therapeutischen Gemeinschaft ist eine Differenzierung unumgänglich. Maxwell Jones, der im wesentlichen die Begründung des Konzepts übernommen hatte, meint, daß es keine zwei identischen (sic!) therapeutischen Gemeinschaften gebe. Selbst der Versuch, die Therapeutische Gemeinschaft zu definieren, ist im wesentlichen im Deskriptiven stecken geblieben – ein weiterer Hinweis darauf, daß es das stringente Konzept der Therapeutischen Gemeinschaft nicht gibt. Jones hat 1959, also einige Jahre nach seinen ersten Publikationen zum Thema, in einem Artikel "Toward a classification of the therapeutic concept" folgende Umschreibung gegeben:

"The therapeutic community is *distinctive* among other comparable treatment centers in the way the institutions's total resources, both staff and patients, are selfconsciously pooled in furthering treatment. This implies above all a change in the usual status of patients. In collaboration with the staff, they now become activ participants in the therapy of other patients, and in other aspects of overall hospital work – in contrast to their relatively more passive recipient role in conventional treatment regimes."

Die praktische Anwendung des Konzepts hatte er in der ersten von ihm geleiteten Einrichtung, in der Mill Hill Effort Syndrome Unit, auf folgende Prinzipien abgestützt (1952):

1. Behandlung ist ein kontinuierlicher Prozeß und zieht sich über den ganzen Tageslauf hin.
2. Zwischen Ärzten, Schwestern und Patienten besteht offene Kommunikation.
3. Innerhalb der Abteilungen ist eine nicht hierarchisch gegliederte Autoritätsstruktur vorherrschend.
4. In den täglichen Abteilungsversammlungen wird das Gefühl für die Zugehörigkeit zur Gemeinschaft gefördert.
5. Eine genaue Analyse des Rollenverständnisses von Staff und Patienten wird stets betont.

In der für die erstmalige Ausgestaltung der vollen therapeutischen Gemeinschaft so wichtigen Social Rehabilitation Unit des von Jones übernommenen Belmond Hospitals (des heutigen Henderson Hospitals) charakterisierte er das soziale Milieu wie folgt:

1. Tägliche Abteilungsversammlungen unter Teilnahme von allen Patienten und Staff-Mitgliedern.

2. Mitverantwortung der Patienten für bestimmte Sitzungen und allgemeine soziale Funktionen.
3. Neugestaltung der Rollen für Staffmitglieder, z. B. Ausbilden von Schwestern in Verhaltenswissenschaften, um sie als "social therapists" einzusetzen.
4. Horizontale Autoritätsstruktur als Gegenüberstellung zur pyramidenförmigen hierarchischen Autorität. Erleichtern von offener Kommunikation, indem die traditionell unterschiedliche Statuszugehörigkeit von Ärzten, Schwestern und Patienten aufgehoben wird.

Die spätere langfristige intensive wissenschaftliche Analyse der Therapieprozesse im Belmond Hospital durch Rapoport (1960) ließ folgende vier Prinzipien erkennen, die das vertretene Konzept der Therapeutischen Gemeinschaft charakterisieren:

1. Demokratisierung: Das Aufgeben von Zeichen, die Leute unterscheiden (Uniformen, Titel etc.).
2. Permissivität: Das Tolerieren und Ausagieren von gestörtem Verhalten, um dessen Bedeutung zu verstehen.
3. Realitätskonfrontation: Das regelmäßige realistische, ja sogar brutale Rückspiegeln (feedback) dessen, was er soeben getan hat, an den Patienten.
4. Gemeinschaftsleben (communalism): Die Meinung, daß jedermann an allem zu gleichen Teilen beteiligt sei, eingeschlossen die Therapien.

Spätere Versuche, die Therapeutische Gemeinschaft zu umschreiben oder gar zu definieren, sind eher spärlich oder widersprüchlich. Dies hat Clark bereits 1964 zu einer pointierten Aussage veranlaßt, wonach Therapeutische Gemeinschaft vorerst eine alternative Formulierung war, dann zu einer Grundhaltung und Methode, anschließend zu einem Behandlungsprogramm wurde und schließlich in einen Schlachtschrei, in ein Zauberwort oder ein Paßwort ausmündete. Persönlich hat er unterschieden zwischen "therapeutic community approach", der ein Spital mit 100–1 000 Leuten einschließen kann, gegenüber einer "therapeutic community proper", einer kleinen, übersichtlichen Einheit, in der die Zweierbeziehung im Vordergrund steht. Heute meint Clark (1977), sei die Unterscheidung weniger von Bedeutung, da Therapeutische Gemeinschaft sich kaum mehr auf ganze Institutionen oder Organisationen beziehe, sondern vielmehr auf kleine Spitaleinheiten.

Während einzelne kritische Autoren (Thompson 1976; Zeitlyn 1969) hinter der fehlenden begrifflichen Klarheit zugleich Mangel an Konzeptualisierung vermuten, sind andere Autoren (Wilmer 1969; Clark 1977) der Auffassung, daß die Vielfalt der eingesetzten Modelle zugleich auch die unterschiedlichen Bedürfnisse der einzelnen Institutionen wiedergebe.

In der Tat handelt es sich bei der Therapeutischen Gemeinschaft ebenso um eine neue fachliche Grundhaltung, die eine vorbestehende abzulösen im Begriffe ist, wie um technische Behandlungsschritte, deren jeweilige Ausprägung stark von den lokalen Bedürfnissen und Möglichkeiten abhängt. Dies entspricht meiner persönlichen Auffassung über Konzepte der Milieutherapie, von denen die Therapeutische Gemeinschaft ja nur eine von mehreren möglichen Spielarten darstellt. Entscheidend ist wohl, daß jene, die im Sozialfeld der Therapeutischen Gemeinschaft tätig sind, sich möglichst umfassend und konsistent darüber klar werden, nach welchen Prinzipien ihre eigene Therapeutische Gemeinschaft gestaltet ist. Das Grundlegende der eingesetzten Prinzipien wird sich in der Regel halten, doch ihre besondere Ausprägung wird sich unter der Entwicklung der örtlichen Therapeutischen Gemeinschaft ständig verändern, so wie sich ja auch die Glieder einer Therapeutischen Gemeinschaft in ihrem Rollenverständnis laufend ändern (vgl. dazu Abschn. I/3 und Kap. II).

Selbst wo Prinzipien relativ klar postuliert wurden, haben experimentelle Untersuchungen ergeben, daß nicht selten eine Kluft zwischen dem, was an vermeintlichem theoretischen Unterbau verstanden wird (Idealform), und dem, was an effektiver Praxis (Realform) stattfindet, klafft. Manning (1976), der den Spuren Rapoports folgend am Belmond Hospital (jetzt Henderson) dessen Untersuchung von 1955 im Jahr 1973 replizierte, stellte jedenfalls eine klare Diskrepanz fest zwischen den von den Mitarbeitern deklarierten Werten und deren Anwendung in der Praxis. Obwohl eher erwartet werden konnte, daß unter zunehmendem Erproben des Modells im Laufe der Jahre der Abstand zwischen Real- und Idealvorstellung zurückging, stellte Manning noch größere Abweichungen fest als seinerzeit Rapoport. Ähnliche Ergebnisse sind in einer originellen Untersuchung von Karasu et al. (1977) gewonnen worden. Die Idealeinschätzung des Milieus durch die Mitarbeiter deckte sich in vielem mit der einer größeren Zahl befragter Experten. Sie wich aber wesentlich von der Praxis ab, wie die Einschätzung anhand der gleichen Items ergab.

Heute, wo Einigkeit darüber besteht, daß die Therapeutische Gemeinschaft längst aus der revolutionären Pionierphase und der nachfolgenden enthusiastischen Breitenentwicklung heraus ist, steht es dem in die Jahre gekommen, nun breit institutionalisierten Modell gut an, sich vermehrt der kritischen Evaluation zu unterziehen. Die von Heim (1978) aufgeworfenen Bedenken hinsichtlich der Milieutherapie allgemein haben ihre Gültigkeit besonders bezüglich der Therapeutischen Gemeinschaft behalten.
— Ethisch moralischer Art: Was darf dem Patienten an Milieuveränderungen überhaupt zugemutet und was zugestanden werden?
— Sozial-organisatorischer Art: Wie läßt sich ein wie immer geartetes psychiatrisches Krankenhaus in seine Umwelt oder Außenwelt integrieren?
— Wissenschaftlich-methodischer Art: Inwiefern sind neuere Therapieformen bisherigen wirklich überlegen?

Andere Postulate hinsichtlich der Forschung im Bereich der Therapeutischen Gemeinschaft sind ausführlich von Manning (1979) und Kennard (1979) formuliert worden. Ziegenfuss (1980) hat erst vor wenigen Jahren im *International Journal of Therapeutic Communities* – auch als Ausdruck des etablierten Zustands der einstig aufrührerischen Bewegung! – "a proposal for continued therapeutic community development" formuliert, der sich sowohl auf technische wie soziale Dimensionen bezieht:

"— Ends: specification of objectives and goals.
— Means: selection of policies, programs, procedures, and practices by which objectives and goals are to be pursued.

— Resources: determination of the types and amounts of resources required, how they are to be generated or acquired, and how they are to be allocated to activities.
— Implementation: design of decision-making procedures and a way of organizing them so that the plan can be carried out.
— Control: design of a procedure for anticipating or detecting errors in, or failures of the plan and for preventing or correcting them on a continuing basis."

2 Anwendung Milieutherapeutischer Prinzipien

Nach dieser einleitenden Übersicht, die die Milieutherapie im allgemeinen, die Therapeutische Gemeinschaft im besonderen aus der Sicht anderer Autoren vorstellt, möchte ich im folgenden meine persönliche Auffassung darlegen. In der Einleitung hatte ich bereits erwähnt, daß als Folge einer langen Auseinandersetzung mit dem Thema in mir die Überzeugung gewachsen ist, daß Milieutherapie in der Gestaltung des Klinikalltags von entscheidender Bedeutung ist, auch wenn ihr Einfluß nicht immer ausreichend reflektiert wird. Das Milieu bildet keineswegs nur den Rahmen des übrigen therapeutischen Geschehens. In gekonnter Anwendung hat das Milieu ein eigenes wichtiges therapeutisches Potential, und umgekehrt: In falscher oder nachlässiger Anwendung können durch das Milieu wichtige therapeutische Schritte behindert oder gar verhindert werden.

Die von mir nun eingehender begründeten Prinzipien mit den ihnen zugeordneten Dimensionen sind als therapeutische Wirkfaktoren zu verstehen. Sie haben Bezug zu vielen bekannten Wirkfaktoren der Individual- und Gruppenpsychotherapien unterschiedlicher theoretischer Ausrichtung. Das von mir vertretene Konzept möchte die therapeutische Gemeinschaft im historischen Sinn überwinden, um Milieu in einem allgemeineren Sinn zu begründen. Dabei stütze ich mich auf Quellen sowohl der analytischen, der lerntheoretischen, der humanistischen wie auch der systemischen Therapieformen. Das hier vorgestellte Modell ist somit im eigentlichen Sinne eklektisch, kann aber von der Zielsetzung her als soziotherapeutisch bezeichnet werden.

In praxi sind die Prinzipien der Milieutherapie sowohl als Grundannahmen eines therapeutischen Modells wie als Leitmaximen einer Unternehmensführung zu verstehen. Sie umschreiben Zielvorstellungen, die in den Handlungsbereichen der Klinikorganisation angewandt werden sollen. Ob nun in einem unternehmerischen oder einem therapeutischen Programm, beide Male müssen die Zielvorstellungen in Handlungsanweisungen umgesetzt werden, die in ihrer Qualität, in Quantität, Raum und Zeit möglichst genau definiert sind – ein Vorgang, der auch als Operationalisieren bezeichnet wird. Ich beziehe mich im folgenden vorwiegend auf praktische Erfahrungen an der Psychiatrischen Klinik Schlössli, Oetwil a. S., Zürich, der ich in den Jahren 1968–1978 vorstand. Die vorgestellten Prinzipien lagen dieser Klinikarbeit einerseits zugrunde, sind aber andererseits erst aus dieser Tätigkeit geklärt hervorgegangen. Wie ich in Kap. II des Buches näher darlege, ist die Operationalisierung im Laufe der Jahre erst erarbeitet und zunehmend verfeinert worden. Sie wurde schließlich einer eingehenden Evaluation unterzogen (Heim 1978; Johnsen et al. 1978).

Das Wechselspiel zwischen betriebswirtschaftlichen und therapeutischen Prozessen ist intensiv und vielfältig. In der Beschreibung von Milieuprozessen wird nicht immer mit der gebotenen Sorgfalt auseinandergehalten, ob Zielvorstellungen der Betriebsorganisation oder solche der Patientenbehandlung zur Realisation anstehen. Die Konfusion zwischen administrativen (oder Führungs-) und therapeutischen Aufgaben ist verantwortlich für viele Spannungen und Komplikationen in milieutherapeutischen Modellen oder gar für deren Scheitern. Kernberg (1981) hat dies für unterschiedliche Modelle der Therapeutischen Gemeinschaft luzid aufgezeigt. Ich befasse mich damit näher in Abschn. I/2.1.1.

Die von uns vertretenen Prinzipien decken sich grundsätzlich mit jenen, wie sie von den Begründern des Modells der Therapeutischen Gemeinschaft beschrieben wurden (vgl. Abschn. I/1.2). In ihrer Ausprägung ergaben sich aber doch deutliche Differenzierungen, die vorwiegend aus der praktischen Erfahrung entstanden sind und die teilweise von anderen Autoren geteilt werden.

2.1 Partizipation

In früheren Publikationen hatten wir dieses Grundprinzip erst an vierter Stelle erwähnt und als „Abbau hierarchischer Strukturen" bezeichnet. Mit dieser finalistischen Umschreibung wird das eigentliche Ziel, nämlich die Beteiligung der Patienten am Krankheitsprozeß, nicht beim Namen genannt. In der Literatur ist meist von „Demokratisierung" die Rede. Ich habe mich schon immer gescheut, den Begriff in diesem Kontext zu übernehmen, einerseits da er ein gesellschaftspolitisches und nicht ein therapeutisches Prinzip impliziert; andererseits ist er sehr vage und verleitet zu Begriffs- und Rollendiffusion. Ich werde darauf später noch näher eingehen. Für mich jedenfalls sind „Demokratie" und „Demokratisierung" primär politische Begriffe, die im geeigneten Rahmen eingesetzt werden müssen. Hier ist mein Anliegen, therapeutische Prinzipien darzulegen.

Das Krankenhaus als Institution ist in das Staatsgebilde eingebettet und dessen gesellschaftlichen Kräften ausgesetzt. Es hat aber – von außen und innen – definierte Aufgaben, Mittel und Grenzen. Innerhalb dieser Grenzen ist der gesellschaftliche Auftrag nicht das Wiederholen der politischen Prozesse, sondern das Erfüllen der spezifischen therapeutischen Aufgaben. Ein Krankenhaus kann sich darin nicht von anderen Institutionen unterscheiden und bedarf somit primär einer funktionalen Organisation, die sich nur beschränkt der Spielregeln der politischen Demokratie bedienen kann. Eine gewisse limitierte hierarchische Struktur mit funktionaler Autorität ist für bestimmte Entscheidungsprozesse, für klare Regelung der Verantwortlichkeiten, für die Gestaltung der Therapieprogramme und ihrer Qualitätskontrolle notwendig.

Dies wird auch von Vertretern moderner Führungsmodelle nicht bestritten, selbst dort nicht, wo die Mitbeteiligung ausdrücklich angestrebt wird. Je weiter sich der gesellschaftliche Prozeß in Richtung echter betrieblicher Partizipation entwickelt, desto günstiger werden die Auswirkungen für viele der überholten Betriebsorganisationen von verschiedenen Krankenhäusern sein.

Was uns hier aber beschäftigt, ist nicht der betriebliche, sondern der therapeutische Vorgang. Der Begriff Partizipation scheint mir, vergleichbar mit seiner Anwendung in der Betriebslehre, das Anliegen der Therapeutischen Gemeinschaft gut zu umschreiben. Ich möchte im folgenden anhand der Dimensionen Mitentscheid, Mitverantwortung und Autonomie die Form der gemeinten Partizipation genauer charakterisieren.

Die drei Begriffe werden von mir jeweils definiert, was zur Annahme verleiten könnte, daß es sich um klar abgrenzbare Vorstellungen handle. In praxi ist dies nicht so, da sie – wenn auch in unterschiedlichem Ausmaß – in der Gemeinschaft Teil eines jeden Entscheidungsprozesses sind.

2.1.1 Mitentscheidung

Definition: Mitentscheid meint die Teilnahme einer funktional verbundenen Gruppe an einem Entscheidungsprozeß, der ein definiertes Problem innerhalb eines gegebenen Entscheidungsraumes zu lösen versucht.

In der Therapeutischen Gemeinschaft kann sich Mitentscheid auf gemischte oder getrennte Gruppen von Patienten und Teammitgliedern beziehen. Die zu entscheidenden Probleme oder Sachfragen betreffen naturgemäß gemeinsame Aufgaben des Abteilungslebens, wobei klar sein muß, für welchen Kompetenzbereich die am Entscheidungsprozeß Beteiligten zuständig sind.

Wie ich oben betonte, befasse ich mich hier primär mit therapeutischen Zielen, die zwar im Wechselspiel mit administrativen Funktionen stehen, aber diese nicht in ihrer ganzen Komplexität einschließen. Der therapeutische Sinn des Mitentscheidens liegt in der Förderung von gesunden Teilen der Persönlichkeit, im Unterstützen der Identitätsbildung, im Abbau projektiver Ängste gegenüber Autoritätsinstanzen, in der Aktivierung von zu Regression neigenden Patienten u. a. m. Wie stark damit Mitverantwortung und Autonomie verbunden sind, wird unten dargelegt.

Mitentscheidung betrifft innerhalb des Klinikalltags vor allem Aspekte des Gemeinschaftslebens, also:
— Gestalten des gemeinsamen Wochen- oder Tagesprogramms, entweder im grundsätzlichen Aufbau oder in den einzelnen Aktivitäten, z. B. Ergotherapie, Ausflüge, Besuche etc.
— Verändern der Abteilungsstruktur, z. B. des Rahmenprogramms, das die therapeutischen Programme einschließt, der räumlichen Gestaltung, der Klärung von Verantwortlichkeiten etc.

Das Pflegepersonal und die Ergotherapeutin wünschen die Unterteilung eines Raumes in der Abteilung, der bisher insgesamt für Gruppen- und Ergotherapie-Aktivitäten zur Verfügung stand, in zwei Funktionseinheiten.

Die Diskussion im Team ergibt keine klare Entscheidung, und man beschließt, die Patienten in die Beratung miteinzubeziehen. In einer Gruppe werden Argumente für und gegen die Teilung diskutiert. Die Mehrzahl der Patienten macht den Vorschlag einer provisorischen Teilung. Ein Patient, der beruflich mit solchen Veränderungen zu tun hat, entwickelt einen ganz konkreten Plan, der ohne besonderen Aufwand zu verwirklichen ist. Die gesamte Gruppe kommt zu einem Konsens, und die Ergotherapeutin erklärt sich mit der Entscheidung einverstanden. Man beschließt, 14 Tage dieses Provisorium auszuprobieren, um sich dann für oder gegen die Beibehaltung der Funktionstrennung auszusprechen.

— Maßnahmen hinsichtlich einzelner Patienten, z. B. Ausgangsregelung, Wochenendurlaub, Zimmerverteilung, Patientenämter etc.

Dies sind alles Entscheidungsbereiche, die den Alltag sowohl der Patienten wie der Teammitglieder wesentlich bestimmen. Die praktische Auswirkung kann für die Betroffenen erheblich sein. Somit müßte erwartet werden, daß der einzelne die Möglichkeit zur Mitentscheidung gerne und aktiv wahrnimmt. Die Erfahrung im Abteilungsleben lehrt aber, daß viele der schwerer gestörten Patienten die Möglichkeit der aktiven Mitgestaltung ihres Krankenhausalltags gar nicht erkennen oder deren Bedeutung unterschätzen. Hier besteht nun die therapeutische Aufgabe des Teams darin, den Entscheidungsprozeß immer wieder zu stimulieren. Nicht unbedingt die Sachlösung, die ja oft eine Ermessensfrage bleibt, als vielmehr das Erarbeiten einer Lösung gibt der Mitentscheidung den oben angeführten therapeutischen Sinn.

Bei der Gestaltung des Tagesprogramms schlägt die Patientin A. vor, bei dem schönen Wetter sollte man draußen im Garten sich sonnen und spielen. Der Patient B. hat sich sehr darauf eingestellt, in eine weiter entfernt gelegene Badeanstalt zum Schwimmen zu fahren und bringt diesen Gegenvorschlag. Beiden gelingt es, in der Gruppe Parteigänger zu finden, und es kommt zu einer sehr gefühlsgeladenen Auseinandersetzung. Drei Patienten drohen, die Gruppe zu verlassen und gar nichts zu tun. Die Leiterin der Abteilung äußert daraufhin, daß beiden Vorschlägen doch gemeinsam sei, das schöne Wetter draußen zu genießen. Herr B. scheint dies gar nicht realisiert zu haben und reagiert sehr erstaunt. Einer der Patienten, die die Gruppe verlassen wollten, meint daraufhin, man könne ja auch gemeinsam einen kleinen Spaziergang machen und in einem nahegelegenen Wirtshaus, das alle kennen, einen Kaffee trinken. Man beschließt gemeinsam, auf diesen Vorschlag einzugehen.

Die therapeutische Forderung gerät nicht selten in Widerspruch zu administrativen Bedürfnissen, wenn rasche und klare Entscheidungen gefordert sind. Viele Kritiker der Therapeutischen Gemeinschaft betonen deshalb einseitig die administrativen Abläufe und empfinden es als beschwerlich oder unzumutbar, Entscheidungsprozesse so umständlich zu erarbeiten. Umgekehrt können Praktiker der Therapeutischen Gemeinschaft Gefahr laufen, die Bedeutung formaler und administrativer Belange zu verkennen. Nur wenn Teammitglieder therapeutische und administrative Abläufe klar auseinanderhalten, sind sie wohl in der Lage, den therapeutischen Entscheidungsprozeß entsprechend zu fördern.

Beispiel einer administrativen Entscheidung mit zusätzlicher therapeutischer Auswirkung:

Da die Telefonzentrale zu einem bestimmten Zeitpunkt stark belastet war, konnten den Patienten nur noch von auswärts kommende Anrufe vermittelt werden. Ihre persönlichen Gespräche nach außen mußten sie dagegen von den auf dem Krankenhausareal installierten öffentlichen Automaten aus erledigen. Obwohl die Entscheidung eine administrative Begründung hatte, aktivierte er die Patienten und förderte ihre Autonomie in therapeutischem Sinne.

Beispiel einer therapeutischen Entscheidung mit administrativen Konsequenzen:

Die Hausordnung sieht vor, daß die Patienten bis zu bestimmten Fixzeiten vom Abendausgang zurückgekehrt sein müssen. Ausnahmen werden in der Gruppe beantragt, besprochen und entschieden und erst anschließend durch einen sog. „Ausgangspaß" vom Pflegeteam bestätigt. Dadurch wird der Entscheid in einem therapeutischen Rahmen gefällt. Er erfordert aber auch eine verläßliche administrative Kontrolle, indem der „Ausgangspaß" vom Nachtpförtner eingezogen und an die Pflegeleitung übermittelt werden muß.

Wir konnten immer wieder beobachten, daß einzelne Teammitglieder Entscheidungsprozesse nicht oder ungenügend zulassen und unterstützen. Die Konsequenz ist, daß krankheitsbedingt passive Patienten noch passiver werden, indem sie sich in der regressiven Abhängigkeit installieren. Das Engagement von Patienten und Team im Entscheidungsprozeß hat natürlich auch mit der Attraktivität bzw. mit der persönlichen Bedeutung des Sachproblems zu tun. Das tagtäglich wiederkehrende mühsame Mitgestalten der Ergotherapie oder das auf einen bestimmten Nachmittag festgelegte Freizeitprogramm lädt wesentlich weniger ein, sich zu engagieren, als etwa heikle therapeutische Beschlüsse. Zum Beispiel kann der Entscheid, ob ein labiler Patient, für den sich das Team verantwortlich fühlt, den Wochenendurlaub antreten darf oder nicht, auch unter den Mitpatienten, die sich in der einen oder anderen Weise identifizieren, lebhaftes Interesse wecken.

Das Engagement ist also von situativen Bedingungen abhängig, aber auch von der Ausprägung der Krankheit der Patienten (Apathie, Bindungsbedürfnis etc.), von der Persönlichkeit der Teammitglieder und vom Entscheidungsraum. Damit Mitentscheid wahrgenommen wird, müssen Patienten und Teammitglieder durch Rückkoppelung erfahren, daß ihre Entscheide tatsächlich eine Veränderung bewirken. Die Abgrenzung der Kompetenzen, z. B. der Patienten gegenüber dem Team, des Teams gegenüber der Klinikleitung, muß klar und eindeutig sein. Dort, wo die Auswirkungen des Mitentscheides nicht offensichtlich sind, sollte das Team die Patienten zum Reflektieren über die Zusammenhänge anhalten. Als Beispiel dafür kann der Entscheidungsprozeß gelten, der mit der Bestimmung der sog. „Vertrauenspersonen" verbunden ist (vgl. S. 20).

Häufig scheitert ein Entscheidungsprozeß daran, daß nach ausführlichem Erörtern einer Sachlage, z. B. ob die Teilnahme an einer bestimmten Gruppenveranstaltung verpflichtend sei oder nicht, am Ende niemand explizit formuliert, wie der Entscheid nun lautet. Selbst dann, wenn ein Konsens erarbeitet wurde, muß der verantwortliche Gesprächsleiter diesen oder den Mehrheitsentscheid ausdrücklich festhalten. Ich konnte z. B. gelegentlich feststellen, daß Teammitglieder im Umgang mit Patienten diese Grundsätze zwar klar beachtet haben, aber nach einer Teambesprechung es offen ließen, was nun hinsichtlich des therapeutischen Vorgehens bei einem schwierigen Patienten entschieden worden ist.

Eine besondere Schwierigkeit, die auch aus der Betriebslehre bekannt ist, ergibt sich aus der ungenügenden Unterscheidung zwischen Mitsprache und Mitentscheid. *Mitsprache* meint, daß alle Mitglieder einer Gruppe durch Äußern ihrer Meinung ein Sachproblem erhellen helfen, daß aber ein einzelner oder eine kleine Führungsgruppe für den eigentlichen Entscheid und dessen Durchführung verantwortlich bleiben. Die Teilnahme am Entscheidungsprozeß wird somit auf eine erste Phase beschränkt, nämlich auf die Problemdefinition und -klärung. Dagegen muß der eigentliche Beschluß vom Verantwortlichen oft unter Einbezug von besonderen Sachkenntnissen alleine getroffen werden. Beispielsweise wird in einer Gruppe von Suchtkranken diskutiert, ob bei einem Patienten die Antabuseinstellung sinnvoll sei oder nicht. Durch das gemeinsame Erörtern – also *Mitsprache* – wird den Anwesenden das Pro und Kontra der Indikation klarer, was sich auf die Motivation des betroffenen Patienten im Sinne einer realistischen Einschätzung günstig auswirken kann. Nur der verantwortliche Arzt kann aber schließlich – gemeinsam mit dem betroffenen Patienten – den *Entscheid* treffen, ob nun Antabus indiziert sei oder nicht.

Viel Unzufriedenheit ergibt sich aus unklaren Vorstellungen der Beteiligten darüber, ob sie nur Mitsprache oder echte Mitentscheidung ausüben. Beispiele, die mehr die Personalführung betreffen, sind in Teil II des Buches über die Aufbauschritte in der Verwirklichung eines Milieukonzepts vermerkt.

Mancherorts ist es üblich, daß Patienten den Entscheidungsprozeß durch eine Abstimmung abschließen. Mehrheitsentscheide haben zwar im demokratischen Gemeinwesen ihren Platz, nämlich dort, wo entweder in geheimer Wahl Verantwortliche bestimmt werden oder die Zahl der Bürger so groß ist (Gemeinden, Länder), daß nur auf diesem Wege Meinungskundgebung möglich ist. Im überschaubaren Klinikablauf sollte jedoch auf den Konsens hin gearbeitet werden, da eben nicht nur das Ergebnis, sondern vor allem der Entscheidungsprozeß therapeutisch wirkt. Patienten weichen dem gerne aus, indem sie durch rasche Abstimmung entscheiden möchten, ob der Nachmittagsausflug in den Wald oder in das Schwimmbad erfolgen soll, ob das Kaffeegeschirr durch jeden einzelnen oder durch dafür bestimmte Patienten weggeräumt werden müsse. Es kann sogar die Neigung entstehen, in gleicher Manier über die Ausgangsbewilligung für einen Mitpatienten abstimmen oder entscheiden zu lassen, ob eine Schwester für diese oder jene Kontrolle des Abteilungsgeschehens zuständig sein dürfe. Wenn sich solche Fehlentwicklungen abzeichnen, liegt die Verantwortung beim Team, den Entscheidungsraum genauer zu definieren und auch mit den Patienten abzuwägen, ob Sachgeschäfte sich so vereinfacht durch Mehrheitsentscheid erledigen lassen.

2.1.2 Mitverantwortung

> *Definition:* Mitverantwortung verlangt von den Gliedern einer Gemeinschaft, die berechtigten Bedürfnisse der einzelnen wahrzunehmen, Grundregeln des Zusammenlebens zu respektieren und ihre Formulierung durch Mitentscheid erarbeiten zu helfen.

Während Mitentscheid vorwiegend eine zu erwerbende Fertigkeit des Soziallebens ist, muß Mitverantwortung eher als Haltung verstanden werden. Sie ist meist nur in einer längeren Sozialisation zu entwickeln, die je nach Lebensbereich eine unterschiedliche Differenzierung erfährt. Beispielsweise kann ein untergeordneter Beamter in seinem Arbeitsbereich jeglicher Verantwortung ausweichen, indem er auf Initiative verzichtet, sich strikte hinter Reglementen verschanzt und alle Entscheide zu Vorgesetzten umkanalisiert. Der gleiche Mann kann aber als Familienvater übertrieben auf seine Autorität pochen, indem er der Frau finanzielle Entscheide im Haushalt vorenthält und für die Kinder wichtige Zukunftsschritte plant und durchsetzt. Dieses karikierte Bild soll illustrieren, daß Patienten einer Therapeutischen Gemeinschaft sehr unterschiedliche Voraussetzungen mitbringen, um sinnvoll in einer Gemeinschaft zu partizipieren. Ihr Sinn für die Gemeinschaft muß unter Umständen erst entwickelt, ihr Geschick für Entscheide geschult und die Grundhaltung der Verantwortlichkeit gegen viele Ängste sorgfältig aufgebaut werden. Das therapeutische Ziel der Mitverantwortung ist somit vorwiegend ein sozialadaptives. Damit ist gerade nicht gemeint, den Patienten für jene unmittelbare Umgebung, die er als krankmachend erlebt hat, zurechtzumodeln, anzupassen. Vielmehr soll er lernen, soziale Funktionen in einem umfassenden, integrierten Sinn wahrzunehmen, um so gestärkt in die alte Umwelt zurückzukehren und sie mitgestalten zu helfen oder, wenn dies unmöglich ist, sie zu verlassen und einen günstigeren Lebensbereich zu suchen.

Wiederum praktisch: ein Patient mag bei einem autoritär fordernden Vorgesetzten, desse destruktive Kritik in ihm starke Ängste ausgelöst hat, jeglicher Verantwortung ausgewichen sein. In der Therapeutischen Gemeinschaft lernt er nun angstfrei zu sprechen und zu handeln und für das Geschehen, an dem er teil hat, mitverantwortlich zu sein. Nach Überwinden der Depression verzichtet er vielleicht auf die Rückkehr an den alten Arbeitsplatz, den er als stark entwertend erlebt hat, und sucht sich einen neuen Arbeitgeber, der ihm sinnvolle Mitverantwortung zugesteht. Zugegeben, eine optimale Entwicklung, die nicht die Regel, aber auch nicht die seltene Ausnahme ist. Allerdings berichteten uns ehemalige Patienten gelegentlich, sie hätten in der Klinik bestimmte soziale Fertigkeiten erlernt (Bereitschaft zu Mitentscheid und Mitverantwortung; offenen Umgang, spontane Gefühlsbekundung etc.), die in ihrer beruflichen und familiären Umwelt wenig gefragt und geschätzt seien. Ich neige dazu anzunehmen, daß hier der sog. Kranke zum Gesünderen wurde.

Wie dies für andere ethische und moralische Grundhaltungen gilt, ist die Bereitschaft zur Mitverantwortung nicht direkt, sondern eher indirekt, an Bestimmungen, Handlungen, zu erkennen. In der Praxis der Therapeutischen Gemeinschaft kann dies aus spontanen Verhaltensweisen (z. B. wenn jemand sich um einen ängstlich bedrückten Mitpatienten kümmert) oder aus Gruppenverläufen geschlossen werden. Es ist üblich, in der Abteilungsversammlung Patienten zu bezeichnen, die bestimmte Funktionen oder Ämter übernehmen, z. B. als Leiter der Abteilungsversammlung, im Küchendienst, als Begleitperson, beim Einführen neuer Patienten etc. Hier ist der Verantwortungsbereich innerhalb des Tagesablaufs klar umschrieben – nicht unähnlich der beruflichen Mitverantwortung. Anspruchsvoller ist die Mitverantwortung im eigentlichen therapeutischen Bereich. Es ist im Sinne der Begründer der Therapeutischen Gemeinschaft, daß das „therapeutische Potential" aller Glieder einer Gemeinschaft genutzt werden soll. Dieses wird erkennbar in der Bereitschaft, auf Bedürfnisse von Mitpatienten in angemessener Form einzugehen. Mitverantwortung kommt z. B. zum Tragen, wenn ein suizidaler Patient von der Gruppe betreut und somit indirekt überwacht wird; wenn ein süchtiger Patient von einer dafür ausgewählten Vertrauensperson begleitet wird; wenn Patienten einer geschlossenen Abteilung es übernehmen, Besucher einzulassen.

Herr A. ist seit mehreren Wochen wegen einer depressiven Verstimmung auf einer Aufnahmeabteilung. Er ist es gewohnt, an Wochenenden Urlaub zu bekommen. Das Pflegepersonal und der Arzt der Abteilung möchten am kommenden Wochenende von der Beurlaubung absehen, da Herr A. in der vorhergegangenen Woche unter einer verstärkten depressiven Verstimmung gelitten und auch Suizidgedanken geäußert hat. In der Abteilungsversammlung beantragt Herr A. einen Wochenendurlaub, und ein ihm besonders nahestehender Pfleger äußert seine Bedenken. Herr A. fühlt sich unverstanden und zieht sich schweigend zurück. Mehrere Patienten bestätigen die Sorge des Pflegers. Die Gruppe scheint für einen Moment gelähmt. Ein Mitpatient äußert sich, er sei vor mehreren Wochen in einer ähnlichen Situation gewesen und könne sowohl Herrn A. als auch das Pflegepersonal verstehen. Ihm persönlich habe damals sehr geholfen, daß er mit einem Pfleger den Urlaub habe vorstrukturieren können. Außerdem habe er sich sehr ernstgenommen gefühlt mit der Absprache, am Samstagabend zu telefonieren und in jeder Situation die Möglichkeit zu haben, sofort in die Klinik zurückkehren zu können. Rückblickend würde er eher annehmen, daß er dank dieser Kompromißlösung sich weniger depressiv gefühlt habe. Der Pfleger fragt daraufhin Herrn A., was er meine. Nach anfänglichem Zögern äußert Herr A., sich verstanden zu fühlen, und er wünscht, mit dem genannten Pfleger ein Wochenendprogramm auszuarbeiten und nach Hause zu gehen. Dieser Vorschlag wird von mehreren Patienten diskutiert und unterstützt. Schließlich können Pflegepersonal und Arzt den Wochenendurlaub in dieser Form gut heißen.

Das Modell der „Vertrauensperson" hat sich in unserer Arbeit besonders bewährt: In der Abteilungsversammlung werden Patienten, die das Vertrauen von Mitpatienten und Team genießen, aufgefordert, bestimmte Aufgaben zu übernehmen, die üblicherweise den Teammitgliedern vorbehalten sind. Dabei achtet das Team strikte darauf, daß diese Funktionen dem Patienten nicht aufgedrängt werden und daß er von seiner Persönlichkeit und seinem Zustand her auch in der Lage ist, diese Art von Verantwortung zu tragen. Daß es sich im eigentlichen Sinn um *Mit*-Verantwortung handelt, ergibt sich daraus, daß andere Patienten, z. T. aber auch Teammitglieder, in bestimmten Funktionen entlastet werden. Zum Beispiel können diese Patienten als Beziehungspersonen für besonders scheue, zurückgezogene oder gestörte Kranke eingesetzt werden. Sie entlasten das Team durch Spaziergänge mit Suchtpatienten oder fraglich suizidalen Depressiven. Sie helfen die Türkontrolle liberalisieren, indem sie zurückkehrende Patienten oder Besucher einlassen dürfen, aber zugleich sind sie gegen Überforderung geschützt, indem die Entscheidungskompetenz bezüglich Ausgang nur dem Abteilungsteam überlassen bleibt. Wir konnten oft beobachten, daß durch solche Schritte nicht nur das Gemeinschaftsleben intensiviert wurde, sondern daß die verantwortlichen Vertrauenspatienten erhebliche Fortschritte in Richtung Autonomie machten. Ob als Vertrauensperson oder als anteilnehmender Mitpatient, Verantwortung für den Nächsten bedeutet auch Belastung. In einem aktiven Milieukonzept ist somit gut darauf zu achten, daß die den Patienten zugemutete Verantwortung nicht zur Überforderung führt.

Dazu das folgende Beispiel:

In der Abteilungsversammlung einer offenen Krankenabteilung befürwortete eine Patientin das Prinzip der Mitverantwortung ausdrücklich, um dann aber einzuschränken, daß man gelegentlich überfordert werden könne. Wenige Tage zuvor war eine Mitpatientin wegen unruhigem, gespanntem präpsychotischen Verhalten, das die Nachtruhe der anderen z. T. erheblich störte, auf eine geschlossene Station verlegt worden. Die Diskussion ergab, daß die Gruppe hinsichtlich dieses Teamentscheids ambivalent war: Die meisten waren erleichtert und froh darüber, daß sie der Verantwortung enthoben waren; andere gaben Schuldgefühle zu erkennen, da es ihnen nicht gelungen sei, die Patientin vor der Verlegung zu bewahren. Der Abteilungsarzt erklärte, daß das Team sich den Entscheid nicht leicht gemacht habe und daß es auch überfordert gewesen sei. Der anwesende Oberarzt als Supervisor interpretierte die Gefühle der Patienten, wonach sie in zweierlei Hinsicht sich im Stich gelassen gefühlt hätten: Auf der einen Seite habe man ihnen relativ lange zugemutet, die schwierige Mitpatientin mitzutragen, was bei ihnen zu eigentlichen Ängsten und Schlafstörungen geführt habe. Auf der anderen Seite seien sie vom plötzlichen Entscheid der Verlegung überrumpelt und damit der Möglichkeit beraubt worden, im Mitentscheid Argumente abzuwägen und aufkommenden Schuldgefühlen von vornherein entgegenzuwirken. Er ermutigte die Patienten zugleich, eventuelle Anzeichen von Überforderung früh genug dem Team zu signalisieren und einem anspruchsvollen Patienten auch zu bedeuten, man könne nicht mehr soviel ertragen und müsse deshalb das Team informieren. Diese Klärung vermochte die Patientengruppe wesentlich zu erleichtern.

Mitverantwortung wird nicht gefördert, wenn Patienten oder Teammitglieder Einzelentscheiden ausweichen und sie dem Kollektiv zuschieben. Dies kann den Abteilungsarzt betreffen, der in Versuchung gerät, alle therapeutischen Entscheide ins Team zu tragen und so seine ärztliche Verantwortung abzuwälzen. Das mag für Pflegende gelten, die unangenehmen administrativen Pflichten (z. B. Essensbestellung, Wäschebezug) ausweichen, indem sie erklären, niemand außer der leitenden Schwester sei dafür verantwortlich. Patienten schließlich können in bezug auf die allgemeine Ordnung auf der Abteilung die anonyme Großgruppe als „nicht zuständig" bezeichnen, oder sie sind als einzelne nicht bereit, zuvor gemeinsam gefaßte Entscheide (z. B. hinsichtlich Ausgangsregelung) auch konsequent zu befolgen.

Hier ergibt sich ein enger Zusammenhang mit dem zuerst genannten Mitentscheid. Wer am Entscheidungsprozeß teilhaben kann und will, muß für die getroffene Entscheidung auch Verantwortung tragen. Anders formuliert: Wer an einem Entscheidungsprozeß teilnimmt, muß auch dessen persönliche Konsequenzen im Sinne der Mitverantwortung bejahen.

2.1.3 Autonomie

Definition: Autonomie umfaßt die Möglichkeit zu selbständigem Denken, Fühlen und Handeln; ihre Ermutigung fördert Selbstverantwortlichkeit und Selbstverwirklichung.

Es mag paradox anmuten, daß dem Grundprinzip „Partizipieren" just eine Dimension „Autonomie" subsumiert wird. Unserer Erfahrung und Überzeugung nach stehen die zuvor erwähnten, auf die Gemeinschaft bezogenen Dimensionen Mitentscheid und Mitverantwortung in einem komplementären Verhältnis zur Autonomie. Noch pointierter ausgedrückt ist zu sagen, daß sie sich gegenseitig bedingen, daß eine dialektische Beziehung besteht. Nur jener kann ein vollwertiges Glied einer Gemeinschaft sein, dem das Recht auf Eigenständigkeit zusteht. Wenn ihm in der Gemeinschaft aufgetragen ist, Rechte und Pflichten der anderen zu respektieren, muß er erwarten dürfen, daß dies auch für ihn gilt.

Ein ausreichender Freiraum für Autonomie wirkt, wie Mitentscheid und Mitverantwortung, den regressiv abhängigen Tendenzen des Patienten entgegen. Was er im Gemeinschaftsprozeß erkennt und übt, kann er in eigener Initiative bekräftigen und festigen. Die Möglichkeit, sich schrittweise selber zu verwirklichen, ist eine wichtige Voraussetzung zur Identitätsfindung, ein Prozeß, der bei psychisch Kranken oft lange behindert war oder gar noch ist. Auf dem Weg dazu muß der Patient in der Gemeinschaft seine Individualität erfahren können. Er muß realisieren, daß seine persönliche Sphäre respektiert wird, daß er mit den Personen seiner Wahl eine Vertrauensbeziehung entwickeln kann, daß er sich exponieren darf, ohne daß ihn Sanktionen erwarten. Dies verlangt vom Therapeuten eine andere Ausrichtung als jene in der Klein- oder Großgruppe. Das einzelne Teammitglied muß bereit sein, sich in eine vertrauliche Zweierbeziehung einzulassen, mit Empathie die Bedürfnisse des einzelnen Kranken wahrzunehmen und dessen Ängste wie dessen Streben nach Selbstbehauptung zu tolerieren. Im Team muß abgewogen werden, inwiefern autonome Strebungen eines Patienten zu dessen persönlicher Entwicklung berechtigt sind, von wo an sie eigennützig und egozentrisch und der Gemeinschaft nicht mehr zumutbar sind. Das Team muß sich vorsehen, daß bestimmte Patienten ihre Autonomie zu exklusiven, privilegierten Beziehungen zu einzelnen Teammitgliedern auszunützen versuchen, was Rivalitätsgefühle im Team selbst konstellieren kann.

Die paar Hinweise machen uns bereits auf die gewichtige Rolle des Abteilungsteams aufmerksam. Gerade jene, die den Großteil des Tages mit den Patienten auf der Abteilung verbringen, also vorwiegend Pflegepersonal und Ergotherapeuten, z. T. aber auch Sozialarbeiter, Psychologen, Praktikanten verschiedenster Ausrichtung, sind als eigentliche *„Milieutherapeuten"* tätig. Ihnen ist es ja übertragen, in jeder Situation den Prinzipien der Milieutherapie gemäß zu reagieren – eine wahrhaft anspruchsvolle Aufgabe. Ich werde auf deren Bedeutung in Abschn. I/3 näher eingehen. Eine Arbeit, die großen Einsatz fordert, kann natürlich auch leicht zu Überforderung führen. So geschieht es gerade hinsichtlich des Begriffes „Autonomie" nicht selten, daß Mitarbeiter eine recht einseitige Interpretation vornehmen, die eher den eigenen Wünschen als den therapeutischen Bedürfnissen des Patienten entspricht. Dazu einige Beispiele:

Eine Schwester setzt sich gemütlich auf das Bett eines Patienten und hält ihn an, noch dies und das und jenes aufzuräumen, ohne ihm bei dieser Tätigkeit im geringsten beizustehen. Sie erklärt, der Patient müsse doch autonom werden, und realisiert nicht, wie sehr sie ihn durch ihr Herumkommandieren demütigt und abhängig macht.

Jüngere Ärzte neigen dazu, gewisse Kriterien hinsichtlich des Eintritts eines Patienten sehr restriktiv bis prohibitiv auszulegen, z. B. bei Aufnahme von Suchtpatienten. Ihre Begründung lautet oft: Der Patient müsse doch selbst motiviert sein und autonom entscheiden, ob er wirklich in das Krankenhaus eintreten wolle oder nicht. Sie verkennen dabei, daß Autonomie nicht einfach vorausgesetzt werden kann, sondern therapeutisch häufig erst gefordert und entwickelt werden muß.

Das gesamte Abteilungsteam einer offenen Station beschließt, einen Gegenbesuch in einer anderen Klinik zu machen, da die Patienten an ihrem freien Nachmittag ohnehin „autonom" sich selbst überlassen sein sollten. Man mißachtet dabei die juristischen und therapeutischen Konsequenzen, die sich daraus ergeben, daß man die Überwachung einer depressiv suizidalen Patientin an eine Mitpatientin delegiert, die sich davon, wie sich später zeigt, überfordert fühlt.

Diese und ähnliche Situationen entstehen aus vermutlich guten, aber den Verhältnissen nicht angepaßten Absichten. Gerade der Begriff „Autonomie" bedarf im Aufbau eines Milieukonzepts der ständigen Klärung, will man Mißverständnisse und Mißbräuche vermeiden (vgl. dazu auch Kap. II).

Selbständiges Handeln kann im Gruppenprozeß oft provokativ sein, wenn ein Patient es z. B. ablehnt, an dieser oder jener Veranstaltung zu partizipieren. Eine offene, elastische Haltung ermöglicht den Teammitgliedern abzuschätzen, welcher Spielraum einem Patienten in einem solchen Fall zugestanden werden muß. Das Teammitglied kann durch sein Handeln im guten wie im schlechten Sinn zum Modell werden.

Auf einer Aufnahmeabteilung ist es zum Anwachsen der Spannungen zwischen Pflegepersonal und Patienten gekommen. Die Ursache wird bei einer Teamsitzung darin erkannt, daß die Mehrzahl der Patienten das angebotene Behandlungsprogramm negiert, d. h. den Veranstaltungen fernbleibt oder sie entwertet. Nach einer längeren Diskussion kommt man überein, den Patienten eine Woche „Ferien vom Programm" vorzuschlagen und gleichzeitig die Spannungssituation zu formulieren. Ferner bringt jeder vom Pflegepersonal zum Ausdruck, daß er seine Arbeit gerne macht. Die Präsenz auf der Abteilung will man auch während der „Programm-Ferien" nicht einschränken, um den Patienten behiflich zu sein, eigene Wünsche und Vorstellungen besser zu erkennen.

Nach einer Woche „Ferien" hat die Aktivität der Patienten deutlich zugenommen und die Gruppe ist wieder entscheidungsfähig für ein gemeinsam zu gestaltendes Abteilungsprogramm.

Ganz allgemein gehen von Teammitgliedern Modellhaltungen aus. Es ist nicht nur für ihre Glaubwürdigkeit wichtig, daß sie z. B. in der Großgruppe eine eigene Haltung vertreten. Es ist besonders für ichschwache Patienten, wie Borderline-Strukturen oder schwer narzißtisch Gestörte, eine entscheidende Hilfe, daß sie durch Identifikation mit Gesunden wesentliche eigene Ich-Anteile erwerben und festigen können.

Autonomes oder selbstverantwortliches Handeln ist in der Klinik vergleichbar dem extramuralen Alltag. Erst in der Art, wie selbstverständliche Obliegenheiten des Tagesablaufs eingehalten werden, ist echte Autonomie zu erkennen: zeitiges Aufstehen, pünktliches Erscheinen zu den verschiedenen Gruppenanlässen inkl. Mahlzeiten, Besorgen der Zimmerordnung und Körperpflege, Beachten der therapeutischen Verpflichtungen inkl. Medikamenteneinnahme u. a. m. In Analogie dazu ist das Rollenverhalten in bezug auf die angestammten Aufgaben und Rechte ein Gradmesser des autonomen Funktionierens: Art des Kontakts zur Familie; Orientierung des Arbeitsbereichs während des Klinikaufenthalts; Regelung der finanziellen und sozialen Verpflichtungen etc.

Autonomes Handeln ist auch in der Art der Freizeitgestaltung (Ausflüge, Spaziergänge, Besuche in und außerhalb der Klinik, Hobbys etc.) zu erkennen. Im Rahmenprogramm der Abteilung gilt es klar zu unterscheiden, was verpflichtende therapeutische Aktivitäten sind und was Freizeit ist. Die Analogie zum Leben außerhalb der Klinik muß erhalten bleiben. Wir haben uns deshalb bemüht, bestimmte Zeiten – z. B. einen Nachmittag pro Woche – durch die Patienten selbst gestalten zu lassen. Ich finde es immer wieder bestürzend zu beobachten, wie schwer es vielen Menschen fällt, ihre Freizeit zu gestalten. Patienten unterscheiden sich hierin nicht wesentlich von vielen Zeitgenossen, die mit der wachsenden Freizeit, selbst in unserer vielfältig strukturierten „Freizeitkultur", wenig anzufangen vermögen. So ergeht es insbesondere abhängigen, depressiven, selbstunsicheren Patienten, die gerade in diesem Freiraum erstaunlich oft dekompensieren – häufiger sogar, als unter dem Druck und Rhythmus des Arbeitsalltags, der ihnen eine gewisse Struktur gibt. Für sie – wie für viele der sog. Gesunden – ist das Erlernen von autonomer Lebensgestaltung somit ein vordringliches therapeutisches und soziales Ziel.

2.1.4 „Partizipation" im kritischen Literaturvergleich

In den Abschnitten „Kritischer Literaturvergleich" ist mir jeweils daran gelegen, die eigenen Prinzipien mit jenen zu vergleichen, die von anderen Autoren entwickelt wurden. Damit möchte ich dem Leser ermöglichen, das Dargestellte selbst in Beziehung zu setzen und abzuwägen, was er von der einen bzw. von der anderen Auffassung für seine Praxis übernehmen kann.

Ich sehe mich mit verschiedenen Autoren einig, die ebenfalls Vorbehalte dagegen anbringen, den politischen Demokratiebegriff auf ein therapeutisches Setting zu übertragen. Kincheloe (1973) verweist auf die dreifache Zielsetzung des Demokratiebegriffs: Menschenrechte, Selbstverantwortlichkeit und Mitverantwortung. Der Demokratieprozeß wird von ihr in direkten Zusammenhang mit dem Entscheidungsprozeß gebracht. Ähnlich hat schon Rapoport (1960) plädiert, der "democratisation" als gemeinsame Verantwortung hinsichtlich der Behandlung und des administrativen Entscheidungsprozesses verstanden haben wollte. Er sah einen engen Bezug zu "permissiveness", ein vager Begriff, der von verschiedenen Autoren wie auch von mir in Frage gestellt worden ist. Kernberg (1981) warnt geradezu davor, den hierarchischen Aufbau einer Spitalorganisation aus ideologischen Gründen (falsches Demokratieverständnis) ganz aufzugeben und damit *funktional* notwendige Strukturen zu zerstören. Dennoch ist festzustellen, daß der Abbau rigider hierarchischer Strukturen den demokratischen Entscheidungsprozeß auf allen Stufen einer therapeutischen Gemeinschaft stark fördert. Die Annahme, daß mit einem völlig egalitären Führungskonzept das Autoritätsproblem umgangen werden könne, ist aber ein Mißverständnis. Sie ist wohl eher gruppendynamisch zu erklären, im Sinne der Grundannahme von Bion (1959), wonach das Gruppenkollektiv dazu neigt, den „Vater zu zerstören", um dann den alten Popanz durch einen neuen (z. B. Gruppenmacht) zu ersetzen. Viele Autoren (Kernberg 1981; Kincheloe 1973; Gunderson in Cumming 1969; Thompson 1976) setzen sich deshalb für eine mit umschriebenen Kompetenzen ausgestattete Autorität ein, der es übertragen ist, z. T. implizite, z. T. explizite erarbeitete Grundhaltungen und Entscheide in praktisches Handeln umzusetzen. Autorität im konstruktiven Sinne ist auf allen hierarchischen Stufen nötig, vom verantwortlichen Klinikleiter bis zu dem von Mitpatienten erwählten Patientenvertreter, der die Abteilungsversammlung leitet. Die Flucht aus der Verantwortung ist ein allgemeineres gesellschaftliches Phänomen unserer Zeit (Loeventhal 1979) und nicht auf das Krankenhaus beschränkt. Hier wirkt sie sich dann verheerend aus, wenn Autoritätsträger ihrer therapeutischen Verantwortung gegenüber gefährdeten (suizidalen, provozierend agierenden; hocherregten, medikamentöse Beruhigung benötigenden) Patienten ausweichen. Darbrowski u. Sek (1976) berichten über eine Erhebung von 40 polnischen Assistenzärzten, denen Prinzipien der Therapeutischen Gemeinschaft zur Beurteilung vorgelegt wurden. In ihrer Einschätzung waren Demokratisierung und Toleranz hoch gewertet, realitätsgerechtes Handeln und Erarbeiten von Konsensus jedoch gering. Die Autoren schließen daraus, daß milieutherapeutische Konzepte in sorgfältig abgewogenen Schritten einzuführen sind, um ihren Mißbrauch zu verhindern. Andere Autoren, wie z. B. Greenley (1973), stehen jedem Versuch der Demokratisierung ablehnend gegenüber und sehen derartige Konzepte als nur ideologisch begründet an. Greenley spricht von „Pseudodemokratie" und fordert ihr gegenüber eine klar strukturierte autoritäre Schichtung, wie sie sich extramural in der Geschäftsorganisation, im Universitätsbetrieb und beim Militär bewährt hätte. Die permissive, egalitäre Haltung wäre seinem Vorschlag gemäß einzig auf die Patientenbeziehung zu beschränken.

Persönlich scheint mir dieser Vorschlag paradox: Während in vielen anderen sozialen Bereichen wie Unternehmensführung, universitären Gremien, ja in Ansätzen auch beim Militär, ein partizipativer Führungsstil angestrebt wird, regt dieser Autor an, daß ausgesprochen so linear-hierarchisch gegliederte Betriebe wie psychiatrische Krankenhäuser einer strafferen Organisation bedürfen. Ein "management by objective oder by exception" dürfte also dieser Vorstellung nach nicht aufkommen, sondern im Gegenteil, das "management by command" müßte noch verstärkt werden.

Differenzierter scheint mir da die Auffassung von Kincheloe (1973), wenn sie folgende Fragen zur Diskussion stellt:
1. Was ist der therapeutische Sinn des demokratischen Prozesses?
2. Welche Entscheide werden von den Patientengruppen getroffen, welche vom Team allein?
3. Wie soll die Macht des Vetos praktiziert werden und wer verfügt darüber?
4. Was sind die Auswirkungen von Abstimmungen?
5. Was geschieht, wenn die Patientengruppe eine Auffassung vertritt, das therapeutische Team jedoch eine andere?

Ihre Fragen sind somit sehr praxisbezogen und auch in unserer Arbeit immer wieder als bedeutsam erkannt worden. Es gilt, den Rahmen der Mitentscheidung genau abzustecken. Die persönlichen Voraussetzungen zu reifer Mitentscheidung sind bei Patienten und Teammitgliedern oft unzureichend, fließen doch häufig bewußte oder unbewußte Autoritätskonflikte aus der persönlichen Entwicklung in die Gestaltung des Arbeitsplatzes ein. Ich gehe mit Kincheloe (1973) einig, daß in praxi die Entscheidungsbereiche wie folgt aufgeteilt werden können und sollen:
1. Routineangelegenheiten des Spitallebens fallen in die Entscheidungsbefugnis des Patientenkollektivs.
2. Therapeutische Entscheide sind im Sinne einer Mitsprache vom Team mit den Patienten zu treffen.
3. Grundsatzentscheide hinsichtlich des Therapieprogramms und der Organisation sollen von jenen Teammitgliedern gefällt werden, die die Abteilung zu organisieren und zu verantworten haben. Eine beschränkte, sinnvolle Anhörung der Patienten bleibt vorbehalten.

Die Autorin warnt übrigens auch vor Abstimmungen als Entscheidungsweg, da doch, je nach Verfassung einzelner Patienten, recht zufällige Ergebnisse entstehen können. Wilmer (1981) wendet sich gegen den Mißbrauch von Abstimmungen, die seiner Erfahrung nach in der Therapeutischen Gemeinschaft keinen sinnvollen Platz finden, da sie immer dann initiiert werden, wenn die verantwortlichen Therapeuten sich um einen Denkprozeß drücken möchten. Er erwähnt eine Beobachtung als Supervisor: Das Abteilungsteam ließ sich anläßlich einer Abteilungsversammlung von der Patientenmehrheit durch Abstimmung hinauskomplimentieren, mit der Begründung, die Patienten würden in Anwesenheit des Teams zu sehr von ihren Therapeuten abhängig!

Wie oben dargelegt, hat Gunderson (in: Cumming, 1969) dem „emotionalen" einen „hierarchisch-strukturierten" Milieutyp gegenübergestellt und Vor- und Nachteile für die respektiven Zielgruppen diskutiert. Zwischen Strukturierung des Milieuprozesses und Partizipation besteht meiner Auffassung nach kein Gegensatz. Ein gewisser Grad und eine bestimmte Form von Strukturierung ist jedem Milieukonzept eigen. Wie ausgeprägt sie sein muß, hängt vorwiegend von der Persönlichkeitsstruktur, den psychopathologischen Veränderungen und den verbleibenden gesunden Anteilen („Ich-Stärke") der zu betreuenden Patienten ab und damit auch von ihrer Befähigung zu echter Partizipation. Lamb (1980) hat darauf hingewiesen, daß Milieustrukturierung immer mit klarer Zielsetzung einhergeht. Er konnte zeigen, daß in einem kalifornischen geschützten Wohnheim ("Board and Care Home") bei einem qualifizierten Therapieprogramm mit ausreichendem Patienten-Staff-Schlüssel auch schwerst gestörte Patienten (vorwiegend psychotische Patienten, z. T. mit gewalttätigem Verhalten in der Anamnese) betreut werden konnten. Die Patienten zeigten hinsichtlich des Therapieziels „Rehabilitation" große Übereinstimmung mit dem Team und partizipierten entsprechend mitverantwortlich an der Verwirklichung des Therapieprogramms.

Die therapeutische Zielsetzung – und damit der Grad der Strukturierung – steht natürlich auch in Beziehung zum Versorgungsauftrag. Eine spezialisierte Psychotherapiestation z. B. hat breiteren Spielraum bei ihrer Gestaltung als die zentrale Kriseninterventionsstation einer Versorgungsregion. So berichtet Jørstad (persönliche Mitteilung 1981), daß bei der Umgestaltung des Versorgungskonzepts in Oslo zugunsten einer strikten Regionalisierung die bislang stark der Therapeutischen Gemeinschaft verpflichtete psychiatrische Abteilung des Ulleval Stadtspitals sich mehr auf Notfallbetrieb und Krisenintervention ausrichten mußte. Entsprechend wurden verschiedene Gruppenprozesse zugunsten intensiver Zweierbeziehungen eingeschränkt und z. B. die Abteilungsversammlung aufgegeben. Als Möglichkeit zu Partizipation und Informationsbeschaffung wurde interessierten Patienten ermöglicht, bei den sog. verstärkten Teamsitzungen anwesend zu sein.

Bursten et al. (1980) nehmen die gleiche Fragestellung unter dem interessanten Aspekt der Kosten-Nutzen-Analyse auf. In einer ersten Studie konnten sie zeigen, daß ein restriktiv-kustodiales Setting (z. B. hinsichtlich selbst- oder fremdgefährlicher Patienten) nicht sicherer ist als ein liberales Konzept. In einer zweiten Untersuchung attestierten sie zwar dem restriktiven Modell einen gewissen, wenn auch bescheidenen, therapeutischen Erfolg. Zugleich warfen sie aber die interessante Frage nach dem Verhältnis von politischen, wirtschaftlichen und therapeutischen Kosten auf. Die Öffentlichkeit ist offenbar gegenüber den politischen Kosten (im Sinne von eingeschränkten Bürgerrechten der psychiatrischen Patienten) so lange kritisch gestimmt, als durch neuere aufwendige Therapiekonzepte nicht zu große ökonomische Kosten verursacht werden. Der Trend ist erkennbar, daß die Öffentlichkeit immer mehr eine Angleichung der Patientenrechte an die allgemeinen Bürgerrechte verlangt. Die Autoren machen aber darauf aufmerksam, daß immer mehr – neben Patienten und Therapeuten – ein dritter Partner über Therapiekonzepte mitentscheidet: nämlich die Krankenversicherung als Kostenträger und Vertreter einer weiteren politischen Öffentlichkeit. Der Konflikt zwischen therapeutischen, ökonomischen und politischen Werten ist somit eingebaut.

Ziegenfuß (1977) macht gezielt auf die Bedeutung der Therapeutischen Gemeinschaft als Modell aufmerksam, das sich bemüht, den Patientenrechten in einem weiteren Sinn zu genügen. Er erwähnt ein "patient's rights manual", das Forderungen der Patienten in fünf Bereichen geltend macht:

1. Im Konzeptuellen soll die traditionelle kustodial-institutionelle Betreuung immer mehr in Richtung der gemeindenahen Versorgung verändert werden.
2. Ökologisch wird die Wechselwirkung der unmittelbaren (baulichen) Umwelt und des psychischen Befindens betont.
3. Organisatorisch wird eine vermehrte Partizipation der Patienten an der Betriebsgestaltung verlangt.
4. Partizipation wird besonders hinsichtlich des therapeutischen Prozesses gefordert, indem Patienten aus alternativen Behandlungsangeboten auswählen können sollen und Gruppenprozesse berücksichtigt sein müssen.
5. Das traditionelle Rollenverständnis von Staff und Patienten wird in Frage gestellt und eine partnerschaftliche Beziehung erwartet.

Diese programmatischen Forderungen lassen einmal mehr die Komplexität von Milieuprozessen erkennen, die wohl nur im kontinuierlichen Fortschreiten den Idealforderungen näher zu bringen sind. Es ist das Anliegen dieses Buches, gerade diesen Prozeß aufzuzeigen.

2.2 Offene Kommunikation

2.2.1 Grundsätzliche Überlegungen

Die Entwicklung des menschlichen Individuums ist bekanntlich entscheidend vom Gelingen oder Mißlingen der ursprünglichen Dyade in der Mutter-Kind-Beziehung abhängig. Die Verständigung Mutter/Kind geschieht anfänglich durch Körperkontakte und symbolhafte Zeichen, ohne Worte (nonverbale Kommunikation). Erst nach und nach wird die Sprache zwischen Mutter und Kind, und zwar ebenfalls in einmaliger Art, zum Mittel der Verständigung. Der so entstandene komplexe Kommunikationsfluß ist – seiner großen Bedeutung nach – auch leicht zu stören: einmal durch Ausbleiben eines adäquaten emotionalen Austausches (im Sinne der sensorischen Deprivation in den früheren zwar körperlich hygienischen, aber seelisch sterilen Kinderkrippen, wie sie René Spitz beschrieben hat); oder dann durch desorganisierten Sprachgebrauch zwischen Eltern und Kindern, wie dies etwa Lidz und Wynne bei später an Schizophrenie erkrankten Individuen festgestellt haben. Im allgemeinen ist es recht schwierig abzuschätzen, unter welchen Bedingungen Kommunikationsstörungen die spätere Entwicklung negativ beeinflußt haben. Daß ein solcher Einfluß besteht, ist aber unbestritten und durch die reichhaltige Forschung belegt. Die Kommunikationskanäle des Menschen erfassen sprachliche (verbale) und nichtsprachliche (nonverbale) Zeichen, die sich in ihrer Funktion unterscheiden. Die Sprache vermittelt vorwiegend Kommunikationsinhalte, während der nonverbale Ausdruck (in Mimik, Gestik etc.) eher etwas über die Beziehung, über die Art der Kommunikation mitteilt (Metakommunikation). Beide Kommunikationsformen sind Gegenstand eingehender Forschung, die hier nur erwähnt, aber nicht beschrieben sei: Ihre Themen reichen von den biologischen und neuropsychologischen Grundlagen der Sprache und ihrer Entwicklung über den Umgang mit Signalen, Zeichen und Symbolen (Semiotik) bis hin zu linguistischen, semantischen, mathematischen, technischen und sozialen Sprachaspekten. Im Bereich der nonverbalen Kommunikation bezieht sich die Forschung u. a. auf paralinguistische, kinetische, anthropologische und ethologische Aspekte. Aus dieser Fülle von Grundlagenkenntnissen auszuwählen, welche Sprach- und Kommunikationsvorgänge für das Verständnis des kranken Menschen entscheidend sind, ist nicht einfach. Uns geht es vor allem darum, wie Kommunikationsabläufe im unmittelbaren Umfeld des Kliniklebens zu erkennen und zu beeinflussen sind. Von den gängigen Kommunikationsstörungen sind einzelne ganz bestimmten Krankheitskategorien zugehörig (z. B. Sprachstereotypen der Schizophrenen), andere sind allgemein zu beobachten (z. B. Versprecher) und wieder andere sind so subtil, daß sie häufig gar nicht erkannt werden (z. B. sog. Double-Bind).

2.2.1.1 Beispiele gestörter Kommunikation

Gestörte Wortwahl: In einer Gruppe muß Übereinstimmung über den Wortgebrauch bestehen. Wenn Wörter sinnwidrig oder mit unterschiedlicher Bedeutung eingesetzt werden, wird dadurch die Verständigung erschwert oder verunmöglicht.

Individuelle Kommunikationsdefekte: Vieles, was in klassischen Lehrbüchern der Psychopathologie als Symptom bestimmter Krankheiten aufgefaßt wurde, sieht man heute eher als Teil eines gestörten Kommunikationsablaufs: Denk- und Gefühlsstörungen, unklares Urteil, verzerrter Ausdruck etc. Bei psychotischen Zuständen, z. B. mit massiven Wahrnehmungsstörungen, Urteilsverzerrung und fehlendem adäquaten Ausdruck ist der psychopathologische Zusammenhang jedoch eindeutig; in anderen Störungen dagegen ist er viel subtiler, wenn die Verständigung etwa einseitig, rigid, unkommunikativ etc. verläuft.

Gestörter Kommunikationsfluß: Zwei Gesprächspartner mögen an sich ausreichend funktionieren, ihre Verständigung ist aber durch den gestörten Kommunikationsablauf erschwert oder verunmöglicht. Dies kann heißen, daß sie nicht die gleiche Sprache sprechen oder daß sie eine unterschiedliche Auffassung von Sprachbegriffen haben. Vielleicht ist die verbale Kommunikation intakt, aber die nonverbale Verständigung fehlt. Auch kann die Rückkoppelung ausbleiben, der Kommunikationsfluß kann überladen oder umgekehrt zu spärlich sein, er kann als bedrohlich erlebt werden oder zeitlich inadäquat erfolgen.

Gestörte Kommunikation hat merkwürdigerweise auch einen stabilisierenden Einfluß, nämlich dort, wo es sich z. B. in einem Familiensystem eingeschliffen hat, daß ein schizophrenes Kind konsequent bestimmte Signale überhört, andere herausfühlt und, anstatt das Familiensystem als solches in Frage zu stellen, sich in die Störung oder Krankheit ergibt. Erst wenn der Kranke sich nicht mehr an diese Regeln hält, z. B. nach der Behandlung, gerät entsprechend auch das Familiensystem in Bewegung. Die systemische Familientherapie nimmt sich dieser Aspekte besonders an.

Beim psychotischen Patienten wird eine ganze Reihe von Kommunikationsstörungen festgestellt: veränderte Wahrnehmung, unverständliche Entscheidungsprozesse, abnorme Ausdrucksformen, gestörte Denk- und Urteilsabläufe. Ebenso können Speichervorgänge verändert sein, indem das psychotische Individuum von Fantasieinhalten aus dem Gedächtnis überflutet wird (Halluzination), hingegen reale Abläufe nicht erkennt und entsprechend nicht speichert.

Die Kommunikationsstörungen neurotischer Patienten sind subtiler, und selten betreffen sie so deutlich die Wahrnehmung oder die kognitive Verarbeitung, wie wir dies von psychotischen Patienten kennen. Dagegen sind der Urteilsprozeß und die sich daraus ergebenden Entscheide nicht selten pathologisch verzerrt. Die Ausdrucksformen sind meist quantitativ durch übertriebenes, chargiertes Verhalten (Aggravieren) oder durch Untertreiben, Unterdrücken (Dissimulieren) gestört. Mit Ausnahme der selektiven Konfliktbereiche vermag der Neurotiker jedoch auf korrigierende Rückkoppelungsprozesse einzugehen und sein Verhalten entsprechend anzupassen.

2.2.1.2 Therapeutische Kommunikation

Neben den Linguisten, Anthropologen und Soziologen haben sich in den letzten Jahren auch Psychiater und Psychotherapeuten intensiver mit Kommunikationsprozessen befaßt, da diese ja die Grundlage eines jeden therapeutischen Prozesses, insbesondere aber der Psychotherapie, bilden. Es erübrigt sich, auf die ca. 200 verschiedenen psychotherapeutischen Techniken einzugehen, die jede auf ihre Weise kommunikative Prozesse einschließen. Erwähnt seien einzig jene Forscher, die aufgrund genauer Analyse von pathologischer Kommunikation entweder Grundlagen für therapeutische Interventionen geschaffen oder diese in ein eigentliches Modell integriert haben. Piagets Beitrag zur kognitiven Sprachentwicklung ist an erster Stelle zu nennen. Die frühen Arbeiten von Jürgen Ruesch und Gregory Bateson zur Informationstheorie, zur Kodifikation und Metakommunikation haben später zu einer systematischen Erarbeitung einer therapeutischen Kommunikation geführt. Die Kommunikationsaxiome, die paradoxen Kommunikationsphänomene, das Double-bind-Konzept von Jackson und anderen Mitarbeitern der Palo-Alto-Gruppe hat später Watzlawick zu einem Konzept paradoxer therapeutischer Interventionen weiterentwickelt. Die Arbeiten von Wynne, Singer und Lidz zu den Denkstörungen der Schizophrenen und dem daraus entstehenden Konzept der Familientherapie sind ebenso anzuführen wie der neuerdings oft genannte systemische Ansatz der Familientherapie.

Es kann sich hier aber nicht darum handeln, alle diese Modelle zu analysieren und auf ihre Tauglichkeit in der Milieutherapie hin zu prüfen. Die Zielsetzung der erwähnten psychotherapeutischen Verfahren ist zu verschieden von derjenigen des Milieukonzepts und läßt sich darin nur teilweise integrieren. Die hier gemeinte therapeutische Kommunikation ist darauf ausgerichtet, die gestörte Beziehung des Individuums zu seiner Umwelt zu korrigieren und zu erneuern. Sie ist somit nicht kausal angesetzt, sondern darauf ausgerichtet, daß das Individuum eingegebene Informationen adäquat aufzunehmen und in der Weise zu verarbeiten vermag, daß es von sich und andern eine realistische Vorstellung gewinnt, dies in seinem Handeln zu erkennen gibt und somit wieder fähig wird, in einer Gemeinschaft zu partizipieren. Praktisch heißt dies, daß z. B. den paranoid Schizophrenen beigestanden werden muß, ihre verzerrte Wahrnehmung der Umwelt (mit vermeintlich bedrohlichen Einflüssen) vorerst überhaupt als solche wahrzunehmen, dadurch von sich selber eine gefestigte Vorstellung zu gewinnen und Mitpatienten und Betreuer nicht länger als Feinde zu sehen – mit der Konsequenz, daß paranoide Patienten im Abteilungsleben realistischer zu kooperieren vermögen. Dabei ist es vielleicht weniger die Realitätskonfrontation, die die Schizophrenen überzeugt, als vielmehr das Beharren von Mitpatienten und Betreuern auf ihrer eigenen Realität, indem sie durch klare Verständigung ihr eigenes Handeln ausleuchten und begründen.

Kommunikationsprozesse sind somit eng mit sozialen Lernschritten gekoppelt, ja sie sind in vielem erste, vorbereitende Akte, ohne die ein Lernschritt gar nicht erfolgen kann. Die in einem therapeutischen Milieu zu beobachtenden Kommunikationsformen sind recht vielfältig. Sie machen einen wesentlichen Teil der therapeutisch wirksamen Einflußgrößen aus. Der einzelne im Milieu tätige Therapeut vermag aber nur einen kleinen Teil dieser Einflußgrößen zu erkennen, und es ist ihm erst recht nicht möglich, sie alle gleichzeitig zu koordinieren und konsequent therapeutisch einzusetzen. Es ist deshalb wichtig, aus der Vielzahl von therapeutischen Kommunikationsabläufen jene auszuwählen, die im Milieu immer wieder beobachtbar sind und die von der Großzahl der im Milieu tätigen Therapeuten auch gehandhabt werden können. Die im folgenden beschriebenen Dimensionen sind – im Sinne von psychotherapeutischen Wirkfaktoren – relativ unspezifisch, d. h. für den Großteil der Teilnehmer an einer therapeutischen Gemeinschaft sinnvoll und bedeutsam. In unserer praktischen Arbeit haben wir die Mitarbeiter immer wieder auf diese Kommunikationsprozesse hingewiesen und sie darin geschult, korrigierend auf Störungen in ihrem Ablauf einzuwirken.

2.2.2 Informationsaustausch

Ein Grundvorgang einer jeden Kommunikation ist das Vermitteln von Information. Die Informationsvermittlung folgt immer einem Gefälle: von einem Informationsträger zu einem Informationsempfänger. Meist ist die Mitteilung, der Inhalt also, gewissermaßen das Vehikel der Kommunikation; überspitzt kann man sagen, daß der Informationsaustausch gelegentlich als die einzige Legitimierung eines Gesprächs, einer Verständigung aufgefaßt wird – was umgekehrt bedeutet, daß bei fehlendem Informationsgehalt auf die Kommunikation verzichtet werden soll; „Reden ist Silber, Schweigen ist Gold", meint der Volksmund.

In der Milieutherapie (nicht nur im Sinne der Therapeutischen Gemeinschaft) ist ein ausreichender Informationsaustausch geradezu Voraussetzung, um die anderen Prinzipien zum Tragen zu bringen: An echter Partizipation im Sinne von Mitentscheid und Mitverantwortung kann nur teilnehmen, wer informiert ist. Schritte des sozialen Lernens bauen auf einer optimalen Kommunikation auf, die mit Wissen um die Art und Weise des Vorgehens, also mit Information über die Lernschritte beginnt.

Definition: Als Informationsaustausch ist der Vorgang zu bezeichnen, in dem die Informationsträger den Informationsempfängern alle jene Nachrichten in adäquater Form zukommen lassen, die für die Verständigung in einer gegebenen Situation notwendig sind.

Information hat dabei einen quantitativen sowie einen qualitativen Aspekt.

2.2.2.1 Quantitative Aspekte der Information

Wir wissen aus dem politischen Alltag, daß Information wie ein Gut gehandelt wird, das dem, der es besitzt, einen Vorsprung, oft auch Macht und Prestige, einbringt. In Ländern mit absolutistischem Regime gilt es als selbstverständlich, daß Information nur dosiert oder filtriert weitergegeben wird, um so einen wesentlichen Machtvorsprung nicht unnötig zu vergeben. Obwohl Grundsätze des modernen Management gegen eine solche restriktive Handhabung von Informationen sprechen, ist diese bei der Führung von Spitälern nicht selten anzutreffen.

In der partnerschaftlichen Beziehung der Milieutherapie ist das Teilen der Information eine Grundvoraussetzung, und zwar so sehr, daß die Ausnahme und nicht die Regel im einzelnen zu begründen ist.

Die Inhalte der Information beziehen sich eigentlich auf alle Aspekte des Kliniklebens: von administrativen und organisatorischen Belangen über Therapieprogramme bis zu Kommunikationsstörungen des täglichen Zusammenlebens. In einer von uns durchgeführten Studie (Lilienfeld et al. 1976) wurde häufige Orientierung über das Tagesprogramm, über die Abteilungsstruktur, über Gruppenprozeß, über Mutationen bei Patienten und Teammitgliedern, über besondere Vorkommnisse und Unterhaltungsangebote etc. festgestellt. Was immer im Klinikalltag zu interessieren vermag, wurde auf der „Informationsbörse" zwischen den Gliedern der therapeutischen Gemeinschaft frei gehandelt. Es gab in der Regel sehr wenig Einschränkungen, was sich auch darin zeigte, daß derjenige, der um Information nachsuchte, meist mühelos sachlich orientiert wurde.

Gleiches gilt für den Informationsaustausch unter den Teammitgliedern, der meist bei Teamsitzungen, viel seltener im Zweiergespräch, erfolgte: Was immer zur Struktur des Abteilungslebens, des Abteilungsablaufs gewußt werden mußte, was immer an Information über die Vorgeschichte eines Patienten an individueller oder gemeinsamer Beobachtung bekannt war, wurde in der Teamsitzung mitgeteilt und zur Diskussion gestellt. Es mag nicht verwundern, daß diese Grundhaltung der Teams nicht ohne Mühe und erst im Laufe von Jahren zustande kam. Im vorgängig in den meisten Kliniken gepflegten traditionellen Führungsstil war es das ausgesprochene Privileg hierarchisch höher eingestufter Informationsträger, die ihnen bekannten Informationen nur sehr restriktiv und wo unbedingt notwendig weiterzugeben. Daß dies immer wieder zu Pannen führte, kann nicht erstaunen: von banalen Vorfällen, wenn verschobene Zeiten des Wäscheaustausches oder der Essensverteilung nicht bekannt waren, bis zu gravierenden Ereignissen, wenn das diensthabende Pflegepersonal nicht ausreichend über die akute Suizidalität eines Patienten orientiert wurde, obwohl der verantwortliche Oberarzt darum ersucht hatte.

2.2.2.2 Qualitative Aspekte der Information

Nicht nur die Menge, sondern auch die Dichte der Information trägt zur adäquaten Kommunikation bei; sie muß auch derart beschaffen sein, daß sie nicht erneut zu gestörten Kommunikationsformen beiträgt oder diese gar erst einführt. Ein weiterer wichtiger therapeutischer Beitrag der Informationsgestaltung liegt darin, daß pathologische Kommunikationsformen laufend aufgezeigt und hinterfragt werden, was in der „Öffentlichkeit" der Krankenhausgemeinschaft mit ihren vielen Gruppenanlässen besonders gut gelingt.

In ihrer Bedeutung unbestritten sind qualitative Aspekte wie Sachlichkeit der Orientierung und Umfang der Information. Gerade das breite Therapieangebot eines Milieukonzepts mit vielfältigsten Gruppenprozessen macht es notwendig, Sinn und Ablauf der gemeinsamen Veranstaltungen immer wieder neu zu erläutern.

Paranoide Schizophrene haben aus ihrer Tendenz heraus, alle angebotene Information aufzunehmen und ohne Rücksichtnahme auf ihren Sinngehalt in ihr Wahngebäude einzubauen, in den ersten Tagen des Klinikaufenthalts immer wieder besonders große Mühe, sich im lebhaften Abteilungsgeschehen zurechtzufinden. Aus ihren z. T. ungesteuerten Fragen oder selbstbezogenen Aktionen mußten wir schließen, daß sie an ihrer ersten Abteilungsversammlung erhebliche Orientierungsschwierigkeiten hatten. Aus diesem Grund übernahm es dann jeweils ein Teammitglied, sich um den neuen Patienten persönlich zu bemühen, indem es als eine Art Hilfs-Ich neben ihm saß und ihm den Ablauf der Abteilungsversammlung erläuterte und seine inadäquaten Interventionen etwas zu bremsen versuchte.

2.2.2.3 Wege der Informationsvermittlung

Optimal ist die direkte mündliche Orientierung aller an der Gemeinschaft Beteiligten, je nach Zielsetzung am täglichen Morgengespräch, in der Abteilungsversammlung, in Gruppensitzungen, in Teambesprechungen etc. Wichtige persönliche Mitteilungen (z. B. über die Erkrankung eines Angehörigen) gehören nach wie vor ins vertraute Zweiergespräch mit dem verantwortlichen Therapeuten. Es hat sich bei uns bewährt, daß gerade neu in die Gemeinschaft eintretende Mitglieder durch besonders beauftragte Kontaktpersonen in die komplexe Struktur des Abteilungsgeschehens eingeführt werden: der neue eintretende Patient durch einen Patientenvertreter, der die Arbeit aufnehmende Assistenzarzt durch einen Assistentenvertreter etc. Selbst der administrative Empfang bei der Anmeldung wurde therapeutisch gestaltet, indem ein Vertreter des Oberpflegepersonals Patienten und Angehörige auf die wichtigsten Belange des Spitallebens aufmerksam macht – nebst einem Patientenbrief, in welchem der Chefarzt den Patienten begrüßt und orientiert.

Sachinformation mit kompliziertem Inhalt soll schriftlich erfolgen, d. h. durch Anschläge oder durch Mitteilungsblätter. Bei uns hatten verschiedene Abteilungen die Initiative ergriffen, Patienten und deren Angehörige, aber auch Mitarbeiter der Klinik mit einer „Abteilungs-Zeitung" anzusprechen. Die Klinikleitung, die Oberärzte und Oberpflegepersonal mit mir zusammen bildeten, hat ihrerseits wöchentlich über die gemeinsamen Sitzungen in einem Mitteilungsblatt informiert, was wesentlich dazu beitrug, Fantasien über „die da oben" und ihre Geheimentscheide abzubauen.

2.2.3 Klarheit der Information

Psychotische und neurotische Patienten, wie auch solche mit Borderline-Störungen, kommen meist aus einem familiären Setting, in dem Kommunikationsstörungen im Sinne der paradoxen Kommunikation, der Non-Kommunikation, des "double-bind" etc. an der Tagesordnung sind. Für sie im besonderen, aber ebenso für das Gros der übrigen Patienten, ist es notwendig, den Kommunikationsprozeß immer wieder auf seine Geradlinigkeit, auf seine Klarheit hin zu prüfen.

Wir können Klarheit der Information wie folgt umschreiben:

Klarheit der Information ist dann gegeben, wenn der Informationsträger die zu vermittelnde Nachricht quantitativ und qualitativ so gestaltet, daß der Informationsempfänger sie aufnehmen und verarbeiten kann.

Die Klarheit der Information ist wesentliche Voraussetzung dafür, daß das Behandlungsprogramm konsistent durchgeführt werden kann. Bleibt bei einer Mitteilung zu viel Ermessens- oder Interpretationsraum, so hat dies Auswirkungen.

Suchtpatienten neigen immer wieder dazu, Lücken der Fremdkontolle durch die Betreuer subtil aufzuspüren, so daß sie sich einen Ausgang ergattern, insgeheim ins Wirtshaus gehen oder sich was immer für Vorteile erschleichen. Der Vorwand ist dann meist, „man habe es ja nicht ausdrücklich untersagt". Wir sind deshalb dazu übergegangen, das Behandlungsprogramm – wenn möglich schon im Vorgespräch – klar zu erläutern, schriftlich zu bestätigen und in einer Art Vertrag mit dem Patienten festzuhalten. Zudem lassen wir keine Gelegenheit aus, um manipulative Tendenzen aufzugreifen und den Patienten mit seinem Verhalten zu konfrontieren.

Ich konnte mit Genugtuung feststellen, daß ein über Jahre konsistentes Einhalten von Behandlungsgrundsätzen sich auch in einer wissenschaftlichen Erhebung dokumentieren ließ. Wie wir belegen konnten (Isele u. Schmid 1978), hat die fortgesetzte Messung des Milieuverhaltens mit der Ward-Atmosphere-Scale nach Moos ergeben, daß die Skalenwerte „Programmklarheit" weit überdurchschnittlich hoch lagen.

Therapeutisch ist die Klärung der Kommunikation natürlich überall dort wichtig, wo deren Beeinträchtigung unmittelbar beobachtet werden kann. Hier liegt ja ein entscheidender Vorteil der Gruppenprozesse, die alle Beteiligten zu Zeugen z. B. von projektiven Erwartungen eines paranoiden Patienten machen. Die entsprechende Klärung durch ein Teammitglied oder noch besser durch einen Mitpatienten ist zwar nicht selten einschneidend, aber therapeutisch wirksam. Es ist eindrücklich festzustellen, wie gerade schizophrene Patienten, die ihre psychotische Dekompensation frisch überwunden haben, Wesentliches als Kotherapeuten beizutragen vermögen.

Ein erst kürzlich eingetretener Patient beklagte sich bitter, daß eine Mitpatientin aus dem Nachbarzimmer ihm über sein Radio immer wieder verschlüsselte obszöne Mitteilungen machen würde, die ihn nachts im Schlaf störten. Die angeschuldigte ängstlich-depressive Patientin wurde daraufhin von ihrer erst kurz zuvor kompensierten schizophrenen Zimmergenossin nachdrücklich in Schutz genommen. Sie bestritt energisch den Anlaß der Anschuldigung, da sie Zeugin sei, daß ihre Zimmerkameradin einzig einige harmlose Musikkassetten abgespielt habe. Zugleich berichtete sie dem neu eingetretenen Patienten, daß sie selbst vor der Hospitalisation ähnliche Botschaften in den Fernseh-Werbespots wahrgenommen habe, die ihr heute unsinnig vorkämen.

Subtiler sind Kommunikationsstörungen unter neurotischen Patienten, die oft in unbewußter Kollusion partnerschaftliche Störungen wiederholen, die die Mitpatienten recht stark belasten mögen – nicht zuletzt deshalb, weil nie ganz offen dargelegt wird, worum es z. B. in einem Streitfall geht.

Die Gruppensitzung einer Abteilung wird von den nonverbal ausgedrückten Haßgefühlen zwischen zwei Patienten, die bis dahin nicht ausgesprochen worden sind, sehr behindert. Schließlich fordert ein Patient die beiden Betroffenen auf, sie sollen doch klar über ihre Spannungen sprechen. Es mache ihn so aggressiv, festzustellen, wie die konfliktgeladene Stimmung der beiden die ganze Gruppe lähme. Endlich kann die eine Patientin ausdrücken, was sie wirklich verletzt hat, und so ihrem Kontrahenten Gelegenheit bieten, seinerseits seine Reaktion zu erläutern.

Die Klarheit der Kommunikation ist natürlich nur zu erreichen, wenn Sender und Empfänger über gemeinsame Informationskanäle verfügen. So haben es fremdsprachige Patienten in Gruppenprozessen recht schwer, sind sie doch nicht anders als Schwerhörige vor allem auf nonverbale Signale angewiesen. Auf jede sensitive Verarbeitung ist deshalb immer wieder Rücksicht zu nehmen, indem im einen Fall ein Sprachgewandter als Dolmetscher vermittelt, im anderen ein geeignetes Hörgerät eingesetzt wird. Die kognitiven Voraussetzungen zur Verständigung sind auch schicht-, bildungs- und intelligenzabhängig. Wiederum ist es wichtig, daß dieses Handikap der betroffenen Patienten von den Teammitgliedern wahrgenommen und wenn möglich aufgefangen wird. Gerade die jungen Akademiker (Ärzte oder Psychologen) neigen am Anfang ihrer praktischen Arbeit dazu, Mitarbeiter und Patienten mit einem „Fach-Chinesisch" zu überfahren.

Ein junger soziologisch interessierter Kollege wollte an einer Abteilungsversammlung die Ergotherapeutin unterstützen, indem er den Nachmittagsausflug mit folgender Empfehlung schmackhaft zu machen versuchte: „Die Wanderung zum Seebad soll die kohäsiven Kräfte des Patientenkollektivs in gesellschaftlich relevanter Weise fördern, da doch sonst nur die ökonomisch privilegierten Vertreter mit eigenem Wagen das Ausflugsziel ohne besondere physische Frustration erreichen können!"

Klarheit von Kommunikation ist in der Milieutherapie nicht nur für die Verständigung mit oder unter den Patienten wesentlich, sie ist es auch im Zusammenwirken der Mitarbeiter. Die mangelhafte gegenseitige Orientierung über das Krankheitsbild eines Patienten, z. B. das Ausmaß seiner Suizidalität, kann gravierende Folgen haben.

Wir mußten dies einmal erfahren, als eine Hilfsschwester, die auf einer geschlossenen Aufnahmestation den Türdienst während der Gruppentherapie versah, an der auch die Abteilungsschwester teilnahm, nur unzureichend über eine soeben eingetretene suizidale Patientin orientiert war. So ließ sie sich von dieser zwar reaktiv depressiven, im übrigen aber absolut geordneten Patientin überlisten, als diese vorgab, sie müsse am Empfang noch rasch Gepäck von Angehörigen entgegennehmen. Die Konsequenz: die Patientin konnte sich als Autoanhalterin vom Fahrer eine zufällig vorhandene Waffe verschaffen, um sie angeblich ihrem Freund zu demonstrieren. In Wahrheit ging sie hin, ihren Liebhaber zu bedrohen, der sich tags zuvor von ihr getrennt hatte; als er nicht reagierte, erschoß sie sich kaltblütig vor seiner Haustür, während der Autofahrer unten auf sie wartete.

Häufig sind es scheinbar kleine, im Augenblick unbedeutende Informationspannen, die zu Komplikationen im therapeutischen Ablauf führen. Es ist deshalb in Teamsitzungen anzustreben, daß wichtige Mitteilungen vom Empfänger auch quittiert werden, um die Klarheit der Information sicherzustellen.

Die Klarheit einer Mitteilung geht bekanntlich um so eher verloren, je mehr Zwischenträger eingeschaltet sind. In einem hierarchischen Organisationsschema laufen Informationen meist die hierarchische Treppe in der einen Richtung hinauf und in der anderen Richtung herunter. Je nach Interessenlage können Informationen verzerrt werden. Es ist deshalb sinnvoller, wenn der Vorgesetzte seine Anliegen möglichst direkt in der Zielgruppe vertritt, sei dies nun die Oberschwester mit pflegerischen Anordnungen oder der Oberarzt mit therapeutischen Entscheiden. Auch als Chefarzt machte ich die Erfahrung, daß meine Entscheide, sofern sie grundsätzlicher Natur waren, dann am besten verstanden und aufgenommen wurden, wenn ich sie direkt im entsprechenden Team vertrat. Gelegentlich können sich unklare Informationswege auch auf das Zusammenspiel mittelbar beteiligter Informationsträger nachteilig auswirken.

Ein Oberarzt stellte für ihn schwer verständliche Spannungen in einem Abteilungsteam fest. Es zeigte sich, daß ihm das Team mangelnde Bereitschaft zu offener Verständigung vorwarf. Zufällig waren Teammitglieder nämlich darauf aufmerksam geworden, daß der Oberarzt ihnen Überlegungen bzw. Erwartungen des Chefarztes nicht weitergeleitet hatte. Erst die Aussprache aller Beteiligten ergab, daß dies keineswegs aus böser Absicht geschah, sondern daß der Oberarzt die Rolle des „Go-between" zwischen Chef und Team als lästig empfand und abwarten wollte, bis der Chefarzt Gelegenheit hatte, seine Gedanken zur neuen Abteilungskonzeption direkt im Team zu vertreten. Dabei hat es der Oberarzt aber verpaßt, dem Team wenigstens Sinn und Inhalt der beschlossenen Aussprache anzukünden, so daß Fantasien aufkamen, der Oberarzt würde hinter dem Rücken des Teams mit dem Chefarzt Positionen aushandeln.

2.2.4 Individueller Ausdruck

Wie der Name sagt, geschehen die meisten Milieuprozesse, speziell in der Therapeutischen Gemeinschaft, im Kollektiv. Entsprechend liegt der Akzent auf den Gruppenvorgängen, auf dem gemeinsamen Erleben und auf der Integration des einzelnen. Demgegenüber muß aber die Individualität des Patienten auch ihre Ausdrucksform finden. Nicht wenige der Patienten leiden ja gerade daran, daß sie in ihrer gewohnten Umwelt wenig oder kaum beachtet werden. Entsprechend sind sie in ihrem Selbstwertgefühl erheblich gestört. Sie müssen nun erst lernen, ihre Individualität voll wahrzunehmen. Auf dem Wege zu einer reifen Identität durchläuft der Mensch verschiedene Stufen, indem er als Kleinkind vorerst Anteile von seinen Betreuern, vorab von Mutter und Vater, in sich aufnimmt, in der Pubertät dann durch Identifikation mit Vorbildern die Vorstellungen von sich selbst festigt, bis er als reifer Erwachsener – im Sinne von Erik H. Erikson – eine Vorstellung von sich gewonnen hat und so zu leben vermag, wie es seine Umgebung an ihm wahrnimmt.

Hospitalisierte Patienten weisen hinsichtlich der Identitätsbildung fast durchgehend Defekte auf. In der Begegnung mit allen übrigen, die an den Milieuprozessen teilhaben, können sie einen Teil dieser Entwicklung nachholen oder korrigieren. Um überhaupt eine Reaktion auf ihr Verhalten auszulösen, müssen sie sich selbst zu erkennen geben, sich ausdrücken. Dies bezieht sich im wesentlichen auf drei Bereiche: auf ihre Vorgeschichte, auf ihr aktuelles Erleben und auf die damit verbundenen Emotionen.

Daraus ergibt sich die folgende Umschreibung:

Das Individuum muß in der Gemeinschaft Gelegenheit finden, Erfahrungen aus seiner Lebensgeschichte ebenso wie aktuelles Erleben so auszudrücken, daß es sich sowohl inhaltlich wie emotional voll mitteilen kann.

2.2.4.1 Inhaltliche Mitteilungen

Indem der kranke Mensch über seine Vorgeschichte spricht, erkennt er oft erst, in welch gestörtem Beziehungsgefüge er aufgewachsen ist oder noch lebt. Wenn er eigene Bedürfnisse umschreiben lernt, realisiert er erst, unter welchen Umständen ihre Erfüllung ihm versagt war. Um dahin zu gelangen, braucht er geduldige und empathische Betreuer, die ihm Mut machen, sich über seine Erfahrungen zu äußern. Nicht wenige Patienten, z. B. solche mit depressiven oder masochistischen

Beziehungsstörungen, fühlen sich schon schuldig, wenn sie über ihre z. T. erschütternden Erlebnisse überhaupt sprechen. Sie befürchten, daß dadurch ihre Lebensgeschichte, z. B. im Gruppengespräch, „öffentlich" wird, daß dies von den Angehörigen als Anklage verstanden würde und sie entsprechende Vergeltung riskieren müßten. Andere kommen sich als Verräter einer (pathologischen) Vertrautheit vor. Erst indem sie erlittenes Unrecht mit anderen zu teilen beginnen, erkennen sie, was sie bisher wortlos – und oft auch sinnlos – zu tragen bereit waren.

Eine depressive Patientin schildert in der Gruppe ihren erschütternden Lebensbericht: ihr an sich gutmütiger, aber triebgestörter Ehemann verlangte nicht nur exzessiv, oft täglich mehrfach sexuelle Beziehungen; er war immer wieder als Exhibitionist aufgetreten und entsprechend auch gerichtlich verurteilt worden. Um seine eigenen Schuldgefühle los zu werden, hatte er nach solchen Vorfällen, oft unter Alkoholeinfluß, seine Frau körperlich mißhandelt, was diese mehr oder weniger ergeben hinnahm, in der Meinung, nur so könne er sich entlasten. Zugleich lebte sie in ständiger Sorge um ihre eigenen kleinen Töchter, hatte aber nie den Mut, jemand in der Familie ins Vertrauen zu ziehen. Als sie erlebte, wie in der Klinik die Mitpatienten mit Feingefühl und mit Verständnis für ihre Situation reagierten, wurde sie wesentlich gelöster. Erstmals wagte sie sich zu fragen, ob es richtig sei, das Verhalten des Mannes einfach so hinzunehmen, und ob es wirklich ihre Verantwortung sei, ihn in allem zu überwachen und ihn gegen Versuchungen abzusichern.

Ebenso bedeutsam ist es, daß Patienten lernen, ihre gegenwärtigen Erfahrungen in der Klinik auszudrücken. Wie für vergangene Zeiten gilt für das Aktuelle, daß nur in der offenen Kommunikation der Patient seine momentanen Schwierigkeiten zu erkennen und zu korrigieren vermag. Zwar ist es naheliegend, daß solche Erfahrungen vor allem in der Gesprächsgruppe gemacht werden. Viele Patienten haben aber anfänglich große Hemmungen, sich in der Gruppe über persönliche Probleme zu äußern. Ihnen muß vorerst Gelegenheit geboten werden, dies im Zweiergespräch zu üben und zu erleben, sei dies in der individuellen Psychotherapie, im Gespräch mit einer Schwester als Bezugsperson oder im informellen Zusammensitzen mit Mitpatienten.

Gerade nach Gruppengesprächen, in denen sich keiner der Patienten so recht äußern mochte, stelle ich immer wieder fest, daß in der anschließenden Kaffeepause sehr lebhafte Diskussionen stattfinden. Meist geht es auch in diesen Gesprächen um persönliche Probleme, die oft auffallend wenig kaschiert werden. Es ist, als ob die Patienten hier ausführten, was in der Gruppenstunde eingeleitet worden ist. Hier kann eher gelingen, was manchen Patienten in der formellen Gruppe noch nicht möglich ist, da sie sich im informellen Gespräch nicht so der direkten therapeutischen Kontrolle ausgesetzt fühlen. Wie ich später ausführlich darlegen werde, hängt die Befähigung und Bereitschaft der Patienten, sich persönlich auszudrücken, zu einem Großteil davon ab, was für Vorbilder sie auf der Abteilung vorfinden. Einige aktive, zu spontaner Äußerung fähige Patienten können als Schrittmacher dienen. Entscheidend ist aber, ob die Teammitglieder sich als geeignetes Modell anbieten und sich ihrerseits direkt zum aktuellen Geschehen der Abteilung äußern.

2.2.4.2 Emotionaler Ausdruck

Vorgeschichte und aktuelle Vorkommnisse des Abteilungslebens sind gewissermaßen Texte, deren Formulierung der Patient erlernen muß, um in der offenen Verständigung weiterzukommen. Die Melodie dazu wird von der Stimmung, von den Emotionen gegeben. Auch dies ist ein Ausdruckselement, das verbal und nonverbal gefördert werden muß. Emotionale „Analphabeten", wie schwere Zwangskranke oder Schizophrene, müssen vorerst zu ihrer Gefühlswelt finden. Sie müssen vorsichtig immer wieder auf ihre momentane Befindlichkeit angesprochen werden. Andere Patienten, wie ein Teil der Suchtkranken oder Borderline-Patienten, leiden an fehlender Affektkontrolle. Ihnen muß im therapeutischen Milieu ein sicherer Rahmen geboten werden, der ihnen erlaubt, Affektausbrüche mit der Zeit besser zu steuern. Wieder andere Patienten, etwa depressive oder narzißtisch gestörte Kranke, sind auf geduldige, empathische Zuwendung angewiesen, die einschließt, daß man ihre nicht leicht erträgliche Stimmungslage für eine gewisse Zeit hinnimmt. Für alle Patienten bleibt sich gleich, daß adäquater Gefühlsaudruck anzustreben ist. Dabei ist der therapeutische Beitrag des Gesamtteams wichtig. Sei es im Gruppengespräch, etwa mit Elementen der Gestalttherapie, oder sei es in der Zweierbeziehung, immer wieder muß der Patient auf sein momentanes Befinden angesprochen werden.

Eine Kollegin verstand es ausgezeichnet, eine äußerst schwierige Abteilungsgruppe von vorwiegend gehemmt-depressiven Patienten immer wieder für ihre momentane Stimmung zu sensibilisieren. Nicht nur verhalf sie damit den Patienten ihre Traurigkeit zu erkennen und anzunehmen; sie benutzte kleine Intermezzi fröhlicher oder lustiger Art sofort dazu, daß sie einzelne Patienten mit aufgehellterer Stimmung ansprach, die dann prompt den allgemeinen depressiven Grundtenor zu relativieren vermochten. Gelegentlich lockerte sie auch verknorzte, blockierte Gruppensitzungen dadurch auf, daß sie die Patienten aufforderte, rundum im Kreis ihre Gefühle zu den soeben geäußerten Erzählungen zu beschreiben.

Modellhaft wirkt es, wenn Teammitglieder immer wieder eigene Gefühle ausdrücken. Dabei haben Ärzte aus ihrer Alpha-Stellung heraus meist weniger Schwierigkeiten, Gefühle zu zeigen – insbesondere gelegentlich auch ihre Verärgerung auszudrücken. Dies kann nicht nur für die Teammitglieder, sondern auch für Patienten erleichternd, kathartisch wirken.

In einer Gruppensitzung, in der auf gezielte Fragen und Aufforderungen einfach keine Reaktion kam, äußerte der Abteilungsarzt kurz, wie es ihn ärgere, daß er ununterbrochen Fragen stellen müsse und darauf keine Antwort bekomme. In der Nachbesprechung bestätigte eine Schwester, sie sei froh gewesen, daß der Abteilungsarzt so reagiert habe, das habe ihr persönlich auch etwas Luft gemacht. In der Tat verhielt sie sich nach dieser Intervention in der Gruppensitzung viel aktiver und vermochte immer wieder eigene Gefühle auszudrücken.

Schwierig sind manchmal Situationen, die nicht fehlende, sondern allzu heftige Gefühlsäußerungen betreffen. Gerade unerfahrene Milieutherapeuten, etwa Pflegeschüler, fühlen sich in solchen Situationen hilflos und vermögen dies anschließend auch einzugestehen. Meist sind es aggressive Äußerungen, die den Großteil der Anwesenden schockieren – mit dem Ergebnis, daß sie in stuporöses Schweigen verfallen, anstatt die Situation klar zu strukturieren bzw. einzudämmen.

An einer Abteilungsversammlung reagierte ein narzißtisch äußerst verletzlicher Patient auf die Tatsache, daß er aus zwingenden administrativen Gründen einen neuen, ihm nicht genehmen Zimmerkollegen aufnehmen sollte, mit lautem Schimpfen. Beschwichtigende Zusprache der Mitpatienten steigerte seine Wut eher noch, was er durch Herumpoltern auf seinem Stuhl äußerte. Erst als der Abteilungsarzt aufstand, auf ihn zuging und ihn anschrie, er habe sich hinzusetzen und stillzuhalten, vermochte der Patient die Selbstkontrolle wieder zu gewinnen.

Gefühle von Hilflosigkeit bei den Therapeuten können u. U. aber auch ein wichtiger Hinweis auf eine Beziehungsstörung sein, die es zu klären gilt. Z. B. kann die Hoffnungslosigkeit und (evtl. manipulative) Drohung mit Suizid von seiten eines schwer depressiven Patienten dessen Betreuer hilflos machen. Dem Patienten nun aufzuzeigen, daß er hier mit Menschen zusammenlebe, die an ihm Anteil nähmen, gerade deshalb aber seine Hoffnungslosigkeit nicht teilen könnten und verlangten, daß er auch die Gefühle der Mitpatienten und Betreuer respektiere, kann u. U., einen Druchbruch bringen: die depressive Einengung wird dem Patienten plötzlich klar, und er vermag auf das Hilfsangebot einzugehen.

Eine andere Hilflosigkeit ist die der jungen Mitarbeiter, speziell Pflegeschüler, denen es anfänglich nicht selten Mühe bereitet, auf eine weinende Patientin einzugehen, einem Ängstlichen ruhig und gefaßt zu begegnen und Erregte mit der nötigen Standhaftigkeit in die Schranken zu weisen. Wie die Patienten müssen sie vorerst am Modell ihrer erfahrenen Kollegen erlernen, was situationsgerechtes Eingehen auf emotionalen Ausdruck bedeutet.

Der Vollständigkeit halber möchte ich kurz erwähnen, aber erst später erläutern, daß fehlendes oder falsches emotionales Reagieren auch in der Teamarbeit festzustellen ist. Cum grano salis gilt das bislang Erwähnte ebenso für das zwischenmenschliche Zusammenspiel im Team.

In verschiedenen Abläufen wird dem Patienten also gezeigt, wie er seine Vorgeschichte und sein aktuelles Befinden adäquat vermitteln oder kommunizieren kann. Zur Förderung des individuellen Ausdrucks gehört aber auch, daß der Patient Gelegenheit hat, sich zurückzuziehen, ja für gewisse Zeit sich abzusondern. Damit wird ihm vielleicht ein Freiraum zugestanden, der ihm sonst in der Familie oder im Sozialfeld immer wieder versagt bleibt. Auch soll gerade der gestörte Patient fühlen, daß er zu Beginn seines Aufenthalts mitsamt seinen krankhaften Symptomen, gestörten Verhaltensweisen und schwierigen Umgangsformen vorerst so akzeptiert wird, wie er ist. Je nach Situation soll ihm ferner ermöglicht werden, sich vorübergehend zu erholen, zu schonen, auf sich selbst zurückzuziehen – was psychoanalytisch auch etwa als „Regression im Dienste des Ich" bezeichnet wird. Damit möchte ich nicht dem „Selbstheilungskonzept" etwa von Cooper oder Laing das Wort sprechen, wonach der Patient nur ausreichend Gelegenheit benötige, seine Psychose auszuleben, um dann als neugeborener Mensch daraus aufzutauchen. Vielmehr meine ich, daß der individuelle Patient in der Milieutherapie nicht gleich unter Leistungs- oder Konformitätsdruck geraten sollte, der ihn davon abhalten würde, seine Schwierigkeiten überhaupt erst wahrzunehmen.

Individueller Ausdruck steht übrigens auch im Zentrum einer allgemeinen neueren gesellschaftlichen Entwicklung, die etwa mit dem Stichwort "focus on self" charakterisiert wird. Gemeint ist damit Selbstrealisierung, höhere Bewertung der Individualität, der Introspektion und verstärktes Beachten von körperlicher und seelischer Hygiene. Es manifestiert sich darin sowohl eine Abwendung von den kollektiven Prozessen der 60er Jahre wie auch von gesellschaftlichen Verpflichtungen überhaupt (Stimmabstinenz, leere Kirchen, Mißtrauen gegenüber Großbetrieben etc.). Innerhalb der Gemeinschaft, die stark gruppen- oder kollektivbezogen ist, dürften sich solche Tendenzen im Milieuprozeß um so stärker niederschlagen, als dem Individuum nicht ausreichend Raum zur Selbstverwirklichung belassen wird.

2.2.5 „Offene Kommunikation" im kritischen Literaturvergleich

Kommunikative Prozesse werden in der Literatur der Therapeutischen Gemeinschaft immer wieder erwähnt und diskutiert, aber meist als Postulat einer verbesserten Kooperation auf Mitarbeiter bezogen. Es finden sich wenig Hinweise auf die besondere Bedeutung der Kommunikationsabläufe mit und unter Patienten und darauf, wie sie zu steuern sind.

Zur Begründung, warum die Kommunikation unter Mitarbeitern zu optimieren sei, wird etwa erwähnt (Etzioni 1973), daß dies für die effiziente Organisation des Spitalbetriebs Voraussetzung sei, daß nur so frühzeitig interaktionelle Probleme erkannt und gelöst werden könnten, daß jüngere Mitarbeiter (Lernpfleger und/oder -schwestern) so modellhaft erlernten, wie mit Patienten umzugehen sei, und schließlich, daß die Identifikation mit der Organisation der Therapeutischen Gemeinschaft auf diese Weise erleichtert würde. Ähnlich argumentiert Jones (1978), wenn er verbesserte Kommunikation als Voraussetzung zur Teambildung bezeichnet. Offene Kommunikation sei nur durch Vertrauen und Training nach und nach zu verwirklichen. Clark (1964) bezeichnet das Freimachen der Kommunikation ("freeing of communication") als ein Grundcharakteristikum der Therapeutischen Gemeinschaft, indem durch Statusgefälle bedingte Blockaden überwunden werden müßten. Alle diese Feststellungen sind meiner Auffassung nach nicht zu bestreiten. Sie sind aber weder spezifisch für ein bestimmtes Milieumodell noch für eine besondere Betriebsstruktur. Überall dort, wo in der betrieblichen Organisation Elemente der Partizipation eingeführt werden, ergibt sich die Notwendigkeit, die Kommunikation entsprechend anzupassen. Besonders hervorgehoben wird bei allen Autoren, die sich zur Kommunikation in der Therapeutischen Gemeinschaft äußern, das Postulat nach ausführlicher gegenseitiger Information (vgl. etwa Ploeger 1972).

Mehr patientenbezogen sind Aussagen, wie sie Hopkins (1972) über seine Erfahrung im Claybury Hospital macht. Er verweist darauf, daß Kommunikationsprozesse bei Patienten und Staff keineswegs gleichförmig verlaufen; z. B. lasse sich beobachten, wie die horizontale Verständigung der Patienten unter sich sehr gut läuft, während die vertikale Kommunikation zu den Staff-Mitgliedern blockiert bleibe. Bedenkenswert scheint mir der Hinweis, daß ein wesentlicher Teil der Kommunikation stets über informelle Kanäle, also in Form von Klatsch oder Gerüchten, laufe. Als besondere Kommunikationsstörung hebt Hopkins heraus, daß jüngere Mitarbeiter oder Patienten nicht selten in unreifer Weise ältere Staff-Mitglieder als parentale Figuren sehen und entsprechend mit ihnen umgehen. Zu beachten sind Agiertendenzen von Patienten wie Mitarbeitern, also das Ersetzen der verbalen Verständigung durch besondere Verhaltensweisen (Verpassen von Gruppensitzungen, stetes Zuspätkommen, Vergessen von therapeutischen Vereinbarungen, parteiische Stellungnahmen etc.).

Innerhalb der Therapeutischen Gemeinschaft sind Kommunikationsstörungen im Sinne des "double-binds" relativ gut zu erkennen: also Verständigungen, bei denen der kognitive verbale Inhalt jenem der Metakommunikation (meist nichtverbal) widerspricht. Die vordergründig offene, freundliche Atmosphäre einer Therapeutischen Gemeinschaft kann einen Patienten leicht dazu verleiten, seine Initialangst rasch abzubauen und sich frei mitzuteilen. Wenn dann solche Mit-

teilungen repressiv beantwortet werden, erleidet der Betroffene einen erheblichen Rückschlag in seinem Bemühen um offene Verständigung. Widersprüchliche Mitteilungen ("double messages") ergeben sich nach Norman (1972) auch daraus, daß in der Therapeutischen Gemeinschaft andere Werte vertreten werden als in der Gesellschaft schlechthin. Norman bezweifelt insbesondere, ob der Abbau hierarchischer Strukturen sinnvoll sei, und ob nicht durch die entstehende Verunsicherung mehr Streß ausgelöst als überwunden werde. Doppelbödig sei auch die Haltung derjenigen Patienten, die einerseits auf Partizipieren bestünden, andererseits in mancher Form echte Mitverantwortung sabotieren würden. Ähnliche Kritik üben Simon et al. (1977), die auf die Gefahren der paradoxen Kommunikation in der Therapeutischen Gemeinschaft hinweisen. Sie sprechen von einer falschen Prämisse, wenn die bestehende hierarchische Krankenhausordnung durch eine „demokratische" Ordnung ersetzt werden soll. In Anlehnung an Watzlawick (1979) warnen sie davor, die Patienten mit paradoxen Aufforderungen zu konfrontieren wie zum Beispiel:
1. „Die Norm bestimmst Du, aber wehe, sie entspricht nicht der unsrigen!"
2. „Ich befehle Dir, gleichberechtigt zu sein!"
3. „Du entscheidest allein, aber die Gemeinschaft bestimmt, wie Du entscheiden sollst!"
4. „Erfülle Deine Pflicht freiwillig!"
5. „Nimm nicht das wahr, was Du erlebst!"

Im Sinne der von Bateson et al. (1969) beschriebenen Beziehungsmuster sind dies Double-bind-Situationen.

Diese Art von kritischem Ansatz ist meiner Meinung nach allerdings reichlich naiv, denn die kontextfreie Interpretation von bestimmten Prinzipien läßt in beliebigen Lebensbereichen eine Vielzahl an Paradoxen konstruieren – von pädagogischen Gegensätzen bis zu echten und vermeintlichen gesetzlichen Widersprüchen. Vor allem vernachlässigen diese Kritiker die Grundaspekte eines jeden Rollenverständnisses, wenn sie behaupten, echte partnerschaftliche, symmetrische Beziehungen seien im Spitalbetrieb zwischen Patienten und Mitarbeitern nicht möglich. Gleichwertige Rollenzuteilung bedeutet nie identische oder gleichartige Rollenausübung. Ich werde mich damit in Abschn. I/3 eingehender auseinandersetzen. Ihre Kritik ist aber insofern bedenkenswert, als (wie ich unter Partizipation begründet habe) in der Verständigung zwischen allen Beteiligten einer Therapeutischen Gemeinschaft der Kontext bzw. der Handlungsraum hinsichtlich der verschiedenen Rollen immer klar und offen festgelegt werden muß.

Adäquate Kommunikation als Voraussetzung dafür, daß Patienten in der Behandlung gut kooperieren, wurde von Paul u. Lentz (1977) als „Gesetz der Erwartung" ("law of expectancy") umschrieben: „Die Häufigkeit, mit der ein Verhalten auftritt, steht in direktem Zusammenhang mit der vorausgegangenen ‚mitgeteilten Erwartung', daß es auftritt". Sie regen also an, daß die Erwartungen des Teams hinsichtlich des gewünschten Patientenverhaltens klar und konsistent bekundet werden. Dort, wo die Ausführung gelungen ist, soll der Patient deutlich durch eine ermutigende Rückmeldung (positives Feedback) angehalten werden, diese Verhaltensweise weiter zu pflegen. Demgegenüber sollen negative Rückmeldungen über unerwünschtes Patientenverhalten von zweitrangiger Bedeutung sein. Erstaunlich wenig Anregungen bringt die Literatur zur Milieutherapie über die Bedeutung des individuellen Ausdrucks. Wie in Abschn. I/1.1.1 erwähnt, hat Gunderson (1978) "validation" als eine von verschiedenen Grunddimensionen von Milieuprozessen hervorgehoben. Er meint damit die Valorisierung des Individuums durch unvoreingenommenes Annehmen seiner momentanen Verhaltensweisen. Er bringt die Betonung der Einmaligkeit der Persönlichkeit, einer jeden Persönlichkeit, mit Therapieprogrammen in Zusammenhang, wie sie etwa im Soteria-Haus (Mosher u. Menn 1975), in Austin-Riggs (Foster 1978) oder im McLean Hospital (Gunderson 1978) praktiziert werden.

Emotionaler Ausdruck wird in mehr oder minder deutlicher Weise in jeder Milieutherapie gepflegt. Moos (1975) und Gunderson (1978) verweisen auf verschiedene praktizierte Modelle, die wir oben z. T. schon zusammenfassend dargestellt haben (vgl. unter Abschn. I/1). Es sind vor allem beziehungsorientierte und einsichtsorientierte Behandlungsprogramme, die den emotionalen Ausdruck bewußt fördern. Analog hohe Skalenwerte weisen auch Abteilungen des Typs Therapeutische Gemeinschaft auf.

Im transkulturellen Vergleich ist interessant festzustellen, daß nordamerikanische Kliniken in der Regel ein viel ausdrucksreicheres Milieu pflegen oder zulassen, als europäische Institutionen. Dies geht u. a. aus den Skalenwerten für „Aggressionsaudruck" im WAS (Ward Atmosphere Scale nach Moos) hervor, die im amerikanischen Durchschnitt wesentlich höher liegen als in schweizerischen (Isele u. Schmid 1978) oder norwegischen (Friis 1981) Kliniken. Zum Teil kann dies als Zeichen unterschiedlicher kultureller Normen verstanden werden, mit entsprechend höherer Aggressionstoleranz in der amerikanischen Gesellschaft. Es kann sich aber auch (nach Auffassung von Stanton u. Schwartz 1954) um einen Gegendruck zu einem allzu kontrollierenden Milieu handeln. Umgang mit gewalttätigen Patienten ist meiner Erfahrung nach in jedem Milieukonzept eine der schwierigsten Aufgaben für Mitpatienten und Mitarbeiter. In einer klugen Arbeit sind Cornfield u. Fielding (1980) diesem Problem nachgegangen. Sie konnten feststellen, daß die Anwesenheit schon eines einzelnen gewalttätigen Patienten bei Staff und Patienten viel Verunsicherung und Angst auslöst. Dies ist an besonderen Zeichen zu erkennen, sei dies in Gruppenveranstaltungen oder im Zweierkontakt: Apathie und emotionale Distanzierung, narzißtische Selbstabsorption, Affektverschiebung, gegenseitige Beschuldigungen zwischen Patienten und Staff sind einige der Stichwörter, mit denen sie diese Phänomene umschreiben. Sie warnen davor, daß in der Verunsicherung Teammitglieder Sündenböcke unter den Patienten suchen oder, umgekehrt, ihre eigenen Aggressionsprobleme dadurch ausleben, daß sie sich von potentiell gewalttätigen Patienten faszinieren lassen. Ihrer Empfehlung, in besonderen Teamsitzungen und Trainingsprogrammen Mitarbeiter für diese Probleme zu sensibilisieren, möchte ich voll zustimmen.

In unserer Arbeit hat es sich bewährt, bei Risikopatienten in einer Art Vertrag, der für den Patienten einsichtig und handhabbar ist, die Konsequenzen von aggressivem Verhalten oder sonstigem "acting out" im vorneherein festzulegen (z. B. Verlegen auf geschlossene Abteilung; Isolieren von Abteilungsgemeinschaft; erhöhte Medikation; Austritt etc.). Persönlich vertrete ich da eine Abgrenzung gegenüber dem, was Jones (1959) mit Permissivität umschrieben hat (vgl. Abschn. I/2). Die Forderung, aggressives oder manipulatives Verhalten einzuschränken, mag als repressive Maßnahme erscheinen und die von Norman (1972) und Simon et al. (1977) geübte Kritik auf den ersten Blick bestätigen. Das Doppelbödige, die falsche Kommunikation, entsteht aber erst dann, wenn bei gefährdeten Patienten gleichzeitig der Eindruck erweckt wird, ungehemmter affektiver Ausdruck werde keine Sanktionen nach sich ziehen. Einschränkende Maßnahmen sind zum Schutze der Gemeinschaft unumgänglich. Durch klare Regeln erfüllen wir erst die Rollenbedingungen (vgl. 3.1) des Medizinsoziologen Parsons (1951 a), wonach das Verständnis des Therapeuten "unconditional", d. h. hier unparteiisch, aber nicht "unlimited", also nicht grenzenlos sein darf.

2.3 Soziales Lernen

Unzweifelhaft ist soziales Lernen eine der wichtigsten Säulen einer erfolgreichen Milieutherapie. Noch mehr als bei den bisher erwähnten Aspekten ist es bedeutsam, herauszuarbeiten, wie der soziale Lernprozeß optimal zu gestalten ist. Soziales Lernen findet in jedem Milieu statt – ob fördernd oder behindernd, hängt von seiner Gestaltung ab. Das kustodiale Milieu, das bekanntlich entscheidend für den regressiven Hospitalismus vieler chronischer Patienten verantwortlich war, hat Lerneffekte eben unreflektiert in Richtung gestörter Verhaltensweisen gewendet, indem z. B. zugelassen wurde, daß Patienten apathisch tagelang herumsaßen, daß sie von ihren bizarren Stereotypen nicht abgehalten wurden, daß man ihre Unselbständigkeit ermutigte, indem man ihnen die Körperpflege weitgehend abnahm u. a. m.

Terminologisch wird der Ausdruck „Lernprozeß" leicht mit der Lerntheorie im Sinne Pavlovs, Wolpes oder Skinners in Verbindung gebracht. In ihrer ausführlichen Vergleichsstudie "Psychosocial Treatment of Chronic Mental Patients" erarbeiteten jedoch Paul u. Lentz (1977) zwei unterschiedliche Therapieprogramme, die jeweils bestimmte Lernschritte einschließen, das erste klar auf die Verhaltensmodifikation bezogen, das zweite auf allgemeine Milieuprozesse ausgerichtet. Das lerntheoretische Modell, das auf Verhaltensmodifikation abgestimmt ist, berücksichtigt mehr Stimulus-Reaktionsmuster, instrumentelles Lernen, assoziatives Lernen, Lernen durch Verstärken, das auch das "Token Economy"-Konzept (Münzenverstärker) einbeziehen kann. In Anbetracht der Schwierigkeit, gerade chronische Patienten in der offenen Gemeinde zu rehabilitieren, behalfen sich einige Therapiemodelle damit, daß sie eine ganze Therapiegruppe gewissermaßen als geschlossenes System in die Gemeinde verlegten, wo sie nach dem bisherigen Verstärkerprinzip mehr oder weniger unberührt von Außeneinflüssen weiterleben konnte (Ayllon u. Azrin 1965; Fairweather et al. 1969).

Milieutherapie im weiteren Sinne, wie sie von früher genannten Autoren (Cumming u. Cumming 1962; Jones 1968; Clark 1964 etc.) vertreten wird (vgl. Abschn. I/1.1), geht von natürlichen, dem sozialen Feld angepaßten Verhältnissen aus. Hier wird der Lernprozeß durch intensivierte Interaktion, durch Gruppenerfahrung, durch individuelle oder Gruppenerwartungshaltungen im Hinblick auf normales, angepaßtes Verhalten bewirkt. Bei der Besprechung der Prinzipien der Partizipation und der offenen Kommunikation wurde schon darauf hingewiesen, daß sie ebenfalls als Grundlage zu sozialen Lernprozessen dienen. Ich verwende also hier den Begriff „soziales Lernen" nicht im Sinne der Verhaltenstherapie, die (etwa durch Bandura 1969) auf der Feldtheorie Lewins beruhend, hier einen eng umschriebenen Vorgang postuliert. Er ist von mir, ähnlich den oben genannten Autoren, als unscharf definierter Oberbegriff eingesetzt, der aber durchaus auch mit Lewins Konzept der dynamischen Interdependenz kompatibel ist.

Von mehreren beschreibbaren Lernprozessen möchte ich wiederum nur jene hervorheben, die im therapeutischen Milieu relativ klar praktiziert werden können: Reflexion – Lernen am Modell – Aktivieren. Diese drei sind logisch miteinander verknüpft: Erst wer sein Verhalten kritisch sichtet, also reflektiert, ist in der Lage, sich an neuen Werten zu orientieren, d. h. geeignete Vorbilder, Modelle auszuwählen. Die Veränderung darf aber nicht auf Einsicht beschränkt bleiben, sondern ist erst dann integriert, wenn diese auch praktisch eingesetzt wird, wenn also die Umsetzung ("transfer") in aktives Handeln gelungen ist.

Der hier skizzierte phasische Ablauf ist Teil eines umfassenden Prozesses, der in der kognitiven Psychologie als Problemlösungsparadigma systematisiert ist (van Quekelberghe 1979):
1. Allgemeine Orientierung: Abwägendes Überprüfen der persönlichen Haltung in einer Problemsituation.
2. Problemanalyse: Systematische Analyse der Problemsituation.
3. Erzeugen und beschreiben von Alternativen: Aktiv-kreatives Suchen nach neuen Möglichkeiten.
4. Entscheidung und Planung: Begründete Entscheidungen treffen und realitätsgerechte Handlungen vorbereiten.
5. Durchführen der ausgewählten Entscheidungsschritte: Systematisches und kontrolliertes Umsetzen der getroffenen Entscheide.
6. Evaluieren: Nachträgliches Evaluieren der Entscheidungsschritte; mögliche Anwendung auf andere Problemsituationen.

Ähnliches geschieht übrigens auch in der zunehmend bedeutsamen Krisenintervention, die bekanntlich über die folgenden Schritte abläuft:
1. Beurteilung des Individuums und der Krisensituation: Krisenanlaß? Subjektive, emotionale Bedeutung der Krise; frühere ähnliche Krisen; Bewältigen früherer Krisen.
2. Planung der Krisenintervention: Setting – Dauer – Zielsetzung – Mittel – Bezugspersonen.
3. Eigentliche Krisenintervention:
   — Definition der Krise.
   — Aktuelle Gefühle ausdrücken lassen: Empathisches Vorgehen; Klären der Gefühle; Katharsis vermitteln.
   — Bewältigung der Krise einleiten; Aufgreifen geeigneter früherer Bewältigungsformen; Anregen neuer geeigneter Bewältigungsformen.
   — Zugang zu sozialem Feld vermitteln: Kontakt zu Bezugspersonen; aktive Planung mit Patient.
4. Auflösen der Krise und vorausschauendes Planen.

Mit der Krisenintervention haben die Lernschritte der Milieutherapie gemeinsam, daß vorwiegend die gesunden Seiten, die Ich-starken Anteile des Patienten angesprochen werden. Ähnlich wie in der Krisenintervention lernt der Patient, seine bisherigen Verhaltensmuster zu erkennen, zu reflektieren und auf ihre Tauglichkeit hin zu prüfen. Dort, wo es sich nun zeigt, daß seine Art der Bewältigung untauglich war, wird er sukzessive an neue, geeignetere Bewältigungsformen herangeführt. Der Unterschied ist vor allem der, daß in der Krisenintervention unter starkem Zeitdruck eine strenge Problemdefinition und -auswahl erfolgt, die in minimaler Zeit bearbeitet werden muß, ungeachtet anderer möglicher Schwierigkeiten. Im Kliniksetting dagegen wird der Patient in der Vielzahl der verschiedenen Therapiebezüge auf verschiedensten Ebenen auf aktuelle oder potentielle Störherde hingewiesen. Es ist deshalb kaum möglich, Krisenintervention in analoger Weise wie in der ambulanten Therapie durchzuziehen. Die erkannten Problembereiche bedürfen, innerhalb gewisser gegebener Prioritäten, eines breiten und zugleich intensiven Therapieangebots. An die Stelle der Konzentration bei der ambulanten Krisenintervention tritt die Breite, die Vielfalt der korrigierenden Lernschritte. Besonders das Umsetzen des Erlernten in realitätsgerechtes Verhalten kann vorsichtig und abwägend eingeübt werden, bevor der Patient erneut der Belastung der Außenwelt ausgesetzt ist.

2.3.1 Reflexion

> *Definition:* Reflexion ist darauf angelegt, die Strukturen der Klinik, die institutionalisierten und spontanen dynamischen Prozesse, das Rollenverhalten von Patienten und Teammitgliedern in grundsätzlicher wie situationsbezogener Art zu überdenken, zu hinterfragen und nötigenfalls zu verändern.

Aus der Definition ist leicht herauszulesen, daß in diesem scheinbar einfachen, beiläufigen Postulat weitgehend das kreative Potential eines jeden Krankenhauses, einer jeden Institution enthalten ist – unabhängig von dem jeweils praktizierten Milieukonzept. Die Stärke der Therapeutischen Gemeinschaft liegt ja gerade darin, daß Patienten und Mitarbeiter in die Gestaltung der Gemeinschaftstherapie soweit wie möglich einbezogen werden. Dadurch, daß alle Glieder der Therapiegemeinschaft an der Problemanalyse beteiligt sind, werden Problembereiche umfassender erkannt und können zugleich am Ort des Geschehens bearbeitet werden. Wenn sie über den lokalen Bereich, etwa einer Therapiegruppe, hinausreichen, kann bei adäquater Kommunikation die Reflexion eine noch größere Breitenwirkung haben.

Der Großteil der von uns beobachteten Reflexionen bezieht sich *inhaltlich* auf das Patientenverhalten oder die Patientenbeziehung. In geringerem Maße werden aber auch Handlungen im Team oder gar in der Gesamtklinik reflektiert.

Situativ findet der Großteil der erkennbaren Reflexion in Gruppenanlässen statt, wobei die in die Dyade der Einzeltherapie eingeflochtenen Reflexionen unserer Einschätzung naturgemäß nicht zugänglich sind. In der Teamsitzung jedoch oder in der Nachbesprechung einer Therapiegruppe oder Abteilungsversammlung wird als gemeinsame zentrale Aufgabe das Überdenken der Geschehnisse vorgenommen. Amerikanische Kollegen sprechen in diesem Zusammenhang von "re-hashing", d. h. eine Art Durchhacken, Durcharbeiten, das im Anschluß an therapeutische Veranstaltungen stattfinden soll. Je nach Engagement und Kompetenz des einzelnen Teammitglieds geschieht dies mehr oder weniger erfolgreich.

Die Ergotherapeutin sprach in einer Abteilungsversammlung das Problem an, daß Frau I. gestern abend betrunken nach Hause gekomen sei. Es wurde nun darüber diskutiert, ob sie „zu ihrem Schutze" auf die geschlossene Abteilung versetzt werden müsse. Jemand wünschte aber vorerst die Motive der Patientin kennenzulernen. Diese äußerte ihre Enttäuschung darüber, daß sich an dem gestern von ihr mühsam vorbereiteten Wochenendausflug nur wenige Patienten beteiligen wollten, so daß sie sich wieder einmal hintergangen gefühlt habe.

Auch wisse sie nun nicht, was mit den reservierten Plätzen, die bereits in einer Pension zum Übernachten gebucht seien, geschehen solle. Eine Mitpatientin erklärte darauf, daß diese Enttäuschung ihr sehr einfühlbar sei, daß sie aber den Lösungsweg nicht billige: anstatt zu trinken, hätte Frau I. doch besser gleich ein Gespräch gesucht. Sie wolle sich um die Reservation kümmern und mit Frau I. das Geschehene nochmals besprechen. Das Team schloß sich zur Erleichterung der Patientin dem Vorschlag an.

Weniger glücklich wurde ein analoges Problem mit einer rückfälligen Suchtpatientin auf einer anderen Station gelöst:

Am Morgengespräch, an dem wie üblich Patienten und Teammitglieder teilnahmen, war zu vernehmen, daß Frau X. wieder einmal alkoholisiert vom Ausgang zurückgekehrt sei. Dabei habe sie einige der Mitpatienten gestört. In Abwesenheit der Abteilungsärztin fühlte sich das Pflegeteam verunsichert und beschloß – ohne die Hintergründe zu prüfen – die Patientin auf die geschlossene Station zu versetzen. Jene fügte sich resigniert-depressiv in den Entscheid, die Mitpatienten folgten lustlos-passiv dem Geschehen. Erst am nächsten Morgengespräch beklagten sie sich lautstark, man habe diesen Entscheid unbedacht über ihre Köpfe hinweg getroffen.

Während im ersten Beispiel reflektiv das Patientenverhalten in das Gesamtgruppengeschehen eingebaut wurde, vermochten die Teilnehmer der zweiten Szene dies nicht zu tun, mit der Folge, daß vermutlich ein wichtiger Lernschritt verpaßt wurde, nicht nur für den betroffenen Patienten, sondern auch für die Mitpatienten: das Durcharbeiten der Probleme, das das gemeinschaftstherapeutische Vorgehen vorsieht, fand nicht statt. Entgegen der äußeren Passivität waren die Mitpatienten von der ungeschickten Problemlösung indirekt doch betroffen, da sie glaubten, ihre Verantwortung dem Mitpatienten gegenüber nicht ausreichend wahrgenommen zu haben; erst mit Latenz am nächsten Morgengespräch vermochten sie darauf einzugehen.

Die Initiative zu Reflexionen hat meist von den direkt beteiligten Therapeuten auszugehen. Je größer ihre Erfahrung, je kompetenter ihr Urteil, desto eher wird wohl eine Reflexion eingebracht. Als verantwortliche Vorgesetzte (Abteilungsärzte, Oberärzte, Chefarzt) hat man das Team immer wieder zu diesem scheinbar komplexen Denkvorgang anzuregen, bis dieses gewissermaßen Teil der therapeutischen Kultur geworden ist. Dort, wo sich das Pflegeteam von der Problemstellung überfordert fühlt, neigt es leicht dazu, mehr auf beobachtbar-handfeste Ereignisse einzugehen, als diese zu reflektieren. Unsicherheit, Ängste, fachliche Überforderung halten die Betroffenen davon ab, sich noch mehr Denkanstrengung und Verunsicherung auszusetzen. Die Trägheit äußert sich etwa in der Meinung, „es laufe zur Zeit so gut, man wolle besser nichts ändern". Eine andere Blockade bildet die „was-nützt-das-schon-Stimmung", d. h. eine gewisse Resignation, weil einzelne Mitglieder des Pflegeteams eine bestimmte Situation (z. B. bei rückfälligen Suchtpatienten) schon x-mal erlebt haben. Diese Stimmung kann sich aber auch aus einem hierarchischen Kommunikationsblock ergeben, indem die Klinikleitung für eventuelle Vorschläge, die sich aus der Reflexion ergeben könnten, gar nicht offen ist.

Aus der Untersuchung der teilnehmenden Beobachter (Lilienfeld et al. 1976) seien noch die folgenden Beispiele zitiert:

> Nach einer Abteilungsversammlung stellte der Chefarzt fest, daß der mit der Leitung der Versammlung beauftragte Patient bestimmte Schwierigkeiten hatte, die vermutlich aus der mangelnden Erfahrung oder dem gestörten Selbstvertrauen zu erklären waren. Er regte an, daß künftig im ersten Teil der Nachbesprechung der die Versammlung leitende Patient am Überdenken des Versammlungsablaufs teilnehme und man ihm bei dieser Gelegenheit persönlich ermunterndes Feedback in der Art gebe, wie er seine Aufgabe gelöst habe. Das Team fand den Vorschlag gut und diskutierte eingehend die Auswirkungen seiner Realisierung und eventuellen Komplikationen.

Während hier die aktiv partizipierende Beobachtung – dies ist die Rolle, die ich mir als Chefarzt an solchen Veranstaltungen jeweils zuordne – gewisse Veränderungen zu erwirken vermag, zeigt ein anderes Beispiel, daß wichtige Möglichkeiten auch vertan werden können:

> In einer Teamsitzung erwähnt die Therapeutin, daß sie trotz einer guten Therapiegruppe verunsichert sei und daß das Gespräch hauptsächlich von ihr und der Abteilungsärztin getragen werden müsse. Der anwesende Oberarzt erwähnt einzig, daß es ihm auch so gehe, daß er manchmal aktiv, manchmal passiv sei. Er erkennt aber das Grundsätzliche der Aussage nicht oder geht zumindest nicht darauf ein, daß nämlich offenbar die Träger des therapeutischen Geschehens sich von den anderen Kotherapeuten im Stich gelassen fühlen – aus welchen Gründen auch immer.

Hier nutzte somit der Oberarzt in seiner Supervisionsfunktion die Gelegenheit nicht aus, dem Team dazu zu verhelfen, sein eigenes Verhalten zu reflektieren und die Ursachen seiner Schwierigkeiten zu erkennen.

Während es noch recht leicht fällt, Geschehnisse des Klinikalltags reflektierend zu verarbeiten, stellt es höhere Ansprüche, die Entwicklung einer Klinik in ihrem langfristigen Fortgang zu erkennen und zu verstehen. Eine solche laufende Standortbestimmung – gewissermaßen als rollende Planung – ist jedoch eine eminent wichtige Führungsaufgabe. Sie wird mit Vorteil nicht nur vom verantwortlichen Klinikleiter, sondern vom gesamten Leitungsteam getragen. Ich werde darauf in den Abschn. II/1 und II/2 zurückkommen.

2.3.2 Lernen am Modell

> *Definition:* Lernen am Modell ist das (bewußte oder unbewußte) identifikatorische Übernehmen (i. S. von Imitieren oder Kopieren) von neuen (oder bisher blockierten) Verhaltensweisen, die an einem Modell als geeignet wahrgenommen werden.

Das von mir vertretene Milieumodell ist dadurch gekennzeichnet, daß ein Großteil der therapeutischen Aktivitäten in der Gemeinschaft stattfindet. Begegnungen unter den Teilnehmern dieser Gemeinschaft werden entsprechend gefördert. Dies schließt ein, daß sich die Glieder der Gemeinschaft gegenseitig aneinander orientieren, das jeweilige Verhalten des einen in Vergleich bringen zu jenem des andern. Besonders neu eintretende Patienten, die sich im vielfältigen Geflecht der Beziehungen anfänglich noch nicht ganz zurechtfinden, suchen sich Vorbilder als Modelle des eigenen Verhaltens. Je nachdem, wie ihr bisheriges Wertsystem beschaffen und wie ihre Fähigkeit, zu unterscheiden, erhalten ist, wählen sie für den Heilungsprozeß geeignete oder ungeeignete Vorbilder aus. Ungeeignet scheint es mir etwa, wenn sich ein neu eintretender Drogenpatient am Agieren eines Leidensgenossen orientiert, der soeben erst die Entgiftung überstanden hat. Geeignet finde ich dagegen die Modellwahl einer ängstlich-unsicheren Patientin mittleren Alters, die sich an die etwa gleichaltrige, ruhige und ausgeglichene Abteilungsschwester hält, die ihr durch ihre emotionale Offenheit imponiert.

Es muß somit das Bemühen der verantwortlichen Therapeuten sein, diesen natürlichen Prozeß in therapeutischem Sinne zu formen und tunlichst zu fördern. Lernen am Modell ist nämlich, wie aus einer Vielzahl von experimentellen Untersuchungen hervorgeht (Goldstein 1973), eine der wirksamsten, verläßlichsten und relativ raschesten Lernmethoden, um neue Verhaltensweisen zu entwickeln oder schwach ausgebildete zu stärken. Unter Laborbedingungen wurden so unterschiedliche Einstellungen und Verhaltensformen wie Altruismus, moralische Wertvorstellungen, Angstzustände, Aggressivität, Sexualität etc. signifikant verändert. Bandura (1969), der den Prozeß eingehend studiert hat, unterscheidet drei mögliche Typen von Verhaltensänderungen, die durch Orientieren an einem Modell bewirkt werden können.

1. Lerneffekt durch Beobachtung: Neue Reaktionsweisen, die es zuvor nicht kannte, werden vom Individuum in sein Verhaltensrepertoire aufgenommen.
2. Enthemmender Effekt: Reaktionsweisen, die vom Individuum wegen befürchteter (tatsächlicher oder vermeintlicher) sozialer Sanktionen bislang kaum oder nicht eingesetzt wurden, können verstärkt und gefestigt werden.
3. Fördernder Effekt: Zuvor schon bekannte Reaktionsweisen, die aber vom Individuum in ihrer Bedeutung nicht richtig eingeschätzt wurden, werden nun nach Beobachten des Modells übernommen und sinnvoll eingesetzt.

Wir haben keine Mühe, uns praktische klinische Situationen vorzustellen, die den unterschiedlichen Lerneffekten entsprechen könnten:

ad 1: Eine neu entwickelte Verhaltensweise könnte die jenes aggressionsgehemmten Patienten A sein, der in der Gruppensitzung erstmals erlebt, daß ein Mitpatient seinen Ärger über das Versäumnis der leitenden Abteilungsschwester ausdrückt, die ihm auszurichten vergaß, daß er einen wichtigen Rückruf hätte tätigen sollen. Die Schwester bekennt sich ohne Ausflüchte zum Versäumnis und bedauert dieses aufrichtig, was den betroffenen Patienten zu beruhigen vermag.

ad 2: Während der Patient erstmals modellhaft erlernt, daß es einen adäquaten Umgang mit Aggressionen gibt, der nicht gleich negative soziale Konsequenzen nach sich zieht, hat Patient B zwar im Umgang unter Kollegen schon erlebt, daß man sich gegen Unrecht wehren kann; doch hätte er nie gewagt, dieses Verhalten einem Vorgesetzten, einer Autoritätsperson (wie der verantwortlichen Abteilungsschwester) gegenüber zu praktizieren. Das beobachtete Modell ermutigt ihn, sein Verhalten zu ändern. – Dafür, daß eine Reaktionsweise nicht enthemmt, sondern (da bisher übertrieben) eingeschränkt werden kann, diene folgendes Beispiel: Patientin C war es gewohnt, wenn es irgendwo eine Aufgabe zu erfüllen gab, diese stillschweigend auf sich zu nehmen, selbst dort, wo sie nicht dazu aufgefordert war. Entsprechend hat sie seit Klinikeintritt oft im stillen das Kaffeegeschirr abgeräumt, auch wenn ihr dies gar nicht aufgetragen war. Nun beobachtet sie, wie eine sonst ruhige, zurückgezogene Hausfrau mittleren Alters entschieden dagegen protestiert, daß eine Gruppe von Patienten, die bis spät in der Nacht in der Sitzecke zusammenbleibt, die randvollen Aschenbecher nie leert, obwohl dies eigentlich vereinbart war. Jene drängt nämlich energisch darauf, daß die betreffenden Mitpatienten künftig mehr Rücksicht auf die Gemeinschaft nehmen sollen. Patientin C sieht ihren eigenen unreflektierten Altruismus, ungefragt Dinge für andere zu erledigen, in Frage gestellt und unterläßt es, ein nächstes Mal gleich freiwillig das schmutzige Kaffeegeschirr abzuräumen, was doch als Aufgabe von einem der jugendlichen Patienten übernommen worden war.

ad 3: Zur Illustration der 3. Wirkungsweise, bei der vertraute Verhaltensformeln plötzlich neu und attraktiv erscheinen, sei Patientin D genannt. Zwar zeichnerisch nicht unbegabt, hat sie sich kreative Tätigkeiten nie so ganz zugetraut. Sie bewundert nun einen Mitpatienten, der mit kräftigem Ausdruck seine Bilder malt. Von der Ergotherapeutin ermutigt und von bewundernden Mitpatienten angeleitet, versucht sie selbst vom Zeichenstift zum Pinsel zu wechseln, um nach kurzer Zeit zu erleben, wie ihr diese Tätigkeit viel Befriedigung gibt und große Anerkennung durch Mitpatienten einbringt.

Die genannten Beispiele rufen nach der Beantwortung der Frage, warum denn das Lernen am Modell im Klinikalltag nicht allumfassend zu wirken vermag und krankhaftes Verhalten gewissermaßen durch das korrektive Zusammenleben von selbst überwunden werde. Nun, in unserem Alltag beobachten wir laufend Dutzende von potentiell modellhaften Verhaltensformen. Der kleinste Teil vermag i. S. eines konstruktiven Vorbilds unser eigenes Verhalten zu ändern. Es braucht offensichtlich bestimmte Voraussetzungen, damit Lernen am Modell überhaupt wirksam wird:

Als erstes muß der Lernende seine *Aufmerksamkeit* voll auf das Verhalten jener Person richten, die ihm Vorbild sein soll. Wenn ein Vorgang gezielt auf soziales Lernen angelegt ist (z. B. im Experiment oder im Gruppengespräch), so ist er eher wirksam, als wenn – wie im Alltag – viele Nebeneindrücke davon ablenken. Je lebhafter, je unmittelbarer, je neuer das vorgelebte Verhalten, desto erfolgreicher der Lernprozeß. In dieser Aussage liegt die therapeutische Chance für echte und spontane Erfahrungen der Patienten im Klinikalltag, die durch Gruppenprozesse (z. B. Abteilungsversammlung) in einen therapeutischen Rahmen eingebettet werden. Ferner ist der Status, die Macht, die Kompetenz, das Alter und Geschlecht desjenigen von Bedeutung, dessen Verhalten modellhaft wirken soll. Erfahrungsgemäß finden Bemerkungen oder Verhaltensweisen des Abteilungsarztes mehr Beachtung als z. B. die eines neu eingetretenen noch so eloquenten, aber etwas schillernden Alkoholkranken. Die natürliche Autorität der Teammitglieder ist eine wesentliche Voraussetzung dafür, daß ihr Verhalten im Abteilungsleben von den Patienten oft als beispielhaft erlebt wird.

Die reife, mütterliche Abteilungsschwester P wurde von vielen Patienten als Vorbild immer wieder besonders beachtet. Eine eher schüchterne, zurückhaltende jüngere Hausfrau, die wegen Medikamentenabhängigkeit zur Behandlung kam, vermochte sich ihr gegenüber im persönlichen Gespräch am ehesten zu öffnen. Als nun ihre Entlassung bevorstand und sie an der letzten Abteilungsversammlung von Mitpatienten gefragt wurde, wie ihr zumute sei, zuckte die Patientin mit den Schultern und bemerkte kurz angebunden: „Schon recht". Darauf drückte Schwester P spontan ihr Bedauern aus, von der Patientin Abschied nehmen zu müssen, mit der sie doch viele gute Gespräche habe führen können. Erst jetzt stand auch die Patientin zu ihren Gefühlen und erklärte unter Tränen, daß sie erst in der Klinik erlernt habe, ihre Gefühle zu erkennen und sich ihrer nicht länger zu schämen. So sehr sie sich bewußt sei, daß die Zeit zur Heimkehr gekommen sei, so traurig stimme sie der Abschied von verschiedenen liebgewonnenen Menschen.

Eine zweite wichtige Voraussetzung des Lernens am Modell ist die, daß Patienten das beobachtete *modellhafte Verhalten* auch *aufzunehmen* und zu erinnern vermögen. Zu Beginn des Klinikaufenthalts fehlt es bei verschiedenen Patienten gerade an dieser Voraussetzung, sei es wegen des verwirrten Denkens bei einem akut psychotischen Patienten, sei es wegen der Intoxikation bei einem zur Entziehung zugewiesenen Alkoholkranken. Diese Patienten gilt es im Lernprozeß nicht zu überfordern; mit ihnen sind vorerst einfache adaptive Ziele zu verfolgen, z. B. in der Gemeinschaft dabei zu sitzen, ohne zu stören. Bei jenen Patienten, bei denen einem daran gelegen ist, einen modellhaften Vorgang bewußt und gezielt zu vermitteln, ist es aber wesentlich, daß man sich auch versichert, ob sie den Vorgang voll registriert haben. Hier kann das Reflektieren einer Situation, wie ich es oben beschrieben habe, gewissermaßen den Lerneffekt nachdoppeln – während es sonst wie erwähnt meist vorausgeht, als Voraussetzung dafür, daß die gestörte Verhaltensform überhaupt erkannt wird.

Der depressive Patient X drückte einem anderen Patienten Y gegenüber seine Bewunderung dafür aus, daß er immer wieder in der Gruppe über seine Beobachtungen und Gefühle während des Klinikaufenthalts zu sprechen vermöge. Darauf erklärte der Angesprochene, er habe diese Fähigkeit erst im Laufe des Klinikaufenthalts erworben, nachdem er andere Patienten beobachtet und sich dann abverlangt habe, es nun selbst zu versuchen. Nachdem der depressive Patient einfach stumm genickt und damit signalisiert hatte, er in seiner depressiven Selbstentwertung würde so etwas ja nie zustande bringen, griff der Abteilungsarzt das Thema nochmals auf: Ob er auch realisiert habe, daß Herr Y anfänglich auch Mühe bekundet habe, hier frei zu sprechen, aber es sich dann angeeignet habe? Worauf der depressive Patient erstaunt antwortete: „Ach so, Herr Y hatte anfänglich dieselben Schwierigkeiten wie ich, hier zu sprechen?!" Die nächsten Gruppensitzungen brachten dann auch für X eine Wende, nicht nur durch die sich abzeichnende Stimmungsaufhellung, sondern auch durch seine Bereitschaft, sich vermehrt zu exponieren. Die Mitpatienten und das Team sprachen ihm dafür wiederholt ihre Anerkennung aus.

Dieses Beispiel steht auch für die dritte Voraussetzung von erfolgreichem Lernen am Modell – oder vielmehr vom Lernerfolg überhaupt: *ausreichende Motivation*, das eigene Verhalten zu ändern. Neben dem inneren Antrieb, quälende oder erniedrigende Verhaltensweisen loszuwerden, spielt auch die Anerkennung des neuerprobten Verhaltens durch die Umwelt eine wichtige Rolle. Je verläßlicher, je deutlicher, je häufiger und je unmittelbarer diese Anerkennung ist, desto eher prägt sich dem Patienten das neue Verhalten auch als geeignet ein. Hier liegt wiederum eine wichtige Aufgabe der Teammitglieder im Milieuprozeß, nämlich durch Ermuntern und Anerkennen den Patienten darin zu bestärken, das Experimentierfeld des Gemeinschaftslebens zu nutzen.

Eine letzte Voraussetzung ist schließlich die, daß der Lernende die neue erworbene *Verhaltensform* tatsächlich *übt* und praktiziert. Das sog. Umsetzen ("transfer") ist ein wichtiges Element einer jeden Psychotherapie. Nur ist bei der traditionellen ambulanten Psychotherapie in der Zweierbeziehung die Möglichkeit schlecht gegeben, in der Praxis sogleich das erkannte Fehlverhalten zu korrigieren, die gelungene Introspektion nutzbringend anzuwenden. Der therapeutische Erfolg hängt davon ab, ob der Patient in seinem natürlichen Umfeld effektiv auch lebt, was er in der Therapie als sinnvoll erkannt hat. Spätestens seit Franz Alexander auf das Phänomen der "corrective emotional experience", der korrektiven emotionalen Erfahrung, aufmerksam gemacht hat, werden Wege gesucht, die traditionell eingegrenzte ambulante Psychotherapie in der Dyade zu erweitern. Hier liegt die besondere Chance der Milieutherapie, daß im Zusammenleben in der Klinik die Patienten neues Verhalten im Hier und Jetzt wirklich erproben und einüben. Formalisiert kann dies im Sinne des Rollenspiels oder mit Elementen der Gestalttherapie unterstützt werden. Einige Beispiele dafür habe ich oben schon angeführt.

Eine besondere Form des Lernprozesses läßt sich nicht so schematisch darstellen. Es ist der Vorgang der Identifikation, der bekanntlich in der Identitätsentwicklung, wie sie Erik Erikson dargestellt hat, eine entscheidende Rolle spielt. Hier erfolgt die Wahl der Modelle, der Vorbilder meist unbewußt oder höchstens vorbewußt. Auch sind es weniger äußere Verhaltensformen als vielmehr Grundhaltungen, die auf diese Weise nach und nach angeeignet werden. Seit den Untersuchungen von Margreth Mahler wissen wir auch, daß viele Patienten in frühester Kindheit gelernt haben, ihre echten, eigenen Bedürfnisse zu verleugnen, um die Erwartungen der Eltern nicht zu enttäuschen. Anstelle einer geeigneten Identität, eines „wahren Selbst", entwickeln diese Patienten „ein falsches Selbst" i. S. Winnicotts. Es braucht einen langwierigen, aufwendigen therapeutischen Prozeß, um diese tief eingeprägte Fehlhaltung aufzulösen und durch dem „wahren Selbst" entsprechende Verhaltensweisen zu ersetzen. Die bewußten wie unbewußten Lernschritte im Milieuprozeß vermögen dazu einen wichtigen Beitrag zu leisten.

Diese Überlegungen deuten aber zugleich auch auf die große therapeutische Verantwortung der Teammitglieder hin. Ob sie es suchen oder nicht, sie bieten sich den Patienten laufend als Modelle an. Je echter und authentischer, je präsenter und engagierter ihr Verhalten, desto mehr ist dieses therapeutisch wirksam. Nicht perfektes Verhalten ist gefragt, sondern das menschlich unverfälschte, offene Zusammenleben mit den Patienten, die u. U. erkennen lassen, daß auch Schwächen und gelegentliche Fehler Teil des reifen und gesunden menschlichen Verhaltens sind, sofern sie eingestanden werden. Indem ich Pflegepersonal und Ergotherapeuten, die den Alltag mit den Patienten teilen, als „Milieutherapeuten" bezeichne, möchte ich ihre anspruchsvolle und wichtige therapeutische Aufgabe hervorheben.

2.3.3 Aktivierung

> *Definition:* Aktivierung ist darauf ausgerichtet, den Patienten nach Maßgabe seiner Persönlichkeit und seiner Krankheit an den Milieuprozessen zu beteiligen und so seine erhaltenen gesunden Funktionen zu unterstützen.

Es kann mit Recht die Frage aufgeworfen werden, ob Aktivierung als eigenständige Dimension innerhalb der Prinzipien der Milieutherapie Erwähnung verdient, oder ob es sich hier nicht bloß um den einen Pol im Kontinuum aktiv-passiv, überstimuliert-unterstimuliert, mitmachen-zurückziehen, handelt. Historisch ist Milieutherapie bekanntlich als Antithese zur kustodialen Psychiatrie entstanden, die ihren Auftrag vor allem darin sah, den Kranken vor sich und der Umwelt zu beschützen und zu bewahren. Die negativen Folgen im Sinne des psychischen Hospitalismus ergaben sich erst daraus, daß die bewahrend-passive Haltung von Patienten und Betreuern die Krankheit nicht nur nicht zu bessern vermochte, sondern ihr sogar eine besondere Ausprägung gab. Es ist daher ein Hauptanliegen der Milieutherapie, das Überborden der regressiven Tendenzen des psychisch Kranken zu verhindern und ihn an den therapeutischen Prozessen im Milieu insgesamt zu beteiligen. Insofern ist Aktivierung eher ein *quantitatives* als qualitatives Kriterium. Das Gleichgewicht zwischen Fordern von Aktivität und Zulassen von Passivität ist keinesfalls leicht einzustellen. Im Abschnitt zur „Autonomie" (s. I/2.1.3), aber auch dort, wo ich mich bemühte, den „individuellen Ausdruck" herauszuarbeiten, habe ich auf die passiven Bedürfnisse der Patienten aufmerksam gemacht. Ihnen muß in adäquater Weise entsprochen werden. In diesem Abschnitt geht es aber darum, die andere Seite der diffizilen Balance zu betonen, ohne gleich einem unkritischen Aktivismus das Wort zu reden. Nur als beiläufige Illustration möchte ich eine tragikomische Episode erwähnen, die mir von der Abteilungsschwester einer gerontopsychiatrischen Station mitgeteilt wurde und die ein Beispiel falsch verstandener Aktivierung darstellt:

Sie hatte mit Erstaunen festgestellt, daß eine jüngere Schwesternschülerin eine körperlich stark behinderte Alterspatientin dazu anhielt, das verschüttete Mittagessen selbst aufzuwischen. Darauf angesprochen erklärte die Schülerin, es sei doch wichtig, daß auch Alterspatienten ihre „gesunden" Funktionen noch benützen würden. Die gut gemeinte Absicht wurde hier am untauglichen Objekt praktiziert!

Im Hinblick darauf aber, daß therapeutische Zielsetzungen meist auf pathologische Zustände, auf Defizite im Verhalten ausgerichtet sind, ist das Betonen der gesunden Möglichkeiten auch des gestörtesten Kranken ein *qualitatives* Kriterium. Das bezieht sich vorerst auf das Erfüllen der persönlichen Grundbedürfnisse wie Körperpflege, Ernährung, Tagesgestaltung, Schlaf – also auf die Fähigkeit, sich soweit wie möglich selber zu versorgen. Die Studien von Wing u. Brown (1970) zum Hospitalismus chronisch Schizophrener haben ja ergeben, daß die Unfähigkeit, diese Grundbedürfnisse zu befriedigen, im Zustandsbild ebenso wichtig waren wie bestimmte psychopathologische Symptome. Ferner soll das soziale Interesse der Patienten an der Gemeinschaft und seine soziale Kompetenz, in der Gemeinschaft mitzuwirken, wo immer möglich gefördert werden. Der Kranke soll schließlich – im Sinne des geregelten Alltags – dazu angehalten werden, verläßlich die Therapieangebote zu nutzen und die Freizeit sinnvoll mitzugestalten. Diese Postulate geben eine grundsätzliche Ausrichtung wider, sind aber selbstverständlich nicht für jeden Patienten in gleicher Weise und in gleichem Maße bedeutsam. Es gibt Kranke, die von Anfang an am Abteilungsgeschehen interessiert sind und sich bald auch entsprechend engagieren; andere lassen sich nach anfänglicher Zurückhaltung erst nach und nach darauf ein, und eine dritte Gruppe bleibt während des ganzen Aufenthalts sehr zurückgezogen. Wie beispielsweise die Untersuchungen an Schizophrenen zeigen, ist es recht schwierig zu unterscheiden, inwiefern das Aktivitätsverhalten durch eine prämorbide Grunddimension der Persönlichkeit oder inwiefern es durch den Krankheitsprozeß bestimmt wird. Venables (1957, 1962) und später Depue u. Dubicki (1974) kamen aufgrund gezielter Studien zum Schluß, daß prämorbide Charakteristika das Aktivitätsniveau Schizophrener festlegen. Die klinische Erfahrung wiederum zeigt oft einen Umschlag des Verhaltens von der einen in die andere Richtung. Suellwold (1977) bietet dazu eine theoretische Erklärung an, wonach sog. „Basisstörungen" für das defizitäre Verhalten Schizophrener verantwortlich wären. Das Rückzugsverhalten bzw. die Passivität der Schizophrenen wären dementsprechend als Bewältigungsstrategien zu verstehen, um diese „Basisstörungen" auszugleichen.

In anderem Zusammenhang haben Wing u. Brown (1970) die Auffassung vertreten, daß psychische Störungen, insbesondere Schizophrenie, eine Folge inadäquater Stimulation durch das Umfeld seien. Überstimulation führte zu produktiver psychotischer Symptomatik, Unterstimulation zu Hospitalismus. Daraus leitete Wing das „Konzept der optimalen Stimulation" zur Behandlung psychisch Kranker ab. Für die Gestaltung des therapeutischen Milieus heißt dies, daß nicht ein gegebenes Milieukonzept für alle Patienten richtig sein kann, sondern daß auf das Aktivitätsniveau der betroffenen Patienten Rücksicht genommen werden muß. Ich habe eingangs in der allgemeinen Erörterung des Milieukonzepts (Abschn. I/1) bereits auf diese Zusammenhänge hingewiesen und werde im Kap. III „Integration" darauf zurückkommen. In einer eigenen Untersuchung zum Aktivitäts-Passivitäts-Verhalten schizophrener Patienten (Bernstein et al. 1983) konnten wir vor allem aufgrund prämorbider Kriterien unterscheiden, welche Patienten einer akuten Aufnahmeabteilung mit dem Milieu erfolgreich zu interagieren vermögen und welche zu passivem Rückzug neigen würden. Im Sinne einer dosierten Stimulation bin ich zur Überzeugung gelangt, daß für die letzteren ein relativ stark strukturiertes Abteilungsleben in Gemeinschaft mit ähnlich gestörten Patienten vorzuziehen ist. In unserer Arbeit hat es sich bewährt, diese Patienten relativ früh auf eine eigentliche Rehabilitationsstation zu verlegen, die nach den gleichen Grundprinzipien arbeitet, die aber im Rhythmus auf das niedrige Aktivitätsvermögen dieser Patienten Rücksicht nimmt.

Für die meisten Patienten – auch der Akutabteilungen – ist die Gefahr der Unterstimulation gegeben. Es verlangt viel Engagement und geistige Präsenz des Betreuerteams, in jeder Behandlungssituation die Patienten angemessen zu aktivieren. Beispiele, wie Interventionen den Aufforderungscharakter verfehlen, kann ich mit Mitarbeitern aus eigener Erfahrung anbieten (Lilienfeld et al. 1976):

In einer Gruppe läßt das Pflegeteam die notwendige Spontaneität, Lebendigkeit und Empathie vermissen. Die für das Gruppengespräch verantwortlichen Teammitglieder sitzen auffallend passiv dabei. Ein Praktikant bemerkt, er verstehe nicht, wieso so lange geschwiegen werde, was das bedeuten solle. Die Teammitglieder reagieren nicht auf diese Reflexion und warten weiter auf Wortmeldungen von seiten der Patienten, die sie dann aber höchstens mit belehrenden oder moralisierenden Kommentaren beantworten.

Wenn man hier noch vermuten kann, daß die Passivität des Teams auf mangelnde Erfahrung in der Technik der Gruppentherapie und damit auf Unsicherheit zurückzuführen ist, zeigen die nächsten Beispiele eher die Gefahr passiv-ungeduldiger oder resignativer Haltungen:

Ein Pfleger bemerkt, die Boccia-Bahn müsse gewischt werden, sonst könne man darauf nicht spielen. Er beläßt es bei dieser Bemerkung, deren Aufforderungscharakter aber offensichtlich nicht ausreicht, so daß die Patienten weiterhin desinteressiert herumsitzen.
Während einer Teamsitzung, bei welcher die mißlungene Nachmittagsgestaltung diskutiert wird, sagt eine Schwester: „Das ist doch eine deprimierende Geschichte, die sind alle ohnehin zu träge; ich gebe es auf, denen noch was abzuverlangen".

Diese resignative Haltung steht im Gegensatz zu den üblicherweise sehr lebhaften Teamdiskussionen, wo Passivität des Teams nur ausnahmsweise zum Problem wird. Es ist aber nicht zufällig, daß das Gespräch sich auf die Nachmittagsgestaltung bezog. Während die strukturierten Therapien meist vormittags stattfinden, sind einzelne Nachmittage den Patienten als Gruppe zur Gestaltung überantwortet, oder es wird erwartet, daß sie aktiv mit der Ergotherapeutin und dem Pflegeteam ein Programm vorbereiten oder u. U. den freien Nachmittag individuell planen. Sinnvollerweise sind auch Ruheperioden vorgesehen, doch der Zwischenbereich, wo weder Verpflichtung zu definierten therapeutischen Veranstaltungen noch völlige Freiheit besteht, wird vielen Patienten, besonders jenen mit tiefem Aktivitätsniveau, zum Problem. Eine engagierte, ja enthusiastische therapeutische Haltung macht sich hier besonders bezahlt:

An einem solchen Nachmittag wurden die Patienten nach dem Backen durch eine Schwester in fröhlicher und aufmunternder Weise zu einem gemeinsamen Spiel angehalten. Diese Aktivität wurde von allen Anwesenden freudig ausgeführt.

Aktivierung steht in engem Zusammenhang mit der Dimension „Autonomie" (Abschn. I/2.1.3). Abzuwägen, wieviele der Veranstaltungen im Sinne der Kontinuität und Strukturierung für alle Patienten verpflichtend sein müssen und wieviele im Interesse autonomer Initiativen freiwillig sein sollen, ist therapeutisch heikel. Ich kann keine generellen Regeln vorschlagen, vielmehr muß für jede Abteilung laufend das für sie geeignete Gleichgewicht erarbeitet werden. Aufgrund der Untersuchungen von Rapoport (1967) müssen wir allgemein annehmen, daß das Aktivitätsniveau einer Abteilung als Gesamtes bestimmten Schwankungen unterworfen ist, die durch gruppendynamische Regeln bestimmt werden. Er stellte nämlich auf den einzelnen Krankenabteilungen in auf Monate zu veranschlagendem Rhythmus einen gewissen Anstieg von Spannung und Aktivität bis zum Ausbruch einer Krise fest, auf die dann eine Phase der Ruhe und Harmonisierung folgte.
Wenn ein Patient sich zu besonderen außengerichteten Initiativen entschließt, sollten wir ihn darin unterstützen. Es ist naheliegend, daß einer der Sozialarbeiter als Teamvertreter besonders geeignet ist, dem Patienten beizustehen. Er vermag ihn auch zu animieren, den Kontakt mit Familie und Freundeskreis weiterzupflegen, sich frühzeitig um Arbeitsplatz und Wohnunterkunft zu kümmern und so den eigenen Austritt aktiv vorzubereiten.
Daß eine lebendig gestaltete therapeutische Gemeinschaft einen hohen Grad an Aktivität einschließt, konnten wir in einer eigenen Studie nachweisen (Heim et al. 1978). Summarisch läßt sich sagen, daß in 86 verschiedenen untersuchten Situationsgruppen (Abteilungsversammlungen, Teamsitzungen, Gruppentherapien) ca. 1000 Ereignisse im Sinne der Prinzipien der Therapeutischen Gemeinschaft festgestellt werden konnten. Dies bedeutet, daß im Schnitt alle 5 min von

Patienten oder Teammitgliedern ein therapeutischer Vorgang i. S. von Milieuprozessen initiiert wurde.

2.3.4 Soziales Lernen im kritischen Literaturvergleich

Die früher immer wieder hochgespielte Dialektik, ob introspektive Konfliktaufarbeitung dem veränderten Sozialverhalten vorausgehen müsse (der psychoanalytische Standpunkt), oder ob verändertes, erlerntes Sozialverhalten erst eine modifizierte Grundhaltung mit erhöhter Selbstsicherheit mit sich bringe (der lerntheoretische Standpunkt) – diese Dialektik wird im Kontext der Klinikbehandlung nur noch ausnahmsweise mit Leidenschaft ausgetragen. Die Haltung von Integristen, wie etwa Strupp u. Hadley (1977) überwiegt. In seinem "Tripartite-Model of Psychotherapy" analysiert er scharfsinnig die Interdependenz des Therapiemodells mit der Haltung des Therapeuten, der Patientenerwartung und der gesellschaftlichen Forderungen an die an der Therapie Beteiligten. Es darf somit vorausgesetzt werden, daß (außer für sehr orthodoxe psychoanalytische Kreise) die soziale Integration des Patienten ein gültiges Therapieziel ist.

Dies gilt in besonderem Maße für jede Milieutherapie, die sich ja meist mit schwerer gestörten Patienten befaßt, deren soziale Desintegration offensichtlich ist. So ist "social learning" eines der seit jeher unbestrittenen Grundprinzipien der Therapeutischen Gemeinschaft (vgl. Abschn. I/1.2). Jones u. Rapoport (1957) haben den Begriff stets im Zusammenhang mit einem reflektiven oder introspektiven Prozeß gebraucht. Dem Individuum soll sein reales Verhalten zurückgespiegelt werden in der Meinung, es werde die mitgegebene Erklärung akzeptieren und sein Verhalten entsprechend ändern. Der Ausdruck "reality confrontation" wurde gebraucht, um den Prozeß zu umschreiben. Später (1968) "Beyond the Therapeutic Community" oder deutsch „Prinzipien der Therapeutischen Gemeinschaft" 1978 ("Maturation of the Therapeutic Community") hat Jones soziales Lernen mehr gruppen- und teambezogen verstanden („Prinzipien der Therapeutischen Gemeinschaft" 1968 bzw. 1976, S. 85–86):

„Zusammenfassend ist zu sagen, daß das Konzept des sozialen Lernens eine soziale Interaktion in bezug auf einen bestimmten Problemkreis bedingt. Die Besprechung zwischenmenschlicher Probleme ruft zwangsläufig gewisse Gefühle hervor, ob diese nun offen oder versteckt zum Ausdruck kommen. Oft neigen Individuen dazu, ihre Gefühle zu verbergen, und solche Tendenzen werden in unserem Kulturkreis auch gefördert. Überdies werden Gefühle häufig verdrängt und sind unbewußt vorhanden."

„Mit anderen Worten: Das soziale Milieu, in dem soziales Lernen stattfinden kann, ist ebenso maßgebend wie die notwendigen Fähigkeiten zur Analyse zwischenmenschlicher Interaktionen innerhalb der Gruppe zum Aufdecken von latenten Inhalten und zur Untersuchung der verschiedenen Lösungen von Problemen, die in einer solchen Gruppe zur Sprache kommen. Soziales Lernen ist der Terminus, der für solche Verhältnisse gebraucht wird, und die Bezeichnungen „lebendige Lerngelegenheit" und „Krisensituation" finden eine sehr willkürliche Anwendung und beziehen sich hauptsächlich auf das Ausmaß des situationsimmanenten Gefühlsgehaltes. Im Falle mäßiger Angstgefühle, wie sie bei den meisten zwischenmenschlichen Interaktionen im Zusammenhang mit Alltagsproblemen auftreten, sei dies in der Klinik oder in der Gemeinde, verwenden wir die Bezeichnung „lebendige Lerngelegenheit". Wo jedoch eine Krise mit den sie begleitenden starken Angstgefühlen auftritt, kommt der Terminus „Krisensituation" zur Anwendung."

Von hier aus und in späteren Schriften (Jones: in Heim 1978) will Jones immer mehr den Prozeß des sozialen Lernens auch auf andere gesellschaftliche Bereiche, insbesondere das Schulwesen, angewandt sehen. Mir scheint, dieser enthusiastische Schritt in eine Zukunft der verbesserten sozialen Strukturen lenkt leicht vom unmittelbaren therapeutischen Aktionsfeld ab, das uns als Kliniker primär beschäftigen muß. Allgemein bedaure ich, daß der Begriff des sozialen Lernens nicht einheitlich definiert und entsprechend operationalisiert wird, damit für die pflegenden Teams daraus klare Handlungsanweisungen abgeleitet werden könnten. Eine bedeutsame historische Ausnahme bietet Folsom (1965), dessen Milieukonzept erstaunlicherweise wenig Echo gefunden hat, obwohl er sehr früh in der Tradition der Menninger-Klinik das ganze Klinikfeld aktiv zu strukturieren versuchte. Seine "Attitude Therapy" wies dem gesamten Personal (inkl. Verwaltungs- und Küchenbetriebe) die Aufgabe zu, den Patienten gegenüber eine vorerst sorgfältig in der Teamkonferenz festgelegte einheitliche Grundhaltung einzunehmen. Die vordefinierten 5 Grundhaltungen sind bestimmten Krankheits- und Verhaltenstypen zugeordnet:

Beispielsweise "kind firmness" bei retardierten Depressionen; "active friendliness" gegenüber apathisch-zurückgezogenen Schizophrenen; mit "passive friendliness" wird den paranoiden Patienten begegnet; "matter of fact" eignet sich für manipulative oder psychopathische Persönlichkeiten, und mit "no demand" schließlich soll der erregte, reizbare Patient auf unprovokativer Distanz gehalten werden. Diese Grundhaltungen sind für die einzelnen funktionalen Abläufe des Klinikalltags vorgeplant, so daß die konsistente, vorausschaubare Handlungsweise das Sozialverhalten der Patienten eindrücklich zu korrigieren vermag. Immerhin besteht bei einem solch vereinfachten Schema des Umgangs mit dem Patienten auch die Gefahr der mangelnden Differenzierung und einer gewissen Rigidität. Wie aktuell das von Folsom (unter erschwerten Bedingungen) weiterentwickelte Konzept aber heute noch ist, habe ich erst kürzlich während der redaktionellen Überarbeitung dieses Manuskripts realisiert. In einer Extranummer des "Bulletin of the Menninger Clinic", Januar 1982, wird unter dem Titel "The Menninger Hospital's Guide to the Order Sheet" in strukturierten und operationalisierten Begriffen in dieser Klinik die bis heute praktizierte "Attitude Therapy" vorgestellt. Daraus wird auch klar, mit welch großem Einsatz seit den 30er Jahren in dieser Klinik alle Mitarbeiter geschult werden, um in konsistenter Weise mit den Patienten umgehen zu können. Höchst bemerkenswert scheint mir dabei, daß die Menninger-Klinik, die bei uns vor allem als profilierte psychoanalytische Institution bekannt ist, schon seit 50 Jahren auch lerntheoretisch begründete Betreuungsformen einsetzte, also lange bevor die moderne Verhaltenstherapie entsprechende Konzepte für die Psychiatrie entwickelt hatte. Trotz großem Respekt vor dieser Arbeit bleiben für mich Vorbehalte bestehen, die sich sowohl aus den unterschiedlichen soziokulturellen Rahmenbedingungen, wie auch aus dem verschiedenartigen Versorgungsauftrag ergeben. Während bei den zumindest sozioökonomisch sehr ähnlichen Insassen eines amerikanischen Veterans Administration Hospital einerseits oder einer Privatklinik mit Sonderstatus wie der Menninger-Klinik andererseits das Konzept adäquat sein mag, verlangen die sowohl nosologisch wie sozioökonomisch recht weitgefächerten Kliniken Mitteleuropas nach einem differenzierten Milieukonzept. Dieses muß den recht unterschiedlichen Behandlungs- und Versorgungsbedürfnissen, aber auch der z.T. unüberschaubaren Größenordnung unserer psychiatrischen Institutionen gerecht werden. Ich werde im Kap. III „Integration" näher darauf eingehen. Was mich jedoch an Folsoms Vorstellungen und damit indirekt auch an jenen der Menninger-Klinik im Hinblick auf unsere eigene Arbeit überzeugt und angeregt hat, ist das Bestreben, dem einzelnen Patienten innerhalb der Prinzipien und Dimensionen der Therapeutischen Gemeinschaft ein individuelles Betreuungskonzept zuzuordnen.

Wenn die psychiatrische Klinik als soziales System eingesetzt, wenn das therapeutische Potential der Patienten gezielt genutzt wird, wenn die therapeutischen Fähigkeiten und die Verantwortung der mit den Patienten lebenden Mitarbeiter gefördert werden, wenn ferner unsere Kenntnisse über die Interaktion der Innenwelt der Patienten mit ihrem psychosozialen Umfeld zunehmen, und wenn durch die Therapeutische Gemeinschaft korrektive emotionale Erfahrung vermittelt wird, dann vermag ein solches integriertes Milieukonzept nach der Auffassung von Kernberg (1981) zu einem sehr wirksamen therapeutischen Instrument zu werden. Wie in verschiedenen seiner Schriften weist Kernberg auch hier darauf hin, daß – bei systemischem Denken – therapeutische Prozesse auf verschiedenen Ebenen gleichzeitig ablaufen und ihre Wirksamkeit entsprechend zunimmt. Ich werde mich unten unter „Vertikaler Integration" (s. III/2) dazu äußern. Er erinnert insbesondere an das schon vor Jahren von Alexander und French vorgeschlagene therapeutische Einwirken durch "corrective emotional experience", was nichts anderes als ein erstes im psychoanalytischen Denken integriertes Lernmodell darstellt. Innerhalb des Klinikmilieus mißt Kernberg diesen Lernschritten ebenfalls große Bedeutung bei:

"The model of therapeutic community treatment emerged as a direct challenge to the regressive and anti-therapeutic effects of the traditional psychiatric hospital functioning along a hierarchical medical model. Although various authors might describe the essential aspects of this approach in somewhat differing ways, the basic orientation, stemming from Maxwell Jones and T. T. Main's work emphasized the following features: 1) Community treatment: in contrast to the conception of the patient as a passive recipient of treatment dispensed by the doctor, staff und patients functioning jointly as an organized community carry out the treatment of the patient population; patients actively participate and are co-responsible for their own treatment. 2) Therapeutic culture: all activities and interactions in the therapeutic community should relate to the goal of reeducation and social rehabilitation of patients, promoting an optimal functioning of patients in the therapeutic community as a first phase in the promotion of optimal functioning of the patients in the external community or world at large. 3) Living-learning-confrontation: An open flow of communication among patients and staff provides immediate feedback regarding observed behaviors and reactions to them, an exploration of the functions of these behaviours in the "here an now", and of alternative, experimental behaviours that promote individual creativity and coping in the therapeutic community and the community at large. The essential methods utilized to carry out these conceptions of treatment involve particularly group meetings, with the utilization of small group, large group, and specialized task group processes to facilitate open communication, to generate pressures into the direction of socialization and rehabilitation: and also a democratic in contrast to authoritarian process of decision making implied in the conception of the therapeutic community."

Während Hinweise auf die *Reflexion* in vielen Schriften zur Therapeutischen Gemeinschaft zu finden sind, wird das wichtige Phänomen des *Lernens am Modell* kaum je erwähnt. Es ist das Verdienst von Lerntheoretikern wie Meichenbaum (1977), Kanfer u. Goldstein (1977), diesen Vorgang theoretisch und experimentell dargestellt und überprüft zu haben. Ich bin weiter oben schon mehrmals darauf eingegangen. In diesem Zusammenhang ist übrigens auch auf die hochinteressanten Studien von Rosenthal (1964) hinzuweisen, der bekanntlich in den 60er Jahren in England Schulexperimente durchführte, die nachwiesen, daß die effektiven Leistungen der Schüler mehr von der Erwartungshaltung der Lehrer als vom IQ der Schüler abhingen. Cum grano salis heißt dies in bezug auf die Klinikarbeit, daß nicht nur die Modellhaltung der Lehrenden, sondern auch deren Erwartung dem Patienten gegenüber therapeutisch wirksam ist. Letztlich geht es hier auch um eine mitmenschliche Haltung, die ich unter dem Begriff des Valorisierens schon betont habe: Erst dadurch, daß wir den Patienten nicht nur als Objekt, sondern als Mitmenschen sehen und umschreiben, erlebt er sich auch als geschätztes und geachtetes Wesen.

Paul u. Lentz (1977) haben (wie oben erwähnt) mit ihrer "Law of expectancy" aus lerntheoretischer Sicht auf das gleiche Phänomen hingewiesen. Ihre wertvolle und aufwendige Studie "Psychosocial treatment of chronic mental patients – milieu versus social learning program" beschreibt noch andere für unseren Zusammenhang bedeutsame Gesetzmäßigkeiten:

— *Gesetz der Beteiligung:* Das Herbeiführen und Beibehalten neuer Verhaltensweisen in einer sozialen Situation gelingt um so besser, je mehr diese soziale Situation den einzelnen auffordert, etwas „selber zu tun".

Paul u. Lentz wenden dieses Gesetz primär auf Lernen am Modell an. Es kann aber leicht auf Situationen ausgeweitet werden, wo es darum geht, den einzelnen an Problemlösungsprozessen, Entscheidungsvorgängen oder an Situationen zu beteiligen, in denen neue soziale Verhaltensweisen eingeübt werden. Aktivierung als wichtige Dimension des sozialen Lernens wird auch von diesen Autoren anerkannt.

— Das *Gesetz der Wirksamkeit* sagt aus: die Häufigkeit, mit der eine Aktion, ein Verhalten oder eine Reaktion stattfindet, ist eine Funktion des Effekts oder der Konsequenz, die sich daraus ergibt.

Das heißt also, daß Verhaltensweisen, die positive Ergebnisse oder Anerkennung zeitigen, von den betroffenen Personen vermehrt angewandt werden. Das Gesetz umschreibt das bekannte lerntheoretische Prinzip der Verstärkung, das bekanntlich negativ oder positiv wirksam sein kann.

— Damit verbunden ist das *Gesetz der „Verbindung durch Zusammenvorkommen"* ("Association by contiguity"), das besagt, daß Vorgänge, die zeitlich und räumlich benachbart oder gemeinsam ablaufen, untereinander assoziiert werden und gleiches bedeuten können.

Das "social learning program" dieser Autoren enthält weitere Techniken der Verhaltensmodifikation wie "shaping", "chaining" und daneben "modeling". Es kann hier nicht darum gehen, das stark strukturierte Modell des sozialen Lernens im Sinne der Verhaltenstherapie mit der Therapeutischen Gemeinschaft zu vergleichen. Obschon ich anerkenne, daß das von Paul u. Lentz konsequent eingesetzte verhaltenstherapeutische Konzept klinisch sehr erfolgreich verlief, lassen sich nur jene Elemente in das von mir vertretene Konzept der Milieutherapie integrieren, die nicht mit den erwähnten übrigen Grundprinzipien interferieren. Der entscheidende Unterschied liegt wohl in dem den Patienten zugestandenen Freiheitsgrad, oder anders ausgedrückt, in der Selbst-Verantwortlichkeit, wie ich sie unter „Partizipation" (s. I/2.1) diskutiert habe.

2.4 Leben in der Gemeinschaft

2.4.1 Gruppendynamische Grundlagen

Dieser Gesichtspunkt könnte füglich an erster Stelle genannt werden, denn ohne das Leben in der Gemeinschaft zu betonen, wäre eine „therapeutische" Gemeinschaft sinnwidrig. Die Begründer (vgl. Abschn. I/1.2) dieses konzeptionellen Neuansatzes hatten aus ihrer Erfahrung als Militärpsychiater während des 2. Weltkriegs den Schluß gezogen, daß die große Zahl psychisch kranker Wehrmänner nicht länger mit den traditionellen Behandlungsmethoden erfolgversprechend betreut werden konnte. Sie waren auf die soziale Dynamik von Gruppenbildungen aufmerksam geworden und versuchten, sie zugunsten der Kranken zu nutzen. Der Ausdruck „Gemeinschaft" (englisch "communalism") wurde zum Gütezeichen einer Bewegung, indem er Vorstellungen von Geborgenheit, Nähe, Zusammenhalt weckte – ganz abgesehen davon, ob die Wunschfantasie sich in der Folge therapeutisch umsetzen ließ oder nicht.

"By the crowd they have been broken: by the crowd they shall be healed" (Zitat von Gody March, Pionier der gruppentherapeutischen Methoden).

Das Leitmotiv der Gemeinschaft taucht in allen Umschreibungen der Therapeutischen Gemeinschaft auf; diejenige von Jones u. Rapoport (1957) wurde in Abschn. I/1.2 dargelegt. Clark (1977) sagt lapidar: "It will be a community – the group of people living and working together – with the prime function of therapy – facilitating change in the people who are in it".

Während im traditionell-kustodialen Krankenhaus vitale Kräfte durch Reglementierung und Verbote unterdrückt werden (z. B. durch Einschränken der Kontakte), bemühen sich Therapeutische Gemeinschaft bzw. Milieutherapie, die gruppendynamischen Vorgänge aufzuspüren und therapeutisch nutzbar zu machen. Patienten und Fachpersonal werden gleichermaßen beteiligt, wobei den Patienten ebenfalls ein therapeutischer Auftrag zuerkannt wird. Zentral ist, daß das psychiatrische Krankenhaus als soziales Feld mit seinen Mitgliedern (Personal und Patienten) als Teil der es umgebenden Gesellschaft verstanden wird. Der Patient, der sein gestörtes Verhalten aus der Gesellschaft in das Krankenhaus mitbringt, soll hier seiner sozialen Verantwortung nur insoweit enthoben werden, als dies aufgrund seiner Krankheit notwendig ist (z. B. ein Paranoider gegenüber Forderungen des Arbeitgebers, von dem er sich bedroht fühlt; ein gehemmt Depressiver gegenüber Haushaltaufgaben im Zusammenleben). Die gruppen- und gemeinschaftsbezogenen Anlässe in der Klinik sind deshalb mit Vorteil auf das umgebende Feld abzustimmen. Das Gemeinschaftsleben wird so zur Matrix für all die bisher geschilderten Milieuprinzipien. Partizipation, Kommunikation und soziales Lernen haben ihr Aktionsfeld überwiegend im Gruppenverband, sei dies nun eine Kleingruppe oder eine Großgruppe. Wir werden weiter unten darauf zurückkommen, wenn wir die Interventionsinstrumente der Therapeutischen Gemeinschaft diskutieren (vgl. Abschn. I/2.4.3).

Das Gemeinschaftsleben bildet aber nicht nur den Rahmen für die Realisierung der erwähnten Prinzipien. Gemeinschaft als Gruppenstruktur und Gruppenprozeß umschreibt zugleich auch das 4. Hauptprinzip der Therapeutischen Gemeinschaft. In Anlehnung an Battegay (1976) können wir eine *Gruppe* als ein hochorganisiertes soziales Gebilde bezeichnen, das aus einer (meist kleinen) Zahl von in wechselseitigen Beziehungen stehenden Individuen zusammengesetzt ist. Jedes Mitglied übt in diesem Kollektiv eine bestimmte Funktion aus, die sich nach der jeweiligen dynamischen Gruppenkonstellation richtet. Dabei sind die einzelnen Mitglieder in der Regel kognitiv wie emotional aufeinander ausgerichtet. Am Ursprung einer jeden Gruppenbildung steht ja ein gemeinsames Ziel, eine Grundmotivation. Die Motivation ist nicht immer so explizit gegeben, wie wenn z. B. jemand für einen Wochenkurs einer Skischulklasse beitritt, um sein sportliches Können zu entwickeln. Unter Umständen muß die Motivation nachträglich angeregt werden, dann nämlich, wenn jemand einer Gruppe unter dem Druck äußerer Umstände beitritt (z.B. Schuleintritt, Militärdienst etc.). In einem Zwischenbereich expliziter und impliziter Bereitschaft zur Gruppenarbeit steht in der Regel der Patient, der in ein milieutherapeutisch ausgerichtetes Krankenhaus eintritt. Je nach Grad der Krankheitseinsicht ist er sich mehr oder weniger bewußt, daß die Teilnahme am Gruppengeschehen ein wichtiger Beitrag zu seinem Genesungsprozeß ist.

Eine jede Gruppe weist nun eine bestimmte *Dynamik* auf, die unabhängig vom eigentlichen Auftrag das Gruppengeschehen wesentlich trägt. Schindler (1957/58) hat in der „sozio-dynamischen Grundformel" die Dynamik in ihrer Gesetzmäßigkeit umschrieben. Die sog. *„Alpha-Position"* wird von jenem Mitglied eingenommen, das die Gruppe nach außen repräsentiert und daher als der „Führer" der Gruppe gilt. Dieser hat sich vor allem nach außen zu bewähren, z.B. in einer Auseinandersetzung mit dem „Führer" einer Gegengruppe. Ist er erfolgreich, hat die Gruppe als ganzes gesehen daran Anteil, scheitert er, erlebt dies die Gruppe als ihr eigenes Scheitern. Insofern er der „unbestrittene Führer" ist, wirkt er auch nach innen für die Gruppenwerte und -normen wegwesend. Er richtet seine gruppeninternen Aktivitäten vor allem auf die Gamma-Individuen (vgl. unten), die sich größtenteils mit seinem Aggressionsverhalten (nach innen und außen) identifizieren. In der *„Beta-Position"* sind jene wenigen Gruppenmitglieder zu finden, die über besondere, dem Gruppenwohl zugutekommende Sachkenntnisse verfügen. Das Gruppenmitglied in Beta-Position hat die Stellung eines Spezialisten-Experten und übt, solange seine Kompetenz unbestritten ist, eine besondere Autorität aus. Dadurch ist es unter Umständen prädestiniert, den Gruppen-„Führer" in der Alpha-Position herauszufordern und selbst die Position eines Gegen-Alpha einzunehmen.

Die *„Gamma-Position"* ermöglicht die anonyme Mitgliedschaft, gewissermaßen das Untertauchen im schützenden Kollektiv. So ist Gamma der Verantwortung enthoben und lebt von und durch Alpha. Durch die Identifikation mit Alpha trägt Gamma wesentlich zur erkennbaren Leistung der Gesamtgruppe bei, ohne aber mit Meinungs- und Willensbildung wesentlich belastet zu sein. Seine negativen Affekte richtet Gamma primär gegen Omega, der innerhalb der Gruppe mit jenen Fantasien bedacht wird, die sonst dem Außen-Gegner gelten.

Der *„Omega-Position"* kommt somit in der Gruppendynamik eine wichtige Aufgabe zu, indem sie gewissermaßen den Feind der Gruppe repräsentiert. Von Omega geht in der Regel nicht eine lebhafte Aktivität aus, vielmehr ist er gerade seiner Schwäche und Ängstlichkeit wegen in diese Position abgeschoben worden. In seine Fantasien identifiziert er sich aber mit jenen Außengegnern, von denen er erwartet, daß sie Alpha in Schach halten oder gar besiegen könnten. Entsprechend wird er von der Mehrheit der Gruppe, den Gammas, auch mit Vorstellungen ausgestattet, die eigentlich dem Außen-Gegner gelten müßten.

Die Gruppe ist also nicht nur durch eine nach außen gerichtete Dynamik geeint, sondern wird durch die inneren Kräfte in einer Art dynamischen Gleichgewichts gehalten. Ob durch dramatische Eingriffe (heftige Auflehnung in der Gruppe, derbe Kritik von außen etc.) oder durch subtile Verschiebungen im Kräftespiel beeinflußt, die Zuteilung der Positionen ist keinesfalls statisch. Während bei Arbeits- oder Freizeitgruppen eine gewisse erstarrende Strukturierung typisch ist – diese Gruppen sind ja primär aufgabenzentriert und damit auf Absättigen störender dynamischer Spannungen angewiesen –, gilt dies für therapeutische Gruppen nicht. Hier muß durch therapeutische Interventionen der Zustand, den Schindler (1957/58) als das „prägruppale Stadium" bezeichnet, immer wieder angestrebt werden. Dieser zeichnet sich dadurch aus, daß die Teilnehmer noch nicht oder nicht mehr auf bestimmte Positionen festgelegt sind. Die therapeutische Nutzung besteht darin, daß die Mitglieder im Laufe der Behandlung sich der spontan eingenommenen Position implizit bewußt werden, daß sie aber auch gestärkt werden (z. B. Omega Richtung Gamma), um geeignete neue Positionen zu erreichen, die einem adäquaten, gesunden Verhalten eher entsprechen.

Der Therapeut handelt mit Vorteil aus der Beta-Position heraus, die ihm die größte Unabhängigkeit gibt, das dynamische Wechselspiel zu verfolgen und zu beeinflussen. Dabei findet in den Interventionen eine Art Pendelbewegung statt zwischen Zulassen und Ermutigen von Interaktionen unter den Gruppenmitgliedern einerseits und dem Innehalten und Reflektieren dessen, was geschieht andererseits. Dieses Oszillieren in der therapeutischen Aktivität ist darauf angelegt, die unbewußten Stereotypen des Verhaltens der einzelnen Patienten herauszuarbeiten und in der Interaktion nach und nach passenderen Verhaltensformen zuzuführen. Ich greife hier allerdings der Erörterung der eigentlichen Wirkfaktoren im gruppentherapeutischen Prozeß vor, möchte aber diese Zusammenhänge gruppendynamischer Abläufe nicht unerwähnt lassen.

Außerhalb therapeutischer Institutionen sind, wie erwähnt, ähnliche Prozesse festzustellen – nur daß eben die aufgabenzentrierte Gruppe mehr auf stabile Verhältnisse ausgerichtet ist. Eine Gruppe von Bergsteigern ist z. B. zur Erreichung des Zieles voll auf die Gruppenkohäsion angewiesen, so daß sich im Laufe des gemeinsamen Unternehmens der Expeditionsleiter fest in der Alpha-Position installiert, dem begleitenden Bergführer oder dem Arzt die Beta-Position zugestanden wird, während der Großteil der Gammas sich am Bergerlebnis erfreut, ungeachtet der gruppendynamischen Konstellation. Sollte aber z. B. ein schlecht vorbereitetes Mitglied oder ein charakterlich schwer zugänglicher Teilnehmer die Gruppe als Gesamtes behindern, riskiert er leicht, in die Omega-Position verdrängt zu werden, was dann zur Folge haben kann, daß er im bergsteigerischen Unternehmen nicht über das Basislager hinauskommt. Wir erkennen an diesem Beispiel einen Faktor, der auch im Spitalbetrieb wirksam ist: den normativen Druck, der von der Gruppe bzw. von ihren Interaktionen ausgeht. Zum Außenseiter ist prädestiniert, wer entweder ausgesprochene Eigenständigkeit (Ich-Stärke) aufweist und dem Gruppendruck widerstehen kann, oder wer durch seine Störung (Ich-Schwäche) sich als Sündenbock anbietet.

Aufgrund seiner Erfahrung mit Patienten hat Bion (1959) eine weitere Form der Dynamik, einer unbewußten Dynamik, beschrieben, die bei den meisten (auch nichttherapeutischen) Gruppenprozessen mitspielen mag. Das, was er als „emotionale Grundannahme" ("basic assumption-group") bezeichnet hat, entspricht einer Tendenz zur kollektiven Regression, wie sie sich besonders bei relativ geschlossenen Gruppen einstellt. Eine erste Grundannahme ist die der *„Abhängigen-Gruppe"*, die den Gruppenleiter als omnipotent sieht, sich selbst aber als unreif, unkompetent und unpassend. Die Idealisierung des Leiters führt zu großen Anstrengungen, aus dem Leiter möglichst viel Zuwendung, Wissen und Macht herauszuholen. Vermag er den Erwartungen nicht zu entsprechen – was bei der inadäquaten Idealisierung die Regel ist – wird dies zunächst verleugnet, dann aber der Leiter entsprechend heftig abgewertet. Ich denke an die Erfahrung, die ein Klinikleiter machen mußte, der einem starr konservativen, wenig populären, ja z. T. verhaßten Chef nachgefolgt war. Er verstand es nicht, das recht große, ihm auf Vorschuß entgegengebrachte Vertrauen zu nutzen und in klare Handlungsanweisungen umzusetzen. Vielmehr war sein Führungsstil überraschend unscharf bis widersprüchlich, so daß innerhalb weniger Jahre sein Kredit verbraucht war und er schließlich auf Druck der jüngeren Ärzte hin seine Funktion aufgeben mußte.

Die *„Kampf-Flucht-Gruppe"* ist mit dem Leiter identifiziert, wenn er einen echten oder fiktiven Kampf mit einem nur unscharf wahrgenommenen Außengegner auszutragen hat. Die Erwartung an den Leiter ist die, den Kampf erfolgreich zu führen oder zumindest die Gruppe zu beschützen. Wenn diese Annahme nicht von allen geteilt wird, kommt es zur Aufspaltung der Gruppe in zwei Untergruppen, wovon die eine stark mit dem Leiter identifiziert bleibt, während die andere ihn angreift oder vor ihm flieht. In der unbewußten Verarbeitung werden Abwehrvorgänge wie Splitting, Projektion und projektive Identifikation eingesetzt, wobei sich der Grundkonflikt um Macht und Kontrolle versus Aggression dreht.

Ein Abteilungsarzt hatte sich eingehend um ein neues Konzept der Abteilungsorganisation bemüht, das vom zuständigen Oberarzt abgelehnt wurde. Als der Oberarzt nicht bereit war, das von der Mehrheit gutgeheißene Konzept auch der Klinikleitung gegenüber zu vertreten, scharte sich die Mehrheit der Teammitglieder um den Abteilungsarzt, den sie mit dem Auftrag ausstatteten, der Klinikleitung direkt das neue Organisationsmodell zur Prüfung vorzulegen. Die restlichen Teammitglieder zogen sich schmollend zurück und versuchten auch nach der Genehmigung dieses Modells, dieses zu sabotieren im Wissen darum, daß der verantwortliche Oberarzt ihre Haltung tolerierte.

Die *„Paar-Gruppe"*, die der dritten Grundannahme entspricht, trägt schließlich unbewußt ödipale Fantasien aus, indem sie dem Leiter eine „Geliebte" zuweist, die den unbewußten Wunsch der Gruppe, an „Vereinigung und Reproduktion" teilzuhaben, vertritt. Hier ist der potentiell angelegte Konflikt der Eifersucht, des Rivalisierens. Es kann aber auch sein, daß in der fantasierten Harmonie die Gruppe ihre Abhängigkeits- und Aggressionskonflikte unterdrückt bis verdrängt.

Kernberg (1978) weist in einer scharfsinnigen Analyse darauf hin, daß nicht nur therapeutische Gruppen im Sinne von Bion (1959) diesen dynamischen Kräften ausgesetzt sind. Ebenso können sie in Teamgruppen oder im Mitarbeiterkollektiv eines Klinikbetriebs wirksam werden. Das bedeutet, daß dort, wo Führungsprobleme auftreten, nicht (nur) Sachgründe dafür verantwortlich sind. Es kann vielmehr auch daran liegen, daß der Leiter den regressiven Kräften der Gruppe nicht widerstehen kann und in die Konfliktkonstellation mit einbezogen wird, auch wenn in seinem faktischen Handeln wenig gegeben ist, das die Fantasien als solche rechtfertigen würde. Konflikte der „Abhängigen-Gruppe" können sich z. B. dort ergeben, wo ein Wechsel von einem populären zu einem entweder weniger geschickten oder weniger kompetenten Leiter stattfindet. Eine „Kampf-Flucht-Gruppe" wird dort konstelliert, wo ein ehrgeiziger Stellvertreter es (offen oder versteckt) immer wieder darauf anlegt, die Entscheide oder Vorstellungen des Leiters herauszufordern, und so eine Spaltung des Teams herbeiführt. Schließlich ergibt sich die Konfliktkonstellation der „Paar-Gruppe" z. B. dort, wo der männliche Leiter einer tüchtigen und/oder attraktiven Mitarbeiterin besonderes Vertrauen bekundet. Auch wenn der Kontakt sich strikte auf das Arbeitsverhältnis beschränkt, regt er erotisierende Fantasien jener an, die sich zurückgesetzt fühlen, was leicht zu entsprechenden Unterstellungen und Gerüchtebildungen führen kann. Die von Bion (1959) entwickelten „emotionalen Grundannahmen" sind somit gerade in der Therapeutischen Gemeinschaft gut zu beachten, da die mit ihnen verbundene Dynamik sowohl Patienten- wie auch Mitarbeitergruppen erfassen kann.

2.4.2 Gruppentherapeutische Wirkfaktoren

Wenn wir von der Prämisse ausgehen, daß die Interventionsinstrumente der Milieutherapie vornehmlich Gruppenveranstaltungen sind, dann gelten für sie nicht nur die Regeln der Gruppendynamik, sondern ebenso gewisse Annahmen der therapeutischen Gruppen. Wie in der Psychotherapie insgesamt, hat hier die Forschung im Laufe der Jahre Faktoren isoliert, die das therapeutische Ergebnis anscheinend maßgeblich beeinflussen, die sog. Wirkfaktoren. Sie sind zu unterscheiden von den Voraussetzungen oder Bedingungen einer therapeutischen Gruppe, die erfüllt sein müssen, damit eine therapeutische Einwirkung überhaupt stattfinden kann (wie z. B. ihre Größe, die Charakteristika der Gruppenmitglieder, das Erfordernis der regelmäßigen Teilnahme). Auch sind sie nicht identisch mit den Techniken, die die einzelnen Schulen vertreten. In einer psychoanalytischen Gruppe z. B. ist es die betonte Zurückhaltung des Therapeuten, die den Patienten ermutigen soll, seine Gefühle zu formulieren, während in einer Gestaltgruppe der Therapeut den Patienten dazu direkt auffordert. Die verschiedene Handhabung oder Technik will beide Male einen gleichen Vorgang bewirken, nämlich den des gefühlhaften Ausdrucks. Nur wenn der Patient tatsächlich gefühlsmäßig ausdrückt, was ihn beschäftigt, kann dieser Vorgang als Wirkfaktor gelten, der im Patienten eine Veränderung zu veranlassen vermag.

Diese begriffliche Abgrenzung weist zugleich auf ein wichtiges Phänomen hin: In den meisten Untersuchungen, die gleichzeitig an Patienten und Therapeuten vorgenommen wurden, führen die erfolgreich behandelten Patienten ihre Besserung vor allem auf die besondere Art der Beziehung zu den Mitpatienten oder zu den Therapeuten zurück. Die Therapeuten dagegen begründen die Veränderung vor allem mit technischen Schritten, z. B. dem Aufdecken unbewußter Prozesse.

Wie in der Individualpsychotherapie betonen die Patienten also die unspezifischen Wirkfaktoren, während die Therapeuten die spezifischen schulbezogenen technischen Interventionen für wichtig halten. Aber was für die Psychotherapieforschung insgesamt gilt, ist auch für die Erforschung der Gruppenpsychotherapie wesentlich: Es gibt keine Hinweise darauf, daß die eine Schulrichtung generell einer anderen überlegen wäre (Heim 1981).

So ist es nicht überraschend, daß Autoren, die sich bemühen, die Wirkfaktoren der Gruppenpsychotherapie aus verschiedenen Untersuchungen zusammenzustellen, immer wieder zu ähnlichen Schlüssen gelangen. Eine erste vielzitierte Untersuchung stammt aus den 50er Jahren, als Corsini u. Rosenberg (1955) aus über 300 vor 1955 verfaßten Publikationen die folgenden 9 Wirkfaktoren zusammenstellten:
1. Sich annehmen.
2. Universalisierung.
3. Realitätsprüfung.
4. Altruismus.
5. Übertragung.
6. Zuschauertherapie.
7. Interaktion.
8. Intellektualisierung.
9. Ventilierung.

Eine später von Berzon et al. (1963) vorgenommene Untersuchung der Einschätzung durch Patienten hat ähnliche, wenn auch nicht identische Charakteristika ergeben:
1. Gesteigertes Gewahrwerden emotionaler Dynamik – eine weitgefaßte Kategorie, in der dem Probanden geholfen wurde, neue Erkenntnisse über sich selbst zu erwerben, über seine Stärken und Schwächen, seine Art der Herstellung interpersonaler Beziehungen, seine Motivationen usw.
2. Erkennen von Ähnlichkeiten mit anderen.
3. Empfinden von Achtung für andere, Akzeptieren anderer, Mitleid mit anderen.
4. Sich selbst so sehen, wie einen die anderen sehen.
5. Kongruente, deutliche oder der Durchsetzung dienende Selbstäußerung in der Gruppe.
6. Wahrnehmungen von Aufrichtigkeit, Mut, Offenheit oder Äußerungen von Emotionalität bei anderen.
7. Gefühl, bei anderen Reaktionen hervorzurufen.
8. Allgemeines Empfinden von Wärme und Nähe in der Gruppe.
9. Äußerung von Gefühlen.

Die Erhebung von Yalom et al. (1974) ist auch begrifflich in deutlicher Übereinstimmung mit den Wirkfaktoren, die Corsini u. Rosenberg (1955) beschrieben haben:
1. Altruismus.
2. Gruppenkohäsion.
3. Universalität des Leidens.
4. Interpersonales Lernen, „Input" (Feedback von der Gruppe an den Patienten).

5. Interpersonales Lernen, "Output" (Verhalten des Patienten gegenüber der Gruppe).
6. Anleitung.
7. Katharsis.
8. Identifizierung.
9. Wiederbeleben der Familie.
10. Einsicht.
11. Einflößen von Hoffnung.
12. Existentielle Faktoren.

Auch die neueste Überblicksarbeit von Bloch et al. (1981) deckt sich weitgehend mit den von Yalom (1974) genannten Wirkfaktoren. Ich möchte sie im einzelnen kurz diskutieren und in Beziehung setzen zu den von mir vertretenen Prinzipien der Milieutherapie bzw. deren Dimensionen. Dabei ist es mir ein Anliegen, aufzuzeigen, wie stark die in den Gruppenverfahren nachgewiesenen Wirkfaktoren mit jenen überlappen, die ich für das Milieu insgesamt postuliere.

Selbstdarstellung (self-disclosure): Sie ist relativ gut beobachtbar, so daß sie in verschiedenen Studien speziell erwähnt wird. Da die Neigung, sich selber zu öffnen und darzustellen, je nach Persönlichkeitstyp recht verschieden ist (z. B. bei Frauen, bei bestimmten ethnischen und nationalen Gruppen, bei relativ gut angepaßten Patienten deutlicher als bei entsprechendem Gegenpart), wird empfohlen, die Gruppenzusammensetzung so zu wählen, daß kein allzu großes Gefälle entsteht. Selbstdarstellung trägt vor allem zu einem guten Zusammenhalt in der Gruppe bei. Der Faktor scheint eine enge Beziehung zu Variablen, wie Bedürfnis nach sozialer Anerkennung, Popularität und Gegenseitigkeit, zu haben. In unserer Terminologie besteht u. a. eine deutliche Beziehung zu dem unter Abschn. I/ 2.2 „Offene Kommunikation" erwähnten „individuellen Ausdruck".

Einsicht (insight): Es werden meist zwei Formen von Einsicht unterschieden:
1) Das Verständnis der Patienten für die eigenen psychischen Vorgänge (Gefühle, Gedanken, Haltungen, Träume, Fantasien).
2) Sein Verständnis für die Art seiner Beziehung zu anderen.

Während die erste Form vor allem auf psychogenetische Prozesse im psychoanalytischen Sinn gerichtet ist, bezieht sich die zweite auf zwischenmenschliches Lernen, wie es etwa durch Rückspiegelung in der Gruppe erfolgt.

Dieser Wirkfaktor deckt sich weitgehend mit der von mir genannten Dimension „Reflexion" (vgl. Abschn. I/2.3 „Soziales Lernen").

Interaktion (interaction): Obwohl sie oft als schlechthin entscheidend für Veränderungen genannt wird, ist ihre Bedeutung durch Forschung noch wenig erfaßt. Homans (1965) hat bei Normalpersonen beobachtet, daß die Anzahl der Interaktionen mit zunehmender Beliebtheit der Interaktionspartner ansteigt. Demgegenüber stellt Ploeger (1972) fest, daß in der Therapeutischen Gemeinschaft die Homans-Regel modifiziert werden muß, da Interaktionen im therapeutischen Umfeld als unangenehm gelten. Einen hohen Interaktionsgrad weisen jene Gruppenmitglieder auf, die die Achtung der Gruppe genießen. Die beliebten Gruppenmitglieder dagegen sind eher still, zurückgezogen und introvertiert mit wenig Interaktionsbeteiligung.

Yalom (1974) sieht in der Interaktion in der Gruppe gewisse Parallelen zu Übertragung, Durcharbeiten und Einsichtgewinnung in der Individualtherapie. Er schlägt das folgende Modell vor, das die Wirksamkeit der Interaktion erklären kann:
1. Symptome ergeben und manifestieren sich in gestörten Beziehungen.
2. Die Gruppe ist ein sozialer Mikrokosmos,
3. innerhalb dessen der Patient sich seines zwischenmenschlichen Verhaltens bewußt wird.
4. Dieses Bewußtwerden der Zusammenhänge ist gebunden an die gefühlsmäßigen Erfahrungen in der Gruppe und führt
5. zu der Möglichkeit der Veränderung. Sie hat dann eine Chance, wenn der Patient motiviert, engagiert und flexibel ist.
6. Der Patient probt neue Verhaltensweisen in der Gruppe aus. Selbstbeobachtung und Feedback ermöglichen ihm einzuschätzen, wie passend und erfolgreich sie sind.
7. In der Gruppe erlerntes Verhalten wird im Alltag umgesetzt.
8. Daraus ergibt sich die folgende „adaptive Spirale": Das erlernte Verhalten verstärkt die Selbstachtung und verhindert Angst gegenüber dem Sozialfeld. Die Fähigkeit zu befriedigenden Beziehungen nimmt zu; die anderen finden den Patienten liebenswerter, was seine Selbstachtung weiter fördert.

Vieles, was ich unter „Soziales Lernen" (s. I/2.3), besonders in der Dimension „Lernen am Modell" (s. I/2.3.2) ausführte, findet in diesem Konzept seine Entsprechung.

Zusammenhalt (bzw. Akzeptiertsein) – (cohesiveness) (acceptance): Zu unterscheiden ist zwischen dem Zusammenhalt der Gruppe als solcher, der die gegenseitige Attraktion der Gruppenmitglieder ausdrückt und dem individuellen Zugehörigkeitsgefühl. Dieses hängt davon ab, wie geschätzt und akzeptiert sich das einzelne Gruppenmitglied vorkommt. Dadurch, daß der gute Zusammenhalt der Gruppe das Selbstwertgefühl der Teilnehmer stützt, ist er eine günstige Vorbedingung für Veränderungen im einzelnen. Eine gewisse Entsprechung zu den Prinzipien der Milieutherapie ergibt sich aus dem, was ich als „Partizipation" beschrieben habe.

Katharsis (catharsis): Verschiedene Autoren weisen auf die Überlappung mit „Selbstdarstellung" hin. Yalom (1974) sieht in der Katharsis einerseits das erstmalige bewußte Erleben von Empfindungen, die einem zu schaffen machen; andererseits ist von ihm damit auch das Verbalisieren oder Signalisieren dieses Empfindens der Gruppe gegenüber gemeint. Bloch (1981) glaubt, daß jene kathartischen Anteile, die therapeutisch wirksam sind, mit der Selbstdarstellung übereinstimmen. Entsprechend zählt er sowohl das Vermitteln von wichtigen Inhalten wie das Ausdrücken von wesentlichen Gefühlen dazu. Ich sehe hier eine deutliche Übereinstimmung mit dem, was ich unter „individuellem Ausdruck" aufgeführt habe.

Anleitung (guidance): Vermitteln von Information und Rat wird allgemein als wichtiger Wirkfaktor betrachtet, obwohl relativ wenige Studien sich gezielt damit befaßt haben. Unter anderem wurde die gezielte Vorbereitung auf die Gruppentherapie erfolgreich eingesetzt. Kontrollierte Vergleiche zeigten, daß adäquat informierte und angeleitete Patienten die bessere Aussicht haben, von einer Gruppentherapie zu profitieren, als ungenügend oder nicht vorbereitete – ein Ergebnis, das auch von der Einzelpsychotherapie her bekannt ist. Die Parallele zu den von mir vertretenen Dimensionen „Informationsaustausch" und „Klarheit der Information" ist deutlich.

Gegenseitiges Lernen (vicarious learning): Dieser Faktor ist abhängig:
1. vom Beobachten der übrigen Gruppenmitglieder (inkl. des Therapeuten) und ihrer Art, gemeinsam Probleme zu lösen; oder
2. von der Identifikation mit besonderen Verhaltensweisen, die als wünschenswert und daher nachahmungswürdig eingestuft werden. Verschiedene Forschungsergebnisse bestätigen die Bedeutung dieses Faktors. Ich bin darauf unter „Lernen am Modell" (s. I/2.3.2) schon eingegangen.

Andere häufig genannte Wirkfaktoren haben laut der Übersichtsarbeit von Bloch et al. (1981) in der Forschung noch nicht die nötige Aufmerksamkeit gewonnen. Es sind dies:
— Das Prinzip der Hoffnung ("installation of hope"), auf das ein Altmeister der Psychotherapieforschung, Jerome Frank, immer wieder hingewiesen hat.
— Altruismus, also die Erfahrung des einzelnen, daß er seinen Mitpatienten immer wieder hilfreich beizustehen vermag.
— Universalität ("universality") des Leidens, d. h. die Einsicht, daß man Beschwerden und Leiden mit anderen Menschen, speziell mit den Mitpatienten, teilt.

Trotz einer relativ breiten inhaltlichen Übereinstimmung mit den meisten von mir vertretenen Prinzipien darf die Milieutherapie nicht einfach den Gruppentherapien insgesamt gleichgesetzt werden. Die Milieutherapie einerseits, die Gruppenverfahren andererseits, sind im Kontext zu verschieden. Die meisten erwähnten Studien beziehen sich ja auf traditionelle, vorwiegend ambulante Gruppenpsychotherapien in Kleingruppen. Die strukturierten, überschaubaren Verhältnisse, z. B. in einer einstündigen wöchentlichen Sitzung, unterscheiden sich deutlich vom Rahmen einer klinischen Gemeinschaft, die über Tage, Wochen, ja Monate den Tagesablauf teilen muß. Der entscheidende Punkt ist somit nicht der, daß in der Milieutherapie völlig andere Wirkfaktoren zu beobachten wären, sondern der, daß diese eben auch außerhalb der klassisch strukturierten Einzel- oder Gruppenpsychotherapiestunden zum Zuge kommen. Ich will mich nun den verschiedenen Anlässen zuwenden, die in einem therapeutischen Milieu als Gruppenveranstaltungen konzipiert sind.

2.4.3 Gruppenveranstaltungen als Interventionsinstrumente der Milieutherapie

Ich gehe davon aus, daß die Beziehungen unter den Gliedern eines gegebenen Milieus, speziell einer Therapeutischen Gemeinschaft, durch ein möglichst umfassendes Zusammenleben gefördert werden. Schon die Tatsache, daß durch die stationäre Betreuung Patienten und Teammitglieder viel gemeinsame Zeit miteinander verbringen, begünstigt spontane Begegnungen. Die gemeinsame Kaffeepause, der Nachmittagsspaziergang, die Abendrunde lassen mannigfache Kontakte zu, die vermutlich nicht therapeutisch geplant sind, aber für die Patienten immer wieder zu entscheidenden Erfahrungen führen. Sofern die Teammitglieder das geeignete Maß zwischen Rollendurchlässigkeit und notwendiger Abgrenzung finden, ist zu erwarten, daß diese spontanen Kontakte auch therapeutischen Nutzen bringen. Als Faustregel mag gelten, daß das, was dem Statusdenken dient (Uniformen, rituelle Visiten, sinnarme Kontrollen etc.), für den spontanen Umgang hinderlich ist, daß aber, was funktionsgerecht abgestimmt ist, die menschlichen Beziehungen vertieft. Gemeinschaftsleben bedeutet also nicht Gleichmacherei, nicht falsch verstandene Anbiederung – eine klare Rollenabgrenzung ist für die therapeutische Arbeit Voraussetzung. Ich werde mich mit diesen Gedanken im Abschn. I/3 „Rollenverständnis" näher auseinandersetzen.

Geselliges Zusammenleben ist nicht identisch mit Milieutherapie und vermag schon gar nicht geplante therapeutische Aktivitäten zu ersetzen. Vielen Patienten wiederstrebt es, über ihre persönlichen Angelegenheiten zu sprechen, ihre Gefühle mitzuteilen und sich in therapeutisch sinnvoller Weise mit ihren Problemen auseinanderzusetzen. Dies ist der Ausdruck einer Abwehrhaltung, die mit zu den pathologischen Veränderungen gehört und deren Aufhebung bisher verhindert hat. Das Ziel der therapeutischen Arbeit ist es nun, die Patienten einer adäquaten Problemlösung zuzuführen. Der geeignete Ort, therapeutisch zu intervenieren, sind die verschiedenen Gruppenveranstaltungen, die dadurch einen instrumentellen, vermittelnden Charakter annehmen, was uns anregte, von den Gruppen als „Interventionsinstrumenten" zu sprechen. Gleich drängt sich aber wieder eine Einschränkung auf. Nicht alle Gruppenanlässe, die in der Klinikarbeit eingeplant sind, haben unmittelbare therapeutische Ziele. Nach Funktion und Ablauf möchte ich vielmehr folgende Typen unterscheiden:
1. *Patientenzentrierte therapeutische Gruppen:* Meist Kleingruppen mit umschriebenem therapeutischen Ziel und einem durch die jeweilige Technik bestimmten Ablauf.
Z. B. psychoanalytisch orientierte Gruppen; Gestaltgruppen; Gruppen für Suchtkranke etc.
2. *Gemeinschaftszentrierte Gruppen:* Meist Großgruppen mit der Zielsetzung, über die individuelle therapeutische Wirkung hinaus das Gemeinschaftsleben zu gewährleisten.
Z. B. Abteilungs- oder Stationsversammlung; Patientenrat. Von Patienten getragene Arbeitsgruppen, die auf das Gemeinschaftsleben ausgerichtet sind wie „Programm-Gruppen", „Verschönerungs-Gruppen", koordinative Gruppen etc.
3. *Funktionszentrierte Gruppen:* Gruppen, die eine umschriebene betriebliche Aufgabe miteinander zu lösen haben.
Z. B. Sitzungen eines Abteilungs- oder Stationsteams oder des Teams der medizinischen Leitung; Teambesprechungen von Berufsgruppen, z. B. der Ärzte, der Ergotherapeuten und der Sozialarbeiter etc.
4. *Koordinative Gruppen:* Besprechungen, die die Tätigkeiten in verschiedenen Funktions- und/oder Berufsbereichen aufeinander abstimmen.
Z. B. täglicher Rapport von Vertretern des ärztlichen und pflegerischen Be-

reichs zur Koordination von Patientenzuteilung, organisatorischem Ablauf etc.; Rapporte der medizinischen Leitung mit der Verwaltungsleitung etc.
5. *Personalzentrierte Gruppen:* Gruppen, die primär den Bedürfnissen des Personals (und nicht therapeutischen oder administrativen Abläufen) dienen.
Z. B. teamzentrierte Besprechungen der Zusammenarbeit und Interaktion des Teams selbst; Gruppen, die der Weiterbildung oder Selbsterfahrung des Personals dienen; Personal- oder Mitarbeiterversammlungen, die sich auf Anstellungsbedingungen oder standespolitische Fragen beziehen.

Die drei letztgenannten Gruppen sind vorwiegend auf Aspekte des Betriebsablaufs ausgerichtet. Ich verweise auf sie nur so weit, als ihre Funktionen direkt auf die Patientenbetreuung bezogen sind. Im Rahmen des therapeutischen Auftrags sind vor allem die beiden erstgenannten Gruppen relevant.

2.4.4 Patientenzentrierte Gruppen

Die unmittelbar auf die Behandlung des einzelnen Patienten ausgerichtete Gruppe ist die *Kleingruppe* traditionellen Zuschnitts. Sie hat in der Literatur zur Milieutherapie, speziell zur Therapeutischen Gemeinschaft, erstaunlich wenig ausdrückliche Erwähnung gefunden, obwohl sie aus der heutigen Praxis nicht mehr wegzudenken ist.

Foulkes, ein Pionier der Therapeutischen Gruppenarbeit, hat schon 1964 erwähnt, wie in der Entstehung der therapeutischen Gemeinschaft in Northfield spontane und therapeutische Gruppen verschiedenster Ausrichtung eine wichtige Rolle spielten. Er betont, daß therapeutische Gruppen sensu strictu zu einem wichtigen Forum des Durcharbeitens aller übrigen Ereignisse der Gemeinschaft wurden, so daß er sie als "reflective" bezeichnet – im Unterschied zu den Aktivitätsgruppen aller Art, die er "functional" nennt. Jones (1968) hat dem später indirekt zugestimmt, als er bemerkte, daß in der Abteilungsversammlung als Großgruppe viele Probleme ventiliert werden, die in jedem Patienten einiges zum Anklingen bringen, das dann der Reflexion in der Kleingruppe bedarf. Blake (1981) spricht von der "inner world", die in der Kleingruppe zum Ausdruck komme, während die Großgruppe als Gemeinschaftsversammlung sich mit der äußeren oder sozialen Welt befasse. Von den wenigen Autoren, die sich dem Thema zuwenden, weisen die meisten auf die Wechselwirkung von Groß- und Kleingruppe hin. Farquharson (1980) betont zudem das Primat der Gemeinschaft, dem sich die Kleingruppenarbeit unterzuordnen hat, will sie sich noch auf eine therapeutische Gemeinschaft beziehen. Andernfalls müsse von einem "residential psychotherapy center" gesprochen werden, also einer Art stationärer Psychotherapieabteilung. Dem widersprechen andere Autoren, die unter bestimmten Voraussetzungen von einer "psychotherapeutic community", also psychotherapeutischen Gemeinschaft, sprechen – ein Ausdruck, der besonders in Holland zunehmend Verbreitung gefunden hat.

Dies sind alles mögliche, aber nicht zwingende Akzente, die m. E. nicht von grundsätzlichen Überlegungen ablenken dürfen. Unserer Erfahrung nach bedingen sich Groß- und Kleingruppen gegenseitig. Mit den Zielsetzungen der Großgruppe, die vorwiegend soziotherapeutisch ausgerichtet ist, befasse ich mich weiter unten. Jetzt schon möchte ich betonen, daß die Aspekte des Gemeinschaftslebens, der intergruppalen Beziehungen, der Rollenabgrenzung zwischen Betreuern und Betreuten, des Informationsaustauschs und der abteilungsbezogenen Problembearbeitung sich relativ wenig mit den soeben aufgeführten Wirkfaktoren der Kleingruppe überdecken. Die beiden Gruppenformen verstehe ich somit hauptsächlich als komplementär. Sie haben je nach Abteilungstypus unterschiedliche Bedeutung, wie ich im Integrationskapitel (s. Kap. III) noch mehr begründen möchte.

Wichtig bleibt, daß die Milieutherapie eine gelungene Mischung von Psychotherapieverfahren mit auf die soziale Integration ausgerichteten Aktivitäten ist. Innerhalb dieses Feldes kommt der Kleingruppe in der Regel eher reflektive und rekonstruktive Bedeutung zu, wobei je nach Auftrag bzw. Patientenpopulation und je nach technischer Ausrichtung des Therapeuten verschiedene Modelle der traditionellen Gruppenpsychotherapie zur Anwendung kommen können. Vom Großteil der Autoren wird eine Verbindung von psychoanalytisch orientierten Elementen mit auf die Interaktion ausgerichteten Techniken befürwortet. Diese Kombination hat sich auch in unserer Arbeit besonders gut bewährt. Sie läßt sich am ehesten mit den von uns vertretenen Prinzipien, in Übereinstimmung mit den entsprechenden gruppentherapeutischen Wirkfaktoren, verbinden.

Mit anderen Autoren vertrete ich ein eklektisches Konzept, das in der Kleingruppenarbeit technische Elemente unterschiedlicher Schulen einbezieht, die zudem auf je besondere Patientengruppen ausgerichtet sind. In Ergänzung zu den analytischen Verfahren werden je nach Situation auch Elemente der Verhaltensmodifikation und der Gestalttherapie angewandt. Suchtpatienten bedürfen z. B. oft eines stärker strukturierten Programms, wie es die Verhaltenstherapie anzubieten vermag. Auf Abteilungen mit vorwiegend depressiven Patienten dagegen bewähren sich Gestaltübungen gut, von denen eine anregende Wirkung ausgeht.

Das Beispiel der Gestaltübung entspricht einer Konzeption, die Petersen (1973) als „Therapie *in der* Gruppe" umschrieben hat. Der Therapeut bearbeitet mit dem einzelnen Patienten dessen Probleme in der Gruppe und ermutigt gleichzeitig die Gruppe, als Ganzes dem Betroffenen Feedback zu geben. So wird dem Patienten sein eigenes Erleben sowohl aus der Sicht des Therapeuten wie aus der Gruppe als Ganzes (durch ihre Glieder) immer wieder zurückgespiegelt, was zu wichtigen Verhaltensveränderungen führen kann. Auch nonverbale Gruppen, Gestaltungsgruppen im Sinne von Franzke (1977), wie etwa Maltherapie oder Tanztherapie, bedienen sich dieser Strategie.

Ein konsequent rekonstruktives Modell vertritt Blake (1981), der davon ausgeht, daß die Übertragung Ausdruck der inneren Welt ist, mit der dieser zugehörigen Dynamik, mit deren besonderem Potential zu Veränderungen und auch mit den sich Veränderungen widersetzenden Widerständen. Die Matrix des Individuums wird in die Gruppe eingegeben und trägt zu deren Matrix bei. Die Gruppe vermag beim einzelnen Probleme der Kernfamilie zu reaktivieren, die dann durch "sufficiently good parenting" von der Gruppe einer entscheidenden korrektiven Erfahrung zugeführt werden. Diese am St. Luke Center in London praktizierte Technik stimmt weitgehend überein mit dem, was Spielman (1975) aus Sidney berichtet: In regelmäßigen Rhythmen werden hier überlappend je drei neu geschlossene Kleingruppen gebildet, die über 4 Monate lang sich 5 mal wöchentlich treffen, ergänzt durch die Abteilungsversammlung als Großgruppe der therapeutischen Gemeinschaft. Der Autor konnte in der Gruppendynamik einen ähnlichen gesetzmäßigen Verlauf feststellen wie in ambulanten psychoanalytischen Gruppen: Über verschiedene Entwicklungsphasen hinweg werden Auseinandersetzungen mit Elternfiguren ausgetragen und wird abschließend, vergleichbar der Ablösung in der Adoleszenz, die Trennung durchgearbeitet. Diese Konzeption kann im Sinne von Petersen als „Therapie *der Gruppe*" bezeichnet werden, indem die Gruppe als Gesamtes angesprochen und die Übertragung auf den Leiter oder die Gruppe als Matrix durchgearbeitet, jedoch die persönliche Problematik des einzelnen nur indirekt angesprochen wird.

Mit Petersen (1973) und Ploeger (1972) bin ich der Überzeugung, daß das Modell der „Therapie *durch* die Gruppe" überlegen, da integrativer ist. Individuelle Probleme werden auf dem Hintergrund der Gruppe als Gesamtes verstanden, und umgekehrt werden Gruppenphänomene in Zusammenhang gebracht mit den Problemen des einzelnen. Die daraus entstehende Dynamik kann vielseitiger und fruchtbarer bearbeitet werden, als dies die beiden zuvor erwähnten Modelle gestatten. Petersen betont, wie in dieser Arbeitsform, ähnlich der Familientherapie, besonders auch die Heilkräfte der Solidarität und Loyalität angesprochen werden, was er mit „sich selbst in der Gruppe finden" umschreibt. Die Aufgabe des Therapeuten ist es, sich der persönlichen Begegnung zu stellen und zeitweise nicht nur aus der therapeutischen Rolle heraus, sondern als reale Person dem Patienten beizustehen. Dabei ist nicht so sehr entscheidend, welches die technischen Strategien sind (ob aufdeckend, verhaltenstherapeutisch, kommunikationstherapeutisch etc.), als daß sie intensiv dem individuellen wie dem gruppendynamischen Prozeß gerecht werden. Im deutschen Sprachraum hat vor allem Heigl-Evers (1978) ein Modell beschrieben, das dieser interaktiven wie intrapsychischen Dynamik optimal gerecht wird.

Den Therapeuten nicht einfach als reine Übertragungsfigur auszuklammern, drängt sich um so mehr auf, als in der Therapeutischen Gemeinschaft im besonderen, in der Milieutherapie im allgemeinen, gewisse Rollenkonflikte nicht zu vermeiden sind, so bei der Abgrenzung Einzel- versus Gruppentherapeut und Gruppentherapeut versus Abteilungsarzt. Die Präsenz der realen Persönlichkeit des Therapeuten ist immer größer als im zeitlich limitierten Kontakt der ambulanten Begegnung. Dies macht es notwendig, ständig zu reflektieren und abzumessen, wo und wie der Therapeut sich als reales Modell mit seinen Gefühlen und Wertvorstellungen dosiert eingeben kann oder muß. Der Rollenkonflikt zwischen „Therapeut" und „Administrator" ist gewissermaßen eingebaut. Er ist in der Literatur zur Therapeutischen Gemeinschaft mannigfach nachgezeichnet worden. Den interessierten Leser möchte ich einerseits auf Clarks Buch "Administrative Therapy" (1964) und auf die reflektive Darstellung von Ployé (1981) andererseits verweisen. Der Konflikt ist natürlich auch nicht in jedem Abteilungstypus gleich stark ausgeprägt. Er wird auf einer gerontopsychiatrischen Station überhaupt nicht, auf einer Station mit Langzeitpatienten wenig, dagegen auf offenen und psychotherapeutisch ausgerichteten Akutabteilungen besonders virulent sein. Die verschiedenen Lösungsversuche – z. B. personelle Trennung zwischen der Rolle des Einzeltherapeuten und der des administrativen Abteilungsarztes – haben alle ihre Vor- und Nachteile. In unserer Arbeit sind wir aus der Erfahrung heraus zu einem Modell gekommen, in dem die Rolle des für den einzelnen Patienten verantwortlichen Therapeuten und diejenige des für das Gesamtkonzept und die Organisation der Abteilung verantwortlichen Arztes oder Psychologen von der gleichen Person wahrgenommen wird. Dies bedingt, daß der Therapeut es immer klar macht, welchen Hut er im Moment aufgesetzt hat, jenen des Einzeltherapeuten ode jenen des verantwortlichen Mitglieds der Gemeinschaft. Besser als dies aus theoretischen Überlegungen – gerade mit dem Blickwinkel des individualtherapeutischen Analytikers in freier Praxis – heraus angenommen wird, vermag der Patient zu unterscheiden, welche Rolle der Therapeut nun einnimmt. So kann es durchaus geschehen, daß im Rahmen des sog. Morgengesprächs, das in Form der Großgruppe sich mit der Tagesplanung befaßt, der Therapeut seinen spontanen Ärger über das ständige Zuspätkommen eines Patienten klar ausdrückt und somit als ganz reale Bezugsperson in Erscheinung tritt. Der gleiche Therapeut kann zwei Stunden später in der Einzelsitzung mit dem gleichen Patienten durchaus reflektiv und wiederum ausgewogen aufmerksam das Ereignis durchgehen und klären, wie dieser hier ein neurotisches Muster der Provokation wiederholt, das er aus seiner Familienerfahrung heraus inszeniert.

Damit kommen wir zur Problematik der Wechselwirkung von Individualtherapie, Kleingruppen und Abteilungsgemeinschaft. Einzelne Patienten sind immer wieder in Versuchung, die verschiedenen therapeutischen Settings gegeneinander auszuspielen. Die Aufspaltung (Splitting) kann sich z.B. darin zeigen, daß in der einen oder anderen Gruppe (meist in der mehr Angst erzeugenden Großgruppe) die Mitteilungen gefiltert werden, oder daß der eine Therapeut als gutes Objekt idealisiert, der andere als schlechtes Objekt verteufelt wird, oder daß die Kleingruppe als exklusivere Form mit besonderem Status versehen, die Abteilungsversammlung entsprechend abgewertet wird. Wie in allen Therapieverfahren, an denen mehrere Therapeuten beteiligt sind, ist eine wache Beobachtung des Geschehens, eine solidarische Absprache unter den Therapeuten und ein konsequentes Eingreifen der verantwortlichen Teammitglieder nötig, damit solche Fehlentwicklungen aufgefangen werden können.

Die technischen Charakteristika der stationären Kleingruppe richten sich nach der Zielsetzung, die je nach Setting beträchtlich variieren kann. Die Intensität des psychotherapeutischen Einwirkens auf einer Psychotherapiestation unterscheidet sich wesentlich vom Versuch, auf einer chronischen Abteilung durch eine Gesprächsgruppe unter den traditionell isolierten und autistisch abgekapselten Patienten eine gewisse Interaktion überhaupt in Gang zu setzen. In unserer 400-Betten-Klinik variieren denn auch die gruppendynamischen Aktivitäten von Station zu Station, je nachdem, ob sie sich auf der Psychotherapieabteilung, auf offenen oder geschlossenen Aufnahmeabteilungen, auf chronischen oder geriatrischen Abteilungen abspielten. Für die durchschnittliche Akutabteilung dürften ca. 3 wöchentliche Sitzungen à $1-1^{1}/_{4}$ h richtig sein. Es empfiehlt sich, im Interesse der Kontinuität aus dem Abteilungsteam einen festen Therapeuten und Kotherapeuten einzusetzen, die sich, wo nötig, auch gegenseitig vertreten können. Die Gruppen sind in aller Regel offen, da ihre Zusammensetzung durch die Aufnahmepraxis der Klinik bestimmt wird. Ihre thematische Gliederung richtet sich nach den therapeutischen Schwerpunkten.

Diese Ausführungen beziehen sich, wie leicht ersichtlich, vorwiegend auf verbale Verfahren. Cum grano salis sind sie aber auf wichtige ergänzende nonverbale

Techniken wie Beschäftigungs-, Mal-, Tanz-, Rhythmik- und andere soziale Aktivitätsgruppen übertragbar. Sie unterscheiden sich ja eher durch jeweils spezifische technische Aspekte, die u. a. Franzke (1977) kompetent abgehandelt hat, nicht aber durch die zugrundeliegenden gruppendynamischen Einflußgrößen.

Insgesamt ist erkennbar, wie die vielen unterschiedlichen Kleingruppen das Gemeinschaftsleben eines Krankenhauses mitprägen und daß auf sie als integraler Teil einer jeden Milieutherapie nicht verzichtet werden kann. In einer gezielten Untersuchung (Heim et al. 1978) ließ sich dies auch empirisch bestätigen: Wir stellten fest, daß neben dem Informationsaustausch vor allem Aktivitäten wie Reflexion, affektiver und persönlicher Ausdruck, den Ablauf der Kleingruppensitzungen bestimmen. Demgegenüber überwogen in der Abteilungsversammlung die gemeinschaftszentrierten, auf das soziale Zusammenleben ausgerichteten Aktivitäten wie (wiederum) Informationsaustausch und Mitentscheidung; alle übrigen von uns beschriebenen Dimensionen sind erstaunlich gleichmäßig verteilt. Vereinfacht hat ein englischer Kollege die beiden Gruppenprozesse gut differenziert, als er feststellte, in der Abteilungsversammlung überwiege der Verstand (kognitive Prozesse), in der Kleingruppe dagegen das Herz (affektive Abläufe).

2.4.5 „Die Abteilungs- oder Stationsversammlung als gemeinschaftsorientierte Gruppe"

Noch vor 10 Jahren meistens umstritten oder nur zögernd zugelassen sind heute meistenorts Gruppenanlässe selbstverständlich in den Klinikalltag integriert. Während ambulante Gruppentherapien den initialen Schwung – etwa im Vergleich zur Familientherapie – etwas verloren haben, sind Gruppen in der institutionellen Psychiatrie vielseitig eingesetzt. Nach Funktion und Ablauf möchte ich folgende Typen unterscheiden:
1. *Patientenzentrierte therapeutische Gruppen:* Meist Kleingruppen mit umschriebenem therapeutischen Ziel und einem durch die jeweilige Technik bestimmten Ablauf. Zum Beispiel psychoanalytisch orientierte Gruppen: Gestaltgruppen; Gruppen für Suchtkranke etc.
2. *Gemeinschaftszentrierte Gruppen:* Meist Großgruppen mit der Zielsetzung, über die individuelle therapeutische Wirkung hinaus, das Gemeinschaftsleben zu garantieren. Zum Beispiel Abteilungs- oder Stationsversammlung: Patientenrat. Von Patienten getragene Arbeitsgruppen, die auf das Gemeinschaftsleben ausgerichtet sind wie „Programm-Gruppen", „Verschönerungs-Gruppen", koordinative Gruppen etc.
3. *Funktionszentrierte Gruppen:* Gruppen, die eine umschriebene betriebliche Aufgabe miteinander zu lösen haben. Zum Beispiel Teamsitzungen eines Abteilungs- oder Stationsteams, oder des Teams der medizinischen Leitung; Teambesprechungen von Berufsgruppen, z. B. Ärzten, Ergotherapeuten und Sozialarbeitern etc.
4. *Koordinative Gruppen:* Besprechungen, die funktionsübergreifend verschiedene Funktions- und/oder Berufsbereiche aufeinander abstimmen. Zum Beispiel täglicher Rapport von Vertretern des ärztlichen und pflegerischen Bereichs zur Koordination von Patientenzuteilung, organisatorischem Ablauf etc.

5. *Personalzentrierte Gruppen:* Gruppen, die primär den Bedürfnissen des Personals (und nicht therapeutischen oder administrativen Abläufen) dienen. Zum Beispiel teamzentrierte Besprechungen der Zusammenarbeit und Interaktion des Teams selbst; Gruppen, die der Weiterbildung oder Selbsterfahrung des Personals dienen; Personal- oder Mitarbeiterversammlungen, die sich auf Anstellungsbedingungen oder standespolitische Fragen beziehen.

Hinsichtlich der technischen Handhabung zählen gemeinschaftszentrierte mitunter zu den schwierigsten Gruppen. Es ist somit erstaunlich, daß es – im Vergleich zur übrigen Gruppenliteratur – relativ wenig Anweisungen dazu gibt. Es scheint, daß sich vielerorts aus der Praxis heraus besondere Formen entwickelt haben, die nicht weiter vorgestellt oder diskutiert werden. Im folgenden möchte ich einige Überlegungen anbringen, die aus jahrelanger Beobachtung und Supervision von Großgruppen entstanden sind. Vorausschicken möchte ich, daß wir „Leben in der Gemeinschaft" als eines der vier Grundprinzipien – neben Partizipation, offener Kommunikation und sozialem Lernen – einer jeden psychodynamischen Milieutherapie verstehen. Ich habe andernorts ausführlich versucht, diese Prinzipien zu begründen (Heim 1984). Unsere eigene Arbeitsweise orientiert sich an einer modifizierten, auf das Gesamt-Klinik-Setting bezogenen therapeutischen Gemeinschaft.

Als das Kernstück des Gemeinschaftslebens einer therapeutischen Gemeinschaft wird die Begegnung von allen Patienten mit allen Teammitgliedern in der Gemeinschaftsgruppe betrachtet. Während dieser Anlaß im Englischen meist "community-meeting" oder gelegentlich "ward-meeting" benannt wird, ist der deutsche Sprachgebrauch leider vielfältiger und damit verwirrender. Je nach örtlichen Gegebenheiten wird von Stations- oder Abteilungsversammlung, -konferenz, -meeting oder -treffen gesprochen. Ohne einen anderen Vorzug nennen zu können als den, daß der Ausdruck sich bei uns so eingebürgert hat, möchte ich bei der Benennung „Abteilungsversammlung" bleiben. Je nach Setting findet die Abteilungsversammlung ein- oder mehrmals wöchentlich oder gar täglich statt. Sie ist der Ort, wo viele der Prinzipien, die das Wesen der Milieutherapie ausmachen, zur Anwendung gelangen. Entscheidend ist dabei, daß in der Abteilungsversammlung nach und nach die Kultur einer Milieubehandlung (Therapeutische Gemeinschaft) gemeinsam von allen Beteiligten entworfen und verwirklicht und in der Folge, trotz erheblicher Fluktuation unter Patienten und Personal, im wesentlichen über längere Zeit tradiert wird.

Von ihrer Form her ist die Abteilungsversammlung eine *Großgruppe,* die 20–100 Teilnehmer vereinen kann. Lange Zeit in ihrer Dynamik von der Kleingruppe kaum unterschieden, hat die Großgruppe als solche in den letzten Jahren in der Forschung zunehmend Aufmerksamkeit gefunden (vgl. etwa Kreeger 1975). Obwohl im gewöhnlichen sozialen Zusammenleben viele Veranstaltungen den Charakter von Großgruppen haben (z. B. zusammengelegte Schulklassen, Studienjahrgänge, politische Gruppierungen, militärische Veranstaltungen, Vereinsleben etc.), sind sie auch dem nichtpsychisch Kranken von ihrer Dynamik her eher unvertraut bis unheimlich. Regelmäßig lösen sie im weniger erfahrenen Teilnehmer Angst und Spannung aus, auch wenn er nicht unmittelbar zu aktivem Mitmachen aufgefordert wird. Entsprechend geben denn auch die gesunden Menschen an, daß die Großgruppe in ihnen etwa folgende Empfindungen auslösen kann: Gefühl des Verlorenseins, Angst, Hilflosigkeit, Isoliertsein gegenüber Teilen von sich selbst oder gegenüber anderen, sich an die Gruppe verlieren, von der Gruppe ignoriert, nicht geschätzt oder gar bedroht oder verletzt werden. Gerade die narzißtische Bedrohung ist gegenüber der überschaubaren und daher vertrauteren Kleingruppe wesentlich verstärkt, so daß Reaktionen der Kränkung, des "narcisstic blow", nicht selten sind.

Der praktischen Anwendung der Großgruppe im psychiatrischen Setting stehen nicht nur die auf das Individuum bezogenen Bedenken entgegen, die für eine kranke Population noch vermehrtes Gewicht haben. Es sind auch Vorbehalte von außen, die es zu überwinden gilt. Diese gelten der Tatsache, daß es eine derartige gemeinsame Begegnung als Ausdruck eines besonderen Sozialsystems überhaupt gibt. Der uneingeweihte Beobachter von milieutherapeutischen Anstrengungen ist, besonders wenn er sich am traditionellen medizinischen Modell orientiert, an sich schon von vielen neuen Eindrücken betroffen. Die Tatsache nun, daß sich alle Patienten *und* Teammitglieder einer Krankenabteilung zu einer Art demokratischer Meinungsbildung zusammenfinden, wirkt auf den außenstehenden Kritiker oft seltsam bis befremdend. Der Verzicht auf die klare Unterscheidung zwischen „Kranken" und „Gesunden" scheint den historischen Prozeß der psychiatrischen Institution als Ort der Ausgliederung von „bedrohlichen Kranken" insgesamt in Frage zu stellen (Pines 1975).

Dem Praktiker der Milieutherapie ist aber daran gelegen, daß er die Großgruppe in ihrer inneren Spannung und Dynamik in den Griff bekommt. Es muß eine Struktur geschaffen werden, die nicht nur die sinnvolle und hilfreiche Anwendung der vertretenen Prinzipien ermöglicht, sondern zugleich verhindert, daß die labilen und gestörten Patienten dekompensieren. Anders ausgedrückt: auch in der Großgruppe soll es den Patienten möglich sein, in der Interaktion mit Mitpatienten und Teammitgliedern ihre Störungen zu erkennen, zu reflektieren und entsprechend korrektiv zu bearbeiten. Obwohl die Betonung auf der gesunden, ichstarken Seite der Persönlichkeit des Patienten liegt, ist unschwer vorauszusagen, daß aus dieser Erfahrung nicht jedermann in jedem Fall therapeutischen Nutzen zieht, daß vielmehr der eine oder andere u. U. auch temporär Schaden nehmen kann. Wir können uns der Einsicht nicht verschließen, daß auch in der Milieutherapie – wie in der Psychotherapie insgesamt – die therapeutischen Anstrengungen u. U. Nebenwirkungen, also unvorhersehbare pathologische Konsequenzen, nach sich ziehen können. Dies anzuerkennen zwingt uns zugleich, den Prozeß der Großgruppe in seinem Ablauf sorgfältig mitzuverfolgen und zu analysieren, was vor allem auch in der jeweils anschließenden Teamsitzung geschieht. Außer den oben erwähnten Befindlichkeitsstörungen und dem im Zusammenhang mit den Kleingruppen angeführten Splitting kann es immerhin zu schwer beherrschbaren Angstzuständen, regressiven Zusammenbrüchen, eventuell zu psychotischen Dekompensationen sowie projektiven Identifikationen kommen.

Es sind also nicht nur methodische Überlegungen, die mich veranlassen zu postulieren, daß die Abteilungsversammlung eine durchdachte Struktur aufweisen muß. Daß diese Forderung ihre Begründung hat, geht übrigens auch aus empirischen Vergleichsuntersuchungen (Rubin 1979; Kisch et al. 1981; Arons 1982) hervor.

Ich möchte im folgenden nun die Praxis der Abteilungsversammlung anhand von Zielsetzung, Setting, Ablauf, Rollenverteilung und Vor- und Nachbesprechung näher charakterisieren.

2.4.5.1 Zielsetzung

Vorausschicken möchte ich, daß die Abteilungsversammlung das Übungsfeld par excellence ist, um die genannten Prinzipien der Milieutherapie anzuwenden. Nach unserer Erfahrung sind es darüber hinaus drei spezifische Zielsetzungen, die zu verfolgen die Abteilungsversammlung geeignet ist:

1) Förderung des Gemeinschaftslebens

a) Abteilungsorganisation. Viele Patienten sind derart auf ihre Krankheit eingeengt, daß sie die Bedeutung ihres Klinikaufenthalts einzig und allein darin sehen, sich mit der eigenen Krankheit zu befassen. Durch das physische Arrangement des regelmäßigen Zusammentreffens aller Beteiligten einer Krankenabteilung, Patienten und Teammitglieder, wird erst das Bewußtsein des Gemeinschaftslebens entwickelt. Nach und nach wird es möglich, neu eintretende Patienten für alle Aspekte der Abteilungsorganisation zu interessieren und sie darauf vorzubereiten, daß ein Gemeinschaftsleben auch Verpflichtungen mit sich bringt, wie z. B. Mithilfe bei Küchenarbeiten, Pflege der Sauberkeit der gemeinsam benutzten Räume, Rücksichtnahme hinsichtlich Ordnung und Lärm etc. Sie werden mit der Hausordnung bekanntgemacht, die ihrerseits in ihren Regeln immer wieder Anlaß zu Diskussionen und Meinungsbildung sein kann. Die vertiefte Beschäftigung mit den äußeren Regeln und deren Sinn bringt allen Beteiligten zum Bewußtsein, daß sie in einer Umwelt zusammenwirken, die den einzelnen ernstnimmt, von ihm aber auch Ausrichtung auf das Gemeinschaftsleben verlangt. Dies entspricht dem, was von einzelnen Autoren als die „Kultur" der Therapeutischen Gemeinschaft bezeichnet wird, worunter wohl die mehr oder weniger explizit formulierten Wertvorstellungen des jeweiligen Milieukonzepts zu verstehen sind.

b) Intergruppale Besprechungen. Zusätzlich werden intergruppale Beziehungen bedacht und geklärt – also die Beziehungen von einzelnen formierten Kleingruppen zueinander, die Beziehungen von Teammitgliedern zur Gesamtheit der Patienten, aber auch die Bedeutung von sich spontan bildenden Untergruppen oder Cliquen. Auf die letzteren hat Wilmer (1966) vor allem aufmerksam gemacht. Nach ihm sind Cliquen aus drei Mitgliedern zusammengesetzt, von denen eines beliebt, attraktiv, verbal geschickt ist; die Clique hat es darauf angelegt, den formellen Leiter einer Gruppe oder Abteilung herauszufordern. Cliquen sind fast immer destruktiv, oft in ihrem Handeln symbolisch oder konkret aggressiv und darauf ausgerichtet, Konflikte zu agieren. Sie vermögen dadurch der normalen sozialen Dynamik der Großgruppe Widerstand entgegenzusetzen oder diese gar erheblich zu stören. Die Abteilungsversammlung ist der Ort, dieses Verhalten und die sich daraus ergebenden Störungen zu bearbeiten. Spontane Kleingruppen dagegen sind nicht dasselbe wie Cliquen, obwohl sie ähnliche Charakteristika aufweisen können. Sie sind mit eigenen Normen und intragruppalen Beziehungen ausgestattet und tragen konstruktiv zum Geschehen der Großgruppe bei, indem sie Zusammenhang, Gruppenmoral und gemeinsame Zielsetzungen betonten.

Nachstehend ein Beispiel für Bildung und Auflösung einer Clique:

Zu Beginn der 70er Jahre etablierte sich auch in unserem Versorgungsgebiet die Drogenszene. Wier bemühten uns anfänglich, entzugswillige Patienten großzügig und mit viel Hilfsbereitschaft der verantwortlichen Teams aufzunehmen. Im Laufe von Monaten traten die unvermeidlichen Enttäuschungen auf, die zu einer restriktiven Konzeption führten. Nach einer gewissen Unterbrechung wurden Patienten selektiv nach Vorbesprechung aufgenommen. Einer der ersten erneut in Behandlung genommenen Drogenpatienten wirkte gut motiviert, vermochte sich leicht in das Abteilungsleben zu integrieren und fand einige Sympathien bei den Mitpatienten. Als nach wenigen Wochen zwei weitere Drogenpatienten folgten, bildeten die drei eine Clique, die unter Wortführung des Erstaufgenommenen plötzlich keine Gelegenheit mehr ausließ, gegen die Arbeit des Abteilungsteams zu intrigieren. Anfänglich waren sie erfolgreich, bis sich dann unter den Patienten Widerstand bemerkbar machte. Während einer Abteilungsversammlung war es schließlich möglich, das destruktive Verhalten der Drogenclique anzusprechen und sie mit ihrer Haltung zu konfrontieren. Erst jetzt wurde ihnen das Ausmaß der eigenen Agiertendenz bewußt, das sie zuvor projektiv von sich weggeschoben hatten, und sie beteiligten sich fortan wieder vermehrt an der therapeutischen Gruppenarbeit. Durch das Überwinden des Spaltungsprozesses wurde allen Beteiligten in Erinnerung gerufen, daß zu den Prinzipien der Therapeutischen Gemeinschaft eine solidarische Grundhaltung auch gegenüber der Gemeinschaft als Ganzes gehört.

Dort, wo in mehreren Kleingruppen parallel gearbeitet wird, ist die Abteilungsversammlung der Ort, die Gemeinsamkeiten des Abteilungslebens außerhalb der Therapiegruppen zu betonen. Es kann aber auch geschehen, daß sich die Kleingruppen therapeutisch sinnvoll ergänzen. Wir konnten wiederholt feststellen, daß bei der gegenseitigen Orientierung über die zuvor stattgehabten Gruppengespräche die eine Gruppe der anderen durch Beobachten und Fragen wesentlich beizustehen vermochte. – Beispiel:

In Form eines Gruppenberichts wurde jeweils über die Gruppenarbeit der vergangenen Woche orientiert. Dabei zeichnete sich die eine Gruppe durch ein thematisch vielfältiges Programm aus, das nicht nur in der Gesprächsgruppe, sondern auch in den gemeinsamen Aktivitäten zu erkennen war. Mit dem kontrastierte der auch schleppend vorgetragene Bericht der anderen Gruppe, in der eine passive, lustlose Stimmung herrschte. Einmal beklagte sich ein Teammitglied dieser zweiten Gruppe resigniert über deren Zustand, worauf ein Patient der aktiven Gruppe meinte, die zweite Gruppe weise eben viele akut und schwer gestörte Kranke auf, die einfach noch nicht in der Lage seien, so aktiv mitzuwirken, wie dies z. Z. in seiner Gruppe gelinge. Die Mitpatienten der passiven Gruppe fühlten sich durch diese Äußerung verstanden und klagten nun direkt über das ständige Drängen ihrer Teambetreuer, von denen sie sich überfordert fühlten. Sie brachten nun plötzlich Vorschläge, was sie gegenwärtig als zumutbare und was sie als ungeeignete Aktivitäten betrachteten. Dadurch wurde ein deutlicher Umschwung im Gruppenverhalten bewirkt, so sehr, daß sich auch die passive Gruppe innerhalb der nächsten 2 Wochen zu einer vergleichbar aktiven und therapeutisch erfolgreichen Gruppe entwickelte.

Der gegenseitigen Orientierung über die Gruppenarbeit steht das Bedürfnis nach Vertraulichkeit über das, was der einzelne in der Gruppe zur Diskussion stellen mochte, gegenüber. Analog dem Gebot, daß der Einzeltherapeut die Intimität des ihm anvertrauten Patienten zu respektieren hat und nur das an das Team und allenfalls an die Kleingruppe weiterleitet, was zu der Betreuung dieses Patienten unbedingt erforderlich ist, sollte die Vertraulichkeit der Gruppe gegenüber der Abteilungsversammlung in bezug auf die Mitglieder auch nur dort durchbrochen werden, wo dies im Interesse des einzelnen wie auch der Gesamtabteilung notwendig ist. In unserer Erfahrung sind es vor allem Suchtpatienten, manchmal auch manipulative depressive Patienten mit Suizidtendenzen, denen eine Klärung ihrer persönlichen Lage in der Großgruppe nützt.

Die Frage der Vertraulichkeit stellt sich in analoger Weise auch in bezug auf das, was Teammitglieder in die Abteilungsversammlung einbringen dürfen. Auch sie sollten sich, wie die Glieder der Kleingruppe, daran orientieren, ob 1. die Information eines größeren Kreises im Interesse des betreffenden Patienten liegt und/oder 2. für das Zusammenleben auf der Abteilung notwendig ist. Wir haben diese Entscheide immer in Analogie zur Vertraulichkeit der Einzeltherapie gehandhabt. Im Klinik-Setting kann sich weder der Psychotherapeut noch die als Vertrauensperson eingesetzte Pflegeperson dazu verpflichten lassen, dem Patienten gegenüber absolute Schweigepflicht zu halten. Im Kontrakt mit den Patienten in der Einzelbeziehung wie auch im Klein-Gruppen-Setting muß immer klar bleiben, daß im Interesse der Gesamtbehandlung das Team evtl. auch Mitpatienten über wichtige potentielle Gefahren wie Suchtrückfall, Suiziddrohung oder anderes agierendes Verhalten unterrichten werde. Ja, zur Entlastung der Patienten haben wir immer wieder betont, daß keiner von ihnen dem anderen gegenüber sich verpflichten lassen dürfe, vertrauliche Mitteilungen nicht weiterzuleiten, wenn er glaube, es übersteige seine Tragfähigkeit, zum Geheimnisträger oder gar zum agierenden Mitwisser gemacht zu werden. Gerade auch Spaltungsprozesse sind im Gemeinschaftsleben besser zu bearbeiten, wenn ihre Hintergründe vor der Gruppe aufgedeckt werden können. Umgekehrt muß der neu eintretende Patient, der im Begriff ist, Vertrauen zur Gruppe und zu den Mitpatienten zu entwickeln, und der oft aus Verhältnissen mit mehr oder weniger pathologischen Beziehungsformen kommt, die Bereitschaft fühlen, daß nicht alles, was er mit anderen teilt, gleich ins kollektive Informationsnetz weitergeleitet wird. Die heikle Balance zwischen teilbarer einerseits und vertraulich zu handhabender Mitteilung andererseits beschäftigt das Gemeinschaftsleben in der Klein- und in der Großgruppe immer wieder. Krisen sind unvermeidlich, ihre adäquate und souveräne Handhabung durch das verantwortliche Team kann kontinuierlich zu einem höheren Grad an Vertrauen und Offenheit führen.

c) Aspekte der Zusammenarbeit zwischen Patienten und Team. Das Treffen von Patienten und Teammitgliedern eignet sich schließlich besonders gut dazu, Aspekte der Zusammenarbeit zwischen dem Gesamtgut der Patienten einerseits und ihren professionellen Betreuern andererseits zu klären. Seit Rapoports Studien im Henderson Hospital ist bekannt, daß Therapeutische Gemeinschaft als soziale Organismen zu bestimmten phasenhaften Veränderungen neigen. Auf Zeiten von sozialer Integration folgen solche der Desorganisation, die wieder zu einer Phase der Reorganisation überleiten. Während in der Integrationsphase die Abteilungsatmosphäre entspannt ist, alle am Gemeinschaftsgeschehen aktiv partizipieren, kann in der Desorganisationsphase das Gegenteil festgestellt werden. Das mag dazu führen, daß das Team mehr zu aktiven, autoritären Interventionen neigt, die wiederum Gegenreaktionen bei den Patienten auslösen. Meist ergibt sich erst durch eine gewisse Rotation von Patienten (und evtl. von Mitarbeitern) eine gewisse Entspannung, die den Übergang zur Reorganisation ermöglicht. Jede Phase ist aber von einer besonderen Interaktion zwischen Patienten und Teammitgliedern geprägt. Wird diese frühzeitig genug erkannt und richtig angespro-

chen, kann die Desintegration u. U. schon wesentlich früher aufgefangen werden.
Beispiel:

Auf einer Abteilung mit akut Kranken beklagten sich Patienten vorerst in ihrem Gruppenbericht über einige stark erregte psychotische Mitpatienten, die das Zusammenleben sehr erschwerten. Sie erwähnten ferner, daß die Stimmung auch durch andere, egozentrische Mitpatienten belastet werde, die immer wieder versuchten, das Gruppengespräch zu dominieren. Schließlich wurde das Team als Ganzes angegriffen, das immer hinter verschlossenen Türen Besprechungen abhalte, nur zum Kaffeetrinken sich zu den Patienten setze und anscheinend wenig an deren Problemen interessiert sei. Die Reaktion der Teammitglieder beschränkte sich auf die letztgenannten Vorwürfe, gegen die sie sich energisch wehrten, indem sie auf ihre nervenaufreibende Arbeit hinwiesen und zu erkennen gaben, daß sie an ihrem Arbeitsplatz alles andere als paradiesische Zustände vorfänden, müßten sie doch ständig mit so schwierigen Leuten zusammenleben.

Anstatt also im Gruppenprozeß auf die dahinterliegende Dynamik einzutreten, haben die Teammitglieder in diesem Beispiel mit Rechtfertigung und Gegenklagen reagiert und so dazu beigetragen, die Fronten weiter zu verhärten. Sie erkannten erst in der Nachbesprechung mit dem Supervisor, daß die Patienten sich von dem psychotischen Verhalten einiger Mitpatienten bedroht fühlten und eigentlich vom Team aktiven Schutz und Hilfe erwarteten. Wären diese Erwartungen auf ihren realen Gehalt hin geprüft, wäre ihnen womöglich entsprochen und gleichzeitig die „emotionale Grundannahme" der abhängigen Gruppe im Sinne von Bion (1959) angesprochen worden, so hätte das Klären dieser Situation einigen therapeutischen Nutzen bringen können. So aber trugen die Teammitglieder selbst zu der gespannten Gruppensituation bei, weil sie ihre eigene Kränkbarkeit nicht kontrollieren konnten.

Insgesamt können wir mit Bezug auf die erste Zielsetzung der Abteilungsversammlung sagen, daß sie am ehesten durch jene Prinzipien zu erreichen ist, die ich als „Partizipation" und „Kommunikation" bezeichnet habe.

2) Optimierung des Informationsaustauschs

Alle das Abteilungsleben betreffenden Informationen sind in der Abteilungsversammlung anzubringen. Sie beziehen sich auf Mutationen von Patienten und Teammitgliedern, auf allgemeine Mitteilungen medizinischer oder administrativer Natur, auf Belange der Abteilungsorganisation, auf ordentliche und außerordentliche Aktivitäten im Gemeinschaftsleben u. a. m. Wichtig ist, daß der Informationsfluß nicht einseitig läuft, sondern daß auch den Patienten Gelegenheit zu aktiver Orientierung geboten wird. Das ist einer der Gründe, warum es mir wichtig scheint, daß alle Untergruppen an der Abteilungsversammlung über ihre Tätigkeit berichten, betreffe diese nun die therapeutischen Gruppen oder die mehr das Gemeinschaftsleben gestaltenden Arbeitsgruppen wie etwa Patientenrat, Verschönerungskomitee etc. Dabei sind besonders auch kommunikationsschwache Patienten zu animieren, die Gelegenheit wahrzunehmen, hier ihre Hemmungen zu überwinden.

Je mehr Patienten in der Großgruppe zur aktiven Partizipation gebracht werden können, desto geringer ist die Schwellenangst für die übrigen. So ist es von Vorteil, daß z. B. das Referieren von Berichten auf mehrere Patienten verteilt wird, anstatt dies eher geltungsbedürftigen, exhibitionistischen Patienten zu überlassen. Der Informationsfluß ist mit Vorteil zu strukturieren, indem eine Traktandenliste erstellt wird, damit auch die gestörten Patienten (z. B. akut Schizophrene) nicht von der Informationsmenge überfordert werden. Auch müssen die Teammitglieder aus der Beta-Position heraus den Leiter der Abteilungsversammlung immer wieder unterstützen, wenn diesem die schwierige Aufgabe, die Themen jeweils einzugrenzen und zu gliedern, nicht immer gelingen will. Im übrigen ist es von großem Vorteil, daß der Austausch von Sachinformationen auf die Abteilungsversammlung als Großgruppe konzentriert bleibt, weil dies den therapeutischen Gruppen als Kleingruppe ermöglicht, sich eher der Reflexion und der Bearbeitung des emotionalen Hintergrunds zuzuwenden.

Zusammenfassend läßt sich sagen, daß bei der Optimierung der Information die von mir unter „Kommunikation" abgehandelten Interventionen wie auch die Aktivierung der Patienten zum Zuge kommen.

3) Bearbeitung von Abteilungsproblemen

Probleme, die primär nicht Einzelmitglieder der Gemeinschaft (Patienten oder Team) betreffen, sondern sich überwiegend auf das Zusammenleben beziehen, finden in der Abteilungsversammlung ein Forum, das ihre Bearbeitung für alle gleich durchsichtig macht. Von großer Bedeutung ist, daß es um Probleme geht, die sich aus dem unmittelbaren sozialen Zusammenleben ergeben, die also aus dem Hier und Jetzt zu verstehen und erklären sind. Es gilt also nicht, verdrängte Konflikte introspektiv zu erkennen und zu überwinden, sondern auf die aktuelle Realität bezogen das zu bearbeiten, was unmittelbar zu einer Lösung drängt. Dies betrifft meist Verstöße gegen die Abteilungsregeln, Konflikte, die mehrere der Anwesenden betreffen, oder Spannungen, die in bestimmten Gruppierungen aufgetreten sind. Ich habe oben einige Beispiele erwähnt, die sich gleichzeitig auf die Problembearbeitung beziehen. Das Prinzip, das hier hauptsächlich Anwendung findet, ist jenes des sozialen Lernens mit den bereits beschriebenen Teilaspekten. Die verantwortlichen Teammitglieder haben darauf zu achten, daß die Abteilungsversammlung das Forum bleibt, das sich par excellence zum Modelling, also zum Lernen am Modell eignet.

2.4.5.2 Technische Aspekte

1) Setting

Je nach Abteilungsstruktur und Zielsetzung variiert die *Häufigkeit* der Abteilungsversammlung. Viele psychiatrische Abteilungen beginnen den Arbeitstag mit einer Abteilungsversammlung im Sinne eines Morgengesprächs, das alle Aspekte des Tagesablaufs im voraus zu klären versucht. Andere Abteilungen treffen sich nur einmal wöchentlich, um dann gezielt und ausführlich das Gemeinschaftsleben zu besprechen. Wieder andere verbinden die beiden Formen. Eine gültige Angabe zur Frequenz kann somit immer nur mit Rücksicht auf die besonderen Verhältnisse gemacht werden.

Wichtig ist, wie bei allen Gemeinschaftsanlässen, Pünktlichkeit zu beachten, sowohl was den Beginn wie das Ende der Großgruppe betrifft. Nur außerordentliche Umstände sollen zur Verlängerung der *Zeitdauer* führen. Diese ist wiederum von der Frequenz abhängig, liegt aber in der Regel zwischen $3/4$ und $5/4$ h.

Ich bin davon überzeugt, daß die *Sitzordnung* im Kreis, die es allen Teilnehmern ermöglicht, alle Anwesenden zu überblicken, am geeignetsten ist. Es empfiehlt sich überdies, für die Versammlung einen hellen Raum mit ausreichender

Belüftung zu wählen. Die Stühle sind so anzuordnen, daß der Mittelraum frei bleibt und niemand sich unauffällig aus dem Kreis entfernen kann. Tatsächlich kann die Kontrolle über die Großgruppe als Gesamtes nur dann erfolgen, wenn diese physischen Voraussetzungen erfüllt sind.

Schließlich ist auch zu beachten, daß die Versammlung möglichst *ungestört* verläuft (keine Telefonanrufe, Piepser, Verspätungen, vorzeitiges Weggehen etc.). Auch die Aufmachung der Patienten ist zu beachten (Anzug, Körperpflege etc.), da gerade an der Abteilungsversammlung gezeigt werden kann, daß Grundregeln des Zusammenlebens, wie sie außerhalb des Krankenhauses selbstverständlich sind, auch im Abteilungsalltag beachtet werden sollen.

2) Ablauf

Die zu behandelnden Informationen und Diskussionspunkte sind im vorneherein bekanntzumachen und dann in der angekündigten Reihenfolge abzuhandeln. Gegenüber dem mehr spontanen Gruppengeschehen der therapeutischen Kleingruppe mag dies rigid erscheinen; doch möchte ich daran erinnern, daß die feste Struktur der Abteilungsversammlung ihren Sinn vor allem darin hat, einige der Nachteile der Großgruppe auszugleichen. Der Ablauf darf nicht chaotisch werden, sondern muß von den Verantwortlichen in geplante Bahnen gelenkt werden. Dort, wo spontan hochaktuelle wichtige Themen aufgegriffen werden, muß der Diskussionsleiter darauf eingehen. Das Thema soll zumindest so weit behandelt werden, daß allen Beteiligten klar wird, wo und wie die weitere Problembearbeitung erfolgt. – Beispiel:

Aus einem Gruppenbericht wird klar, daß ein Teil einer Ausflugsgruppe nicht mit den anderen Teilnehmern zurückgekehrt ist. Das Nachfragen durch ein Teammitglied bringt ans Licht, daß es sich um ein paar Alkoholiker handelte, die sich in ein nahe gelegenes Wirtshaus abgesetzt hatten. Dort waren 3 der Patienten nicht nur selbst bedenklich entgleist, sondern hatten auch versucht, 2 weitere Alkoholkranke zum Mittrinken anzuhalten. Eine Schwester benutzte nun in der Abteilungsversammlung die Gelegenheit, energisch auf die Abteilungsregeln hinzuweisen. Der zuständige Abteilungsarzt hielt fest, daß er das Problem am Abend in der Suchtgruppe mit den Betroffenen weiter bearbeiten wolle.

Die Reihenfolge der Punkte ist vermutlich überall vom lokalen Abteilungsgeschehen her bestimmt. Es geht wohl kaum an, die eine oder andere Lösung als optimal zu verallgemeinern. Auf den ca. 20 Krankenabteilungen spielten sich an unserer Klinik überall besondere Regelungen ein. Im allgemeinen ist zu empfehlen, mit relativ strukturierten Berichten im Sinne einer "Warm-up-Phase" zu beginnen, die dann zu den mehr diskussionsbezogenen Punkten überführt. Besonders nach der Besprechung eines komplexen Themas kann es von Bedeutung sein, wenn ein Teammitglied die wesentlichen Punkte am Schluß nochmals zusammenfaßt.

3) Rollen

Die *Leitung* der Abteilungsversammlung wird mit Vorteil einem Patienten übertragen. Dies ist nicht nur für den Betroffenen ein ausgezeichneter sozialer Lernprozeß; er bietet sich vielmehr seinen Mitpatienten als besonders geeignetes Modell an, was ihre Beteiligung zu ermutigen vermag. Er bedarf aber der Unterstützung durch erfahrene Teammitglieder, wobei es sich nach unserer Erfahrung bewährt, in der Vorbesprechung mit dem Gesprächsleiter mögliche Schwierigkeiten bereits zu klären oder ihn mit einem Tutor (Teammitglied) die Versammlung als Gesamtes vorbereiten zu lassen. Das als Tutor wirkende Mitglied setzt sich mit Vorteil während der Abteilungsversammlung neben den Gesprächsleiter, um ihm, wo nötig, beizustehen. Ein ähnliches Vorgehen kann Patienten zugute kommen, die Berichte zu erstatten haben.

Daraus ist schon ersichtlich, daß die Teammitglieder mit Vorteil nicht in der Alpha-, sondern in der Beta-Position an der Abteilungsversammlung teilnehmen. Dies schließt nicht aus, daß Teammitglieder gehalten sind, immer wieder auch spontan Überlegungen und eigenes Empfinden einzubringen, um so den Patienten das Lernen am Modell zu ermöglichen. In fairer Austragung brauchen selbst Differenzen unter Teammitgliedern nicht verheimlicht zu werden.

Ob es gelingt, den Großteil der Patienten, also die Gammas, zu aktivieren, ist stark abhängig von der Situation. Diese wird schon wesentlich vorausbestimmt durch den Entscheid, wer von den Patienten daran überhaupt teilnehmen muß bzw. nicht zugelassen werden kann. Es gibt Autoren, die sich entschieden dafür einsetzen, allen, auch den gestörtesten Patienten, die Teilnahme zu ermöglichen. In unserer Erfahrung hat es sich aber bewährt, zugunsten des Gruppenprozesses der Abteilungsversammlung auf die Teilnahme von besonders störenden oder besonders gestörten Kranken zu verzichten. Dies gilt vor allem für akut erregte psychotische oder stark logorrhoische maniforme Patienten. Sie können gelegentlich zu Beginn der Sitzung zugelassen werden, um einerseits die Mitpatienten anzuregen, sich mit ihnen zu befassen, andererseits die Teilnehmer auch erkennen zu lassen, wo deren Grenze der sozialen Verantwortlichkeit z. Z. noch liegt. Patienten, deren Teilnahme zumutbar scheint, von denen man aber potentielle Störungen erwartet, lassen sich am ehesten steuern, wenn ein ihnen vertrautes Teammitglied neben ihnen sitzt und ihnen immer wieder den Sachverhalt der Diskussionen erläutert. So kann gerade bei einem verwirrt psychotischen Patienten durch die Teilnahme an der Abteilungsversammlung der Realitätsbezug gefördert werden. Im übrigen ist auf der Teilnahme aller Patienten und Teammitglieder zu bestehen, wobei es primär den Patienten übertragen bleibt, ihre Kameraden zur Versammlung dazuzuholen.

4) Vor- und Nachbesprechung

In der *Vorbesprechung* wird versucht, im Kreis des Teams die wichtigsten Punkte zu klären und sich auf den zu erwartenden Gruppenprozeß einzustellen, um eventuellen Schwierigkeiten adäquat zu begegnen. Auch können hier Teammitglieder dem als Gesprächsleiter bezeichneten Patienten in der Vorbereitung noch einmal beistehen.

Von großer Bedeutung ist es, daß bei der *Nachbesprechung,* neben dem Gesprächsleiter als Patientenvertreter, alle Teammitglieder vereint sind. Wenn nicht ein eigens bestellter Supervisor dies übernehmen kann, ist es Aufgabe des nominellen Teamleiters (z. B. Abteilungsarzt oder Abteilungsschwester), die Besprechung zu leiten und zwar so, daß vorerst in großen Linien der Ablauf des Gruppenprozesses rekonstruiert wird. Oft besteht die Gefahr, daß allzu rasch auf das auffallendste Ereignis oder auf den zum X-ten Mal störenden Patienten eingegangen wird. Die Nachbesprechung muß aber zum Lernprozeß für das Gesamtteam werden, um es im Umgang mit der Großgruppe und mit den Prinzipien der Therapeutischen Gemeinschaft anzuleiten. Auf entsprechende Beispiele habe ich wiederholt verwiesen. Als besonders typisch möchte ich folgende Erfahrung rekapitulieren:

Das qualifizierte Team einer offenen Abteilung für Akutkranke hatte wie immer die Abteilungsversammlung gut strukturiert und durch den bezeichneten Patienten aus dem Hintergrund heraus folgerichtig abwickeln lassen. Erfreulich war, wie praktisch alle Teammitglieder vom Oberarzt bis zur neu eingetretenen Psychologiepraktikantin am Interaktionsgeschehen beteiligt waren. Auch kamen praktisch alle Patienten zu Worte. Dennoch störte mich, als partizipierender Beobachter und Supervisor etwas, das ich vorerst nicht klar erfassen konnte. Es zeigte sich dann aber, daß die meisten Interventionen, vor allem vom geschickten und erfahrenen Abteilungsarzt ausgehend, immer nur auf Einzelpatienten bezogen waren. Damit ergaben sich zwar viele verbale Äußerungen zwischen dem jeweils im Vordergrund stehenden Patienten und den beteiligten Teammitgliedern, doch kam es kaum zur direkten Interaktion unter den Patienten selbst. Diese wirkten deshalb – trotz ihrer Gesprächsbereitschaft – merkwürdig passiv. In der Nachbesprechung war es möglich, dies aufzuzeigen, wobei von verschiedenen Teammitgliedern die Gefahr erkannt wurde, daß sie als engagierte Einzeltherapeuten bzw. Bezugspersonen dazu neigten, sich individuell mit Patienten auseinanderzusetzen. Sie erfaßten nun auch besser die Bedeutung des Gruppenprozesses, der darauf angelegt ist, Probleme nicht nur durch das Team fokussieren oder lösen zu lassen, sondern vor allem die Patienten an dieser Arbeit zu beteiligen.

Der Lernvorgang kann sich darauf beziehen, daß allzu dominierende Teammitglieder etwas gebremst werden, daß andererseits Pflegeschüler und Praktikanten ermutigt und auf ihre Möglichkeiten als Milieutherapeuten hingewiesen werden, daß allenfalls Meinungsverschiedenheiten im Team zu sehr hochgespielt oder im Gegenteil unterdrückt wurden, daß immer nur Einzelpatienten angesprochen wurden, anstatt alle am Gruppenprozeß zu beteiligen. Neben diesen Aspekten des Rollenverhaltens ist die Nachbesprechung auch exquisit geeignet, die Verfassung der Abteilung als Ganzes zu reflektieren. Gerade daran, ob sich viele oder nur wenige Patienten in konstruktiver oder destruktiver Art, in gelöster oder gespannter Stimmung, in gruppen- oder selbstbezogener Weise äußern, kann erkannt werden, wie es insgesamt um die Abteilung steht. Erst wenn diese Fragen ausreichend geklärt sind, empfiehlt es sich, auf Einzelpatienten einzugehen und deren besondere Situation zu klären. Wie gesagt: Problempatienten bieten sich ohnehin laufend als Fokus der Aufmerksamkeit an – das Gros der Patienten und die Abteilung an sich verliert man viel eher aus den Augen!

Die hier vertretenen Zielsetzungen und Aspekte des Settings beschreiben den Großgruppenprozeß im Alltag der psychiatrischen Institution. Sie sind aber letztlich erst aus dem Zusammenhang des vertretenen milieutherapeutischen Konzepts heraus voll verständlich. In Abschn. II/1.3.3 fasse ich zusammen, was sich im Laufe der Jahre in unserer Arbeit als wesentlich erwiesen hat. Es ist leicht zu erkennen, daß gerade die Abteilungsversammlung der Ort ist, wo die meisten Aspekte der Milieutherapie verwirklicht oder exemplifiziert werden. In einer eigens darauf angelegten Untersuchung konnten wir dies auch empirisch nachweisen.

Die Pflege der Abteilungsversammlung ist somit gleichzeitig die Pflege der therapeutischen Kultur eines Krankenhauses, die sich bekanntlich unabhängig von der Rotation von Patienten und Personal über die Zeit fortsetzt. So steht den für die Milieugestaltung in der Abteilungsversammlung Verantwortlichen ein therapeutisches Instrument zur Verfügung, das die von ihnen als wichtig erachteten therapeutischen Grundsätze und Wirkfaktoren zu entwickeln ermöglicht.

3 Das Rollenverständnis in der Milieutherapie[1]

3.1 Allgemeine Überlegungen zum Rollenverständnis

Das Studium des Rollenverhaltens war bis vor nicht allzu langer Zeit der Soziologie und Sozialpsychologie vorbehalten. Durch die Anwendung gruppendynamischer Verfahren, insbesondere des Psychodramas, wurde die Bedeutung des Rollenkonzepts auch in der Psychiatrie erkannt, blieb aber noch auf psychotherapeutische Techniken beschränkt. Erst das Bemühen der Sozialpsychiatrie, Milieufaktoren als dritte therapeutische Kraft (neben somatischen und psychotherapeutischen Behandlungsverfahren) einzusetzen, rückte den Rollenaspekt im Verhalten aller jener, die in psychiatrischen Institutionen leben und wirken, nämlich von medizinischem Personal und von Patienten, in den Vordergrund. Bevor ich darauf eingehe, wie sich das neue Rollenverständnis in der praktischen Arbeit des therapeutischen Milieus auswirkt, möchte ich einige grundsätzliche Überlegungen voranstellen, die der bedeutende Soziologe Parsons (1951 b) entwickelt hat. Es scheint mir wichtig zu verstehen, wie unser Tun in einem weiteren gesellschaftlichen Zusammenhang gesehen wird, da ja das Milieu eines psychiatrischen Krankenhauses vom Umfeld genau so abhängig ist wie z. B. jenes einer Schule, eines Industrie- oder Verwaltungsbetriebs. Alle sind wir in ein umfassendes soziales Netzwerk eingeflochten, das unser Verhalten auch im Berufsbereich mitbestimmt.

Nach Parsons' soziologischer Definition ist der Kranke jemand, der behindert ist, seine normale soziale Rollenerwartung zu erfüllen. Der therapeutische Prozeß muß demnach darauf ausgerichtet sein, dem Kranken die Fähigkeit zurückzugeben, seine sozialen Rollen in normaler Weise zu versehen. Im therapeutischen Milieu wird nun angestrebt, alle sozial wirksamen Kräfte zugunsten dieses Prozesses einzusetzen. Das Milieu wird derart gestaltet, daß ein permanenter sozialer Lernprozeß erfolgen kann, der ergänzend zu den übrigen therapeutischen Maßnahmen den Patienten zu „normalem sozialen Rollenverhalten" zurückführt. Dieser Vorgang ist auch soziologisch betrachtet keineswegs so einfach, wie dies nach den bisherigen Darlegungen scheinen könnte. Die *Krankenrolle* ist an sich sehr komplex und setzt solchen Bemühungen einigen Widerstand entgegen (Parsons 1951 a; Erikson 1957). Sie läßt sich – nach Parsons – in vier Aspekte gliedern:
1. Der Kranke ist von den üblichen sozialen Rollenverpflichtungen befreit.
2. Der Kranke ist der Verantwortung für seinen Zustand enthoben.

---

[1] Überarbeitung der Publikation „Therapeutische Gemeinschaft: Verändertes Rollenverständnis", Psychiatrische Praxis 3, 15–36, 1976

3. Da Kranksein sozial unerwünscht ist, ist der Kranke verpflichtet, gesund werden zu wollen.
4. Da Kranksein bedeutet, hilfsbedürftig zu werden, hat der Kranke fachkundige Hilfe zu beanspruchen und mit dem Therapeuten zu kooperieren.

Aus psychiatrischer Sicht birgt jeder dieser Aspekte für die Behandlung seine besonderen Gefahren und Chancen:

Der *erste Aspekt* impliziert, daß die Umwelt dem Kranken eine gewisse Schonhaltung entgegenbringt. Wenn diese einseitig oder übermäßig angeboten wird, entstehen besondere Behandlungswiderstände, die vom adäquaten Sekundärgewinn bis zum eigentlichen Hospitalismus reichen. Der *zweite Aspekt* verstärkt diese Gefahr, wenn wir dem Patienten zubilligen, er dürfe passiv seine Heilung abwarten, da er ja nicht mit einem simplen Willensakt seine Störung überwinden könne. Der *dritte Aspekt* besagt nun aber, daß dem Kranken im Rahmen seiner Möglichkeiten zugemutet werden muß, einen Beitrag zu seiner Heilung zu leisten. Nur wenn er dies im Sinne von *Aspekt vier* auch tut, kann erwartet werden, daß seine Heilung oder Besserung in nützlicher Frist erreicht wird.

Die Gesellschaft neigt dazu, den *psychisch* Kranken von einigen dieser Rollenaspekte auszuschließen. Die frühere kustodiale Psychiatrie übernahm die Haltung der Gesellschaft, indem sie den Patienten – z. T. bis in unsere Tage – als unverantwortlich, unmündig, einseitig hilfsbedürftig und zur Kooperation ungeeignet betrachtete. Dem hält nun die aus der Sozialpsychiatrie hervorgegangene Milieutherapie entgegen, daß jeder Patient in dem ihm entsprechenden Maße auf der üblichen Rollenverpflichtung behaftet und dort, wo er ihr (noch) nicht zu genügen vermag, in einem sozialen Lernprozeß darauf zurückgeführt werden muß. Das therapeutische Milieu strebt unter diesem Gesichtswinkel nichts anderes an als mit den ihm eigenen Prinzipien und Techniken diese Rollenübernahme zu ermöglichen.

Aspekt drei und vier deuten besonders auf die Notwendigkeit der Kooperation hin. Spätestens hier wird klar, daß die Krankenrolle stets in Verbindung mit dem Betreuer, dem Therapeuten, zu verstehen ist. Parsons ist denn auch in einer gesonderten Untersuchung der Rolle des Therapeuten nachgegangen, die ich hier im Hinblick auf die psychiatrischen Bedürfnisse kurz analysieren möchte.

Um in seinem therapeutischen Bemühen erfolgreich zu sein, muß der Arzt (oder allgemeiner „der Therapeut") vier Bedingungen erfüllen. Er muß *erstens* bereit sein, den Kranken unabhängig von seiner sozialen Herkunft zu akzeptieren und ihm irgendwelche Hilfe zukommen zu lassen, deren er zu seiner Besserung bedarf. Die „Unterstützung" (support), die er ihm damit bietet, ist weitgehend „bedingungslos" (unconditional), wenn auch nicht „unbeschränkt" (unlimited) zu gewähren. Die *zweite* Voraussetzung ist die, daß der Therapeut dem Patienten zugesteht, Gefühle, Wünsche und Phantasien mitzuteilen, deren Ausdruck im übrigen sozialen Rollenbezug (inkl. Familie) unüblich ist. Diese Permissivität schließt ein, daß der Kranke tatsächlich als solcher gesehen und daß auf die üblichen Einschränkungen und Bestrebungen verzichtet wird, solange die Grenze der therapeutischen Beziehung respektiert wird. (Also kein Freipaß zum "acting out".) Permissivität setzt aber die *dritte* Bedingung voraus, nämlich daß der Therapeut auf die geäußerten Gefühle, Wünsche und Phantasien nur so weit eingeht, als es die Behandlung erfordert. Diese Selbstbeschränkung des Therapeuten heißt weitgehend, daß er sich seiner „Gegen-Übertragung" bewußt sein muß und daß er sich nicht in untherapeutische oder selbstsüchtige reziproke Beziehungen mit dem Patienten einläßt. *Viertens* wird schließlich die scheinbar „bedingungslose Unterstützung" des Patienten (erste Bedingung) auch dadurch eingeschränkt, daß der Therapeut seine Sanktionen konditional ausübt, d. h., daß er aufgrund seiner fachlichen Kompetenz und Autorität und nicht willkürlich dem Patienten je nach Situation seine Zustimmung gibt oder verweigert. Im psychotherapeutischen Prozeß ist die primäre Versagung eine wesentliche Voraussetzung, um zeit- und situationsgerecht mit einer Intervention auf gestörtes Verhalten des Patienten Einfluß nehmen zu können.

Parsons versteht diese Bedingungen unabhängig von irgendwelchen psychotherapeutischen Techniken oder psychopathologischen Theorien und glaubt, daß sie in der Psychiatrie als Zweig der Medizin schon seit je – längst vor Freud – gültig waren. Vieles, was als die „Kunst der Medizin" (oder des Arzttums) bis heute in die Fachliteratur Eingang gefunden hat, strebt eigentlich die Anwendung dieser vier Bedingungen des therapeutischen Handelns an.

Wie weitgehend die vier sozialen Rollenaspekte Parsons' in der traditionell kustodialen Psychiatrie mißachtet wurden, haben verschiedene neuere soziologische Untersuchungen ergeben (Goffmann 1972; Kahne 1959; Lapenna 1963). So haben Talbot u. Miller (1968) nachgewiesen, daß es innerhalb der psychiatrischen Institution geradezu zu einer Umkehr der Normvorstellung der Außenwelt kommen kann (z. B. Krankheit als Norm nehmen, sich dem Devianten fügen, Zeitperspektive mißachten u. a. m.).

Das therapeutische Milieu nun ist nicht als Sammelsurium besonderer neuer Techniken zu verstehen. Er strebt vielmehr an, eine Umgewichtung innerhalb und zwischen den einzelnen Rollen – von Patienten und Therapeuten – vorzunehmen. Dabei sollen gegenüber den traditionell kustodialen psychiatrischen Verhältnissen die Voraussetzungen verbessert bzw. überhaupt erst geschaffen werden, um die geschilderte Therapeutenrolle zum Tragen zu bringen. Wie ich andernorts ausführlicher begründet habe (Heim 1974), sind hier als „Therapeuten" alle medizinischen Mitarbeiter zu verstehen, vom Arzt bis zur Hilfsschwester. Diese Forderung bringt aber für viele Betroffene einen radikalen Rollenwechsel mit sich, der im einzelnen erhebliche Widerstände auslöst (Rapoport 1960/67). Das Überwinden dieser Widerstände erfordert eine lange Aufbauarbeit, die in Phasen mit typischen Widerstandsformen gegliedert werden kann. Was ich im folgenden für den einzelnen Rollenträger beschreibe – nämlich den Wechsel von der Rolle in der traditionell kustodialen Psychiatrie zu jener im therapeutischen Milieu –, entspricht einem Prozeß, der sich über Jahre (und nicht nur Monate) erstreckt. Diesen Prozeß versuche ich später (s. Abschn. II/1.3) darzustellen.

3.2 Veränderte Rollen im therapeutischen Milieu

Wenn hier und im folgenden die „traditionell-kustodiale" Psychiatrie der milieubewußten Sozialpsychiatrie gegenübergestellt wird, ist dies unvermeidlich eine grobe Schematisierung, die vielleicht noch in den 50er und 60er Jahren in dieser Form zutraf. Wie ich unter Abschn. I/1 hervorgehoben habe, sind heute sehr verschiedene Milieutypen anzunehmen, die jeweils ihr eigenes Rollenverständnis haben. Auf eine gewisse Schematisierung kann aber nicht verzichtet werden, will man Ausgangs- und Endpunkt eines Entwicklungsprozesses hervorheben. Hier geht es mir ja darum, darzulegen, daß jeder einzelne Mitarbeiter, wie auch jeder Patient im Milieuprozeß mitbetroffen ist und somit seine Rolle neue Formen annimmt.

3.2.1 Patient (Tabelle 1)

Die Rolle des Patienten habe ich oben in einiger Ausführlichkeit schon beschrieben. Wie die Zusammenstellung in Tabelle 1 zeigt, kann die angestrebte Veränderung der traditionell-kustodialen Psychiatrie zur Therapeutischen Gemeinschaft am ehesten mit Gegensatzbegriffen wie passiv – aktiv, behütet – selbst- und mitverantwortlich, zurückgezogen – beteiligt, unterlegen – gleichwertig, isoliert – exponiert, umschrieben werden. Dabei soll die jeweilige Alternative zugleich der Zielsetzung der Milieutherapie entsprechen.

Wie erwähnt, kann der Patient innerhalb seiner traditionellen Krankenrolle jeder Veränderung auch *Widerstände* entgegensetzen. Bearbeitung von Widerständen ist Teil einer jeden therapeutischen Tätigkeit und muß überall dort vorgenommen werden, wo solche auftreten. Die technischen Schritte wie dies geschehen mag, habe ich unter „Anwendung der milieutherapeutischen Prinzipien" (s. Abschn. I/2) immer wieder skizziert.

Ich muß aber erwähnen, daß die Milieutherapie, speziell die Therapeutische Gemeinschaft, für den Patienten auch besondere *Gefahren* einschließt. Es ist sehr wohl denkbar, daß er sich in dem ihm gebotenen therapeutischen Milieu, das sich ja von der seine Krankheit auslösenden Situation vorteilhaft unterscheiden sollte, zu stark adaptiert. Das ihm entgegengebrachte Verständnis, die überwundene

Tabelle 1. Rollenverhalten des Patienten

Traditionell kustodial
— soll sich in Krankenrolle fügen;
— wird angehalten, Anordnungen passiv zu befolgen;
— wird in seinen Erwartungen, ohne eigenen Beitrag behandelt und geheilt zu werden, ermutigt;
— wird in seinen krankheitsbedingten Neigungen zu Isolation und Regression bestärkt.

Therapeutisches Milieu
— wird vom Eintritt an zum Beteiligten gemacht:
— wird laufend aktiviert, für Behandlung motiviert;
— wird dort, wo angezeigt, für Zusammenleben und Behandlung mitverantwortlich gemacht;
— wird in Gruppen- und Abteilungsleben integriert;
— Außenkontakte werden gefördert.

Widerstände des Rollenträgers und Gefahren der Milieutherapie
Widerstand: Kommt mit Erwartung wie bei körperlicher Krankheit, einfach „gesund gemacht" zu werden.
Gefahren: Will nicht die Geborgenheit in der Klinik aufgeben und Anforderungen in der Außenwelt akzeptieren.

Isolierung oder die vielfältigen Anregungen können dazu führen, daß er das Krankenhaus nicht mehr verlassen will. Diesem neuartigen Hospitalismus kann nur entgegengewirkt werden, wenn der Realitätsanspruch der Außenwelt weitgehend aufrechterhalten bleibt.

Der Klarheit halber möchte ich anfügen, daß der Patient neben der spezifischen, hier beschriebenen Krankenrolle seine üblichen sozialen Rollen im Krankenhaus beibehält, wenn auch – in Anpassung an die Krankenhaussituation – nur beschränkt (z. B. alters-, geschlechts-, berufs- oder familienbedingte Rollen) (Trasher u. Smith 1964).

3.2.2 Pflegepersonal (Tabelle 2)

Die traditionelle Rolle des Pflegepersonals muß nicht besonders vorgestellt werden. Sie hat sich, abgesehen von den besonderen Überwachungsaufgaben, schon seit langem an der klinischen Medizin orientiert, besonders seit somatotherapeu-

Tabelle 2. Rollenverhalten des Pflegepersonals

Traditionell kustodial
— Beschützend-bewahrende Haltung dem Patienten gegenüber, zu dem man persönlich auf Distanz bleibt;
— Verantwortliches Überwachen und Führen des Patienten;
— Klare Kompetenzabgrenzung nach oben und unten, Anerkennung der hierarchischen Ordnung. Anordnungen des Arztes werden unkritisch entgegengenommen;
— Strikte Trennung des Aufgabenbereichs gegenüber anderen medizinischen Berufen.

Therapeutisches Milieu
— Therapeutische Partnerhaltung zu Patient: Sich ihm gegenüber persönlich engagieren, ohne die therapeutische Distanz zu verlieren;
— Gesunde Möglichkeiten des Patienten ansprechen; ihn zu Mitverantwortung motivieren und anleiten;
— Lernen am Modell ermöglichen durch (informativ und emotional) offenes und echtes Eingehen auf Patienten;
— Zugehörigkeit zu Team kommt vor Spezialaufgabe. Jedes Teammitglied hat das Recht und die Pflicht, mit seinen Beobachtungen zu diagnostischen und therapeutischen Entscheiden beizutragen. Wissen um den Patienten wird geteilt.

Widerstände des Rollenträgers und Gefahren der Milieutherapie
Widerstand:
— Da Umgang mit Patienten differenzierter, persönlicher und intensiver, können einzelne Schwestern oder Pfleger alte distanzierte Haltung vorziehen, in der man persönlich weniger tangiert wird;
— Einordnung in hierarchische Struktur kann umschriebene Entscheide einfacher machen als umfassende Teilnahme an Teamverantwortung für Patienten.
Gefahren:
— Überidentifikation mit Patient; Neigung, dessen Probleme zu eigenen zu machen;
— Anmaßung psychotherapeutischer Aufgaben ohne zureichende Vorbildung;
— Unterschätzung klinikzentrierter Aufgaben: Mangelhafte Orientierung der medizinischen Leitung; Überbetonung der Abteilungsautonomie. Vernachlässigen traditioneller pflegerischer Aufgaben;
— Vernachlässigung notwendiger Realitätsansprüche an den Patienten zugunsten einer pseudotherapeutischen Haltung.

tische Verfahren in der Psychiatrie Eingang gefunden haben. In der Milieutherapie werden nun dem Pflegepersonal neue Aufgaben zugeteilt, die erst durch die Entwicklung der Psychotherapie und sozialpsychiatrischer Verfahren möglich wurden. Im umschriebenen Rahmen sind dabei die Pflegepersonen nicht nur Helfer, sondern auch selbständige Therapeuten. Es wird nun der Tatsache Rechnung getragen, daß das Pflegepersonal die bekannten „23 Stunden" am Tag mit dem Patienten verbringt, die therapeutisch ebenso nutzbringend sein können wie die (bestenfalls) 1 Stunde mit dem Arzt. Dabei soll sich das Pflegepersonal frei fühlen, mit dem Patienten in adäquater Weise in Beziehung zu treten und ihn so als Partner ernst zu nehmen. Emotionales Eingehen auf den Patienten wird nun voll auch von Seite der Schwester und des Pflegers akzeptiert, um so dem Patienten einfühlendes Verständnis zu bekunden. Gerade im Hinblick darauf, daß die meisten Patienten aus gestörten Milieuverhältnissen kommen, die bei der Krankheitsentstehung von Bedeutung waren, ist es für sie eminent wichtig, im Personal, das mit ihnen den Alltag teilt, neue und gesündere Möglichkeiten des Zusammenlebens zu finden. Ich habe bei der Begründung der Prinzipien der Milieutherapie immer wieder auf die wichtige Rolle des Pflegepersonals als Milieutherapeuten hingewiesen. Je mehr es den Pflegepersonen gelingt, das Milieu der Abteilung realen extramuralen Anforderungen anzugleichen, desto eher kann der Patient eine neue Realitätsanpassung erlernen. Das Pflegepersonal muß sich dabei bemühen, dem Kranken nur so viel Verantwortlichkeit abzunehmen, als dies sein Zustand erfordert – oder anders ausgedrückt, ihm so viel Selbst- und Mitverantwortung zu überlassen, wie er auf sich nehmen kann.

Besonderes Umdenken erfordert die vermehrte Teamarbeit, die den Aufbau eines kollektiven Verantwortungsgefühls auch innerhalb des Pflegepersonals bedingt. Dabei gilt es, nicht die Spezialaufgabe (als leitende Schwester oder Praktikant oder Hilfsschwester oder Spezialist für körperliche Behandlung etc.) in den Vordergrund zu stellen, sondern die Solidarität mit dem therapeutischen Team als Gesamtes. Dies ist ein ganz zentrales Anliegen der Therapeutischen Gemeinschaft, aber auch anderer milieutherapeutischer Verfahren, das ebensosehr die anderen Berufsgruppen betrifft; denn in der Milieutherapie ist die Arbeit auf der Abteilung weitgehend interdisziplinär, wobei auch Berufsgruppen beigezogen werden, die traditionell an der therapeutischen Gestaltung der Abteilung nicht direkten Anteil haben. Die Ergotherapeutin etwa wird als Teammitglied auf der Abteilung mit dem Patienten arbeiten und in gleichwertiger, wenn auch nicht gleichartiger Weise, mitwirken. Ähnliches gilt für Sozialarbeiter, Psychologen und ganz besonders für jene Personen, die im klassisch-hierarchischen Modell offiziell keine patientenzentrierten Aufgaben hatten: Hilfsschwestern, Praktikanten, Studenten u. a. m. Gerade sie sind es, die in der Praxis einen besonders nahen Kontakt zum Patienten pflegen und damit – ob sie es wollen oder nicht – das therapeutische Geschehen beeinflussen (Hemprich u. Kisker 1968). Diese Tätigkeit gilt es nun ebenso zu steuern und anzuleiten wie die der übrigen qualifizierten Mitarbeiter. Damit trägt jedes Teammitglied zum besseren diagnostischen und therapeutischen Verständnis des Patienten bei, was sich nicht nur im Einzel- sondern auch im Gruppenkontakt auswirken wird.

Den meisten Pflegepersonen bereitet es große Mühe, sich auf die neuartige Beziehung zum Patienten, aber auch zum Mitarbeiter umzustellen. Alle Autoren, die sich um die Einführung der Milieuverfahren, speziell der Therapeutischen Gemeinschaft, bemühen, schildern denn auch eindrücklich die verschiedenen *Widerstandsformen*, die sich dem Wechsel entgegensetzen. In der traditionell hierarchischen Klinikordnung fühlt sich jeder Mitarbeiter auf einen festen Platz gestellt, der ihn zwar einschränken mag, der aber überschaubare Funktionen und Kompetenzen enthält. Im therapeutischen Milieu werden nun die Grenzen gegenüber Patienten und Mitarbeitern verschoben und z. T. auch aufgehoben. Dies bringt einen teilweisen Identitätsverlust mit sich, der unweigerlich Ängste auslöst. Darüber hinaus stellt der intensive Kontakt zum Patienten die der einzelnen Pflegeperson bisher klar zugebilligte Autorität in Frage und kann emotionale Schwierigkeiten in ihr selbst auslösen.

Es ist außerordentlich wichtig, daß diese emotionalen Schwierigkeiten eine adäquate Aufarbeitung erfahren: Schwestern und Pfleger müssen erkennen, daß sie vom Patienten mit wichtigen Bezugspersonen seines Alltags identifiziert werden und daß dieser projektiv von ihnen entsprechende Reaktionen der Zuwendung oder Bestrafung erwartet (Steinfeld 1970). Sie müssen aber auch lernen, ihren eigenen Anteil an solchen Vorgängen wahrzunehmen und die Patientenbeziehung nicht durch unreflektierte Gegenübertragung zu belasten (Veltin 1966; Welldon 1972; Scheff 1962; Mills 1977; Herz et al. 1966). Selbst wenn Pflegepersonen durch Trainingsverfahren (Selbsterfahrungs-Gruppe; T-Gruppe; Sensitivity-Training etc.) wie auch durch ständige Zusammenarbeit mit den Ärzten einiges über psychotherapeutische Prozesse erfahren haben, bleibt es wichtig, sie zur ständigen Auseinandersetzung mit den Grenzen des eigenen Handelns zu ermutigen.

Gleiche psychodynamische Prozesse machen sich oft auch in der Teamarbeit bemerkbar – haben es seit jeher getan. Da aber, wie verschiedene Untersucher bestätigen (Fischer 1972; Ploeger 1972; Stanton u. Schwartz 1954), gespannte Beziehungen des therapeutischen Teams sich verschlechternd auf das Befinden der Patienten als Kollektiv auswirken, ist auch hier in maßvoller direkter und offener Aussprache das gegenseitige Verhältnis laufend zu klären.

Die Möglichkeit, sich – speziell in der Therapeutischen Gemeinschaft – in psychodynamischer Weise ganz auf den Patienten einzustellen, weckt aber nicht nur Widerstände, sondern bringt auch *Gefahren*, z. B. die der Überidentifikation. Wenn die oben geforderte Abgrenzung von den eigenen Problemen mißlingt, läßt sich die Pflegeperson allzu leicht zum Mitagieren verleiten oder dekompensiert selbst neurotisch. Es obliegt der Teamarbeit, im Sinne einer Supervision solchen Reaktionen der Gegenübertragung Einhalt zu gebieten. Zudem muß beim Pflegepersonal ganz allgemein eine größere psychische Stabilität vorausgesetzt werden, als dies in der traditionellen Pflege erforderlich ist.

Schließlich ist aber auch vor der Gefahr zu warnen, daß der Enthusiasmus für die neuartige therapeutische Tätigkeit dazu führen kann, traditionelle Aufgaben zu vernachlässigen. Die der Therapeutischen Gemeinschaft zugehörige Selbständigkeit der einzelnen Krankenabteilungen kann es auch mit sich bringen, daß die Kommunikation zur Klinikleitung nachläßt oder verwaltungstechnische Rapporte und ähnliche Obliegenheiten nicht mehr sorgfältig genug beachtet werden. Auch darf die intensivierte Beziehung zum Patienten nicht zu Lasten der korrekten Ausübung körperlicher pflegerischer Maßnahmen oder medikamentöser Kuren gehen. Es besteht ferner die Versuchung, daß unter dem Vorwand der

„therapeutischen Einstellung" realitätsorientierte Grundsätze mißachtet werden, indem z. B. die äußere Ruhe und Sauberkeit vernachlässigt oder alltägliche Ansprüche (Pünktlichkeit, Verläßlichkeit etc.) dem Patienten gegenüber zu wenig konsequent durchgesetzt werden. Wie in jedem sozialen System ist auch in der im Sinne der Milieutherapie organisierten Klinik eine maßvoll ausgeübte Autorität unvermeidlich, ja notwendig. Während der Kranke in menschlichen Werten den Teammitgliedern gleichwertig ist, unterscheidet er sich doch in Funktion und Auftrag von ihnen.

3.2.3 Abteilungsarzt (Tabelle 3)

In der traditionellen Psychiatrie ist der Abteilungsarzt bekanntlich fest in die Pyramide der ärztlichen Hierarchie eingefügt. Obwohl er – innerhalb des Kollegiums – den unmittelbarsten Kontakt zu dem Kranken pflegt, sind seine Kompetenzen häufig sehr beschränkt. Dem herkömmlichen Kommunikationssystem gemäß ist er Vermittler von Informationen nach „oben" und Ausführender von Verordnungen nach „unten". Dadurch, daß er nicht nur Sprecher seiner selbst, sondern ebenso der hierarchischen Spitze ist, genießt er in seinem unmittelbaren Verantwortungsbereich auf der Abteilung uneingeschränkte Autorität. Selbst dort wo seine persönlichen Schwächen offensichtlich sind, bleiben sie unangreif-

Tabelle 3. Rollenverhalten des Abteilungsarztes

Traditionell kustodial
— In seinem Entscheiden und Handeln abhängig von hierarchischer ärztlicher Ordnung;
— Auf Abteilung kraft seiner Stellung und Ausbildung „kompetente Autorität" in allen diagnostischen und therapeutischen Belangen: Verfügt über Patienten, erteilt dem Personal Anordnungen.

Therapeutisches Milieu
— Verzichtet auf Status des „allwissenden Arztes";
— Nimmt gegenüber dem Patienten vermehrt partnerhafte Therapeutenrolle ein: Fördert eher dessen Entscheidungsmöglichkeiten, als über ihn zu verfügen; motiviert ihn eher, als ihn anzuleiten; bezieht Angehörige eher in Behandlung ein, anstatt sie auszuschließen;
— Strebt in der Teamarbeit eine partnerhafte Führungsrolle an.

Widerstände des Rollenträgers und Gefahren der Milieutherapie
Widerstand:
— Kann sich sträuben, hierarchische Privilegien aufzugeben, um seine Unsicherheit zu verbergen;
— Sieht den Patienten vorwiegend als „Fall", der sich seiner Behandlung unterziehen soll.
Gefahren:
— Weicht Entscheidungen aus, die nur aus ärztlicher Kompetenz gefällt werden können;
— Analog Pflegepersonal: Überidentifikation mit Patient;
— Zu große Permissivität, Nachgiebigkeit gegenüber Patienten, die noch ungenügend selbstverantwortlich sind;
— Drängt auf übertriebene Autonomie seiner Abteilung gegenüber Klinik als Gesamtes; vernachlässigt dabei klinikzentrierte und administrative Aufgaben.

bar. Seine Verordnungen werden – zumindest äußerlich – unwidersprochen angenommen. Als Therapie wird meist nur verstanden, was der Abteilungsarzt tut oder anordnet (medikamentöse und Insulinkuren, Elektroschock, Psychotherapie etc.). Was hier als Karikierung erscheinen mag, entspricht von der Struktur her durchaus der Wirklichkeit. Die Korrektur zugunsten des hierarchischen Systems erfolgt lediglich dort, wo besondere menschliche Qualitäten den Abteilungsarzt befähigen, aus dem System auszubrechen und sowohl mit Patient wie Pflegepersonal in intensivere zwischenmenschliche Beziehung zu treten.

Was dort als Ausnahme geschieht, soll in der Rolle, die in der Milieutherapie dem Abteilungsarzt zugedacht ist, zur Regel werden. Befreit von Druck und Einschränkung hierarchischer Ordnung soll er sich persönlich den Problemen seiner Kranken und seiner Abteilung stellen. Mit ihm soll die Abteilung eine seiner Kompetenz gemäße Autonomie gewinnen. Damit ist, wie wir unten sehen werden, keinesfalls der Verzicht auf Autorität in der Spitalordnung an sich gemeint. Sie soll nur auf das fach- und problembedingt Notwendige beschränkt bleiben. Eine ausreichende Supervision wird sich nicht auf die Teamarbeit als Gesamtes beziehen.

Gerade als Leiter des therapeutischen Teams seiner Abteilung muß sich der Abteilungsarzt nicht nur über die traditionellen Fachkenntnisse ausweisen, er muß als Spezialist für psycho- und gruppendynamische Betrachtungsweisen die neue Kommunikationsform – gewissermaßen als Modell der Patientenbetreuung – schon in der Teamarbeit exemplarisch vorleben. Seine Führungsqualitäten, die ich im Abschn. I/3.2.5 „Medizinische Leitung" näher beschreibe, gewinnen an Bedeutung, da Entscheide nicht länger kraft seiner Autorität, sondern kraft seiner Kompetenz getroffen werden müssen. Als Koordinator muß er in der Lage sein, das therapeutische Potential des ganzen Teams, wie wir es oben umschrieben haben, zur Anwendung zu bringen. Sämtliche Beiträge der Mitarbeiter zu diagnostischen und therapeutischen Entscheiden sollten erst genommen und wenn möglich im Konsensus verwertet werden. Dabei ist es seine Aufgabe, das Rollenverständnis des einzelnen zu erkennen, zu klären und wenn nötig immer wieder neu abzugrenzen. In dieser intensivierten Teamarbeit muß er in der Lage sein, Kritik entgegenzunehmen und in der Interaktion mit dem Team auch seine eigene Rolle zu reflektieren.

Seine patientenzentrierten Aufgaben umfassen selbstverständlich weiterhin die traditionellen pharmako- und psychotherapeutischen Verfahren. Ergänzend werden nun aber milieutherapeutische Prinzipien angewandt. Entscheidend ist daher, daß auch der Patient als gleichwertiger – wenn auch nicht gleichartiger – Partner akzeptiert und seine eigene Verantwortlichkeit nur dort in Frage gestellt wird, wo dies durch die Krankheit bedingt ist. Da der Patient nicht länger nur als Objekt psychopathologischer Erwägungen, sondern als Subjekt in einem sozialen Feld angesehen wird, müssen seine Beziehungen zur Familie und eventuell anderen relevanten Bezugspersonen direkt, d. h. wenn möglich in deren Beisein bearbeitet werden. Eine weitere wesentliche Akzentverschiebung ist die, daß anstelle oder als Ergänzung der Einzelkontakte mit dem Patienten nun vermehrt gruppendynamische Verfahren angewendet werden. Nebst den speziellen therapeutischen Vorteilen der letzteren wird von verschiedenen Autoren auch auf deren ökonomische Aspekte hingewiesen: Vielerorts ist das Zahlenverhältnis Arzt/Patient so ungünstig, daß der Arzt-Patient-Kontakt höchstens zu einem „Viel für wenige" reicht, das nun durch ein „Wenig für viele" substituiert wird.

Wenn auch nach bisherigen Erfahrungen gerade die jüngeren Kollegen sich im allgemeinen leichter mit den Prinzipien der Milieutherapie identifizieren können, mag es dem einzelnen schwer fallen, seine bislang hierarchisch zugesicherten Privilegien aufzugeben. Er mag seine besonderen *Widerstände* aufbauen. Besonders wenn er in der scharfen Kompetenzbegrenzung viel eigene Unsicherheit verstecken konnte, wird es ihm im therapeutischen Milieu schwer fallen, seine Entscheide auch gegenüber den Mitarbeitern zu erläutern, zu verantworten und gar der Kritik auszusetzen. Dasselbe gilt natürlich für den Umgang mit dem Patienten, der ein größeres Engagment verlangt, was gegenüber der traditionell distanzierten „Fallbearbeitung" emotional belastender ist.

Die neue Rolle birgt auch ihre besonderen *Gefahren*, deren größte darin liegt, daß aus persönlicher Unsicherheit die ärztliche Kompetenz an das Team delegiert wird, d.h. Entscheidungen, die ärztliches Wissen und Erfahrung voraussetzen, ausgewichen wird. Das Team kann seinerseits aber auch den nun kollegialen und engagierten Arzt derart idealisieren, daß es von ihm eine fast charismatische Führung erwartet, ähnlich wie zuvor blind seiner Autorität gefolgt wurde. Mißverstanden wird die Therapeutische Gemeinschaft ferner, wenn die gewährende Haltung dem Patienten gegenüber dort zu Nachgiebigkeit führt, wo klare Grenzen gesetzt und Anforderungen gestellt werden müßten. Dies mag Ausdruck eines unverarbeiteten Autoritätskonflikts des Abteilungsarztes sein, wenn dieser sich in übermäßiger Weise mit einem Patienten identifiziert. Er kann aber aus demselben unreflektierten Konflikt heraus auch die ihm zugestandene vermehrte Autonomie so verstehen, daß er die Belange der Klinik als Gesamtes mit ihren vielfältigen administrativen Ansprüchen verkennt und vernachlässigt. Er kann schließlich gerade aufgrund seines jugendlichen Enthusiasmus die Anpassungsfähigkeit des Pflegepersonals überschätzen und durch sein Drängen nach Veränderung die mehr mit der Tradition der Abteilung verbundenen Mitarbeiter überfordern.

3.2.4 Spezialisten

Wie aus den Tabellen 4–6 hervorgeht, gilt das meiste des bisher Gesagten auch für das Rollenverständnis von Mitarbeitern mit Spezialaufgaben: Ergotherapeuten, Sozialarbeiter und Psychologen. Ihr entscheidender Rollenwechsel besteht darin, daß sie von außenstehenden „Technokraten" zu eigentlichen therapeutisch wirkenden Teammitgliedern werden. Dieser qualitativ entscheidende Schritt bringt nicht nur für die tradierten psychiatrischen Berufe – Pflegepersonen und Ärzte –, sondern auch für die beigezogenen Spezialisten besondere Probleme mit sich. Dabei ist das Rollenverständnis wohl das zentralste. Die intensivere Zusammenarbeit läßt ein gewisses Verwischen der Rollengrenzen erwünscht erscheinen, sei es, daß z.B. der Ergotherapeutin gewisse allgemeine therapeutische Vorschläge zugetraut werden, sei es, daß die Sozialarbeiter Anregungen zur sozialen Nachbetreuung eines Patienten von seiten der Schwester annehmen können. Die gegenseitige Rollenerwartung muß aber immer wieder der tatsächlichen Rollenverwirklichung gegenübergestellt werden. Die berufliche Identität muß – wenn auch in neuer Form – erhalten bleiben.

Tabelle 4. Rollenverhalten der Ergotherapeutin

Traditionell kustodial
— Sofern als Berufszweig überhaupt anerkannt, meist ablenkende und zeitfüllende Beschäftigung von Patienten, losgelöst von restlichen therapeutischen Aufgaben.

Therapeutisches Milieu
— Ist in das Behandlungskonzept integriert;
— Ist gleichzeitig einem oder mehreren therapeutischen Abteilungsteams beratend zugehörig, da sie außer Pflegepersonal am meisten Zeit mit Patienten verbringt;
— Arbeitet mit Patienten in abteilungsorientierten Gruppen, von fokussierender über aktivierende und kreative zu leistungsorientierter Tätigkeit;
— Trägt so wesentlich zur Vorbereitung rehabilitativer Maßnahmen bei (Kontakt zu Sozialdienst).

Widerstände des Rollenträgers und Gefahren der Milieutherapie
Widerstand:
— Kann sich in vermehrter Zusammenarbeit mit pflegerischem Team in fachlichen Kompetenzen herausgefordert fühlen;
— Kann die ergotherapeutische Tätigkeit des Pflegepersonals auf der Abteilung als Konkurrenz empfinden.
Gefahren:
— Kann durch Betonen der Ich-starken, gesunden Seite der Patienten sich in Gegensatz zu restlichem therapeutischen Team (Arzt, Pflegepersonal) stellen, die Patienten für kränker halten; oder in Gegensatz zu Sozialarbeiter oder Angehörigen geraten, die Patienten noch nicht für leistungs- oder entlassungsfähig ansehen.

Tabelle 5. Rollenverhalten der Sozialarbeiterin

Traditionell kustodial
— Sofern als Berufszweig überhaupt anerkannt, vorwiegend praktisch beratende, vermittelnde Tätigkeit: finanzielle Probleme; Stellensuche etc.

Therapeutisches Milieu
— Ist in das Behandlungskonzept integriert: Ist vom Eintritt des Patienten an Vermittlerin zu Angehörigen, Außenstellen, Sozialinstitutionen etc.;
— Wirkt beratend in therapeutischen Teams der Abteilung mit;
— Hat in Rehabilitation aktive therapeutische Aufgaben: Kotherapeutin in Gruppen; Gestalten der rehabilitativen Phasen; „case-work".

Widerstände der Rollenträgerin und Gefahren der Milieutherapie
Widerstand:
— Kann sich neuen Aufgaben widersetzen, die im Unterschied zu bisheriger fürsorgerischer Tätigkeit Therapeutenrolle verlangen.
Gefahren:
— Kann sich in Opposition zu therapeutischem Team der Abteilung setzen, wenn sie Außenkontakte, Entlassungsschritte vertritt.

Tabelle 6. Rollenverhalten des klinischen Psychologen

Traditionell kustodial
— Sofern als Berufszweig überhaupt anerkannt, vorwiegend testpsychologische Tätigkeit.

Therapeutisches Milieu
— Ist in das Behandlungskonzept integriert;
— Erörtert testpsychologische Abklärung stets mit Abteilungsarzt und stimmt sie auf klinische Situation ab;
— Hat therapeutische Aufgaben (Einzel- oder Gruppenpsychotherapie; Psychodrama; Rehabilitation), ist entsprechend am therapeutischen Team der Abteilung beteiligt.

Widerstände des Rollenträgers und Gefahren der Milieutherapie
Widerstand:
— Kann sich durch neuartige therapeutische Aufgaben überfordert fühlen.
Gefahren:
— Kann sich durch therapeutische Aufgaben den ärztlichen Kollegen z.T. überlegen fühlen, gegen diese agieren.

3.2.5 Medizinische Leitung (Tabelle 7)

Der Auftrag der vorgesetzten Behörde sieht in der traditionellen Struktur der psychiatrischen Institution vor, daß dem ärztlichen Direktor oder Chefarzt die volle und ausschließliche Verantwortung für den gesamten medizinischen Betrieb zukommt. Dieses überlieferte Führungskonzept hat die streng hierarchische Ordnung der meisten psychiatrischen Institutionen bedingt. Es hat den Verantwortlichen zugleich mit einer Machtfülle ausgestattet, die ihn – selbst wenn er sie nicht gesucht hat – in eine relative Isolierung gegenüber seinen Mitarbeitern drängt. Als letzte Autorität muß er viele seiner Entscheide aufgrund ausgelesener Informationen treffen, ohne zu wissen, welcher Art diese Informationsauslese ist. Dies erschwert es ihm, seine Entscheide gegenüber den Untergebenen nach ihrem Sachgehalt zu erläutern. Die Folge ist, daß seine Anordnungen als Verfügungen durch denselben Filter an die Basis gelangen, durch den die ihnen zugrundeliegenden Informationen bereits zu ihm vorgedrungen sind. Sie werden somit hauptsächlich aufgrund des Autoritätsgefälles und weniger aufgrund zwingender sachlicher Argumente befolgt. Da das mehrstufige Kommunikationssystem es nicht zuläßt, daß seine Entscheide kritisch herausgefordert werden können, besteht für die Untergebenen nur durch Zurückhalten oder weitgehendes Filtern von Informationen die Möglichkeit, jene indirekt zu beeinflussen. Leicht entsteht dadurch ein Teufelskreis des Mißtrauens: Ungenügende Information mag den verantwortlichen Direktor dazu verleiten, noch mehr Kontrolle auszuüben, was wieder zu noch eingeschränkterer Information führt. Das Ergebnis kann sein, daß der Verantwortliche eben in zunehmende Isolierung gerät.

Obschon dem Direktor untergeordnet, sind die Verantwortlichen des Pflegedienstes wie auch die Oberärzte in einer analogen Situation. Ihre Stellung ist dadurch noch erschwert, daß ihre Anordnungen in der Verantwortlichkeit schwerer zu identifizieren sind – nämlich, ob sie vom klinischen Direktor oder von ihnen selbst ausgehen. In der Auswirkung nach „unten" ist dies von sekundärer Bedeutung, da implizite Verordnungen stets als in Übereinstimmung mit der Direktion verstanden werden.

Tabelle 7. Rollenverhalten der medizinischen Leitung (Chefarzt, Oberärzte, Oberpflegepersonal, Schulleitung)

Traditionell kustodial
— Leiten, unter sich ebenfalls hierarchisch gegliedert, zentral die Klinik in allen therapeutischen, organisatorischen und administrativen Belangen.

Therapeutisches Milieu
— Verzichten weitgehend auf zentralen Dirigismus;
— Bilden unter sich ein Führungsteam, in dem auch Chefarzt oder Direktor eher Primus inter pares als absolute Autorität ist;
— Sind Schrittmacher im Aufbau und Erhalten des therapeutischen Milieus;
— Delegieren therapeutische Kompetenz in bezug auf den einzelnen Patienten weitgehend an die Abteilungen. Fördern deren Autonomie; schützen sie gegen negative Außeneinflüsse;
— Koordinieren einzelne Abteilungen unter sich und die klinikzentrierten Zweige (Ergotherapie, Sozialdienst, Labor etc.) im Rahmen der Gesamtklinik;
— Vermitteln und fördern Kontakte zu Verwaltungszweigen und Außenstellen der Klinik.

Widerstände der Rollenträger und Gefahren der Milieutherapie
Widerstand:
— Sofern medizinische Leitung sich nicht klar und konsequent hinter die Prinzipien der Therapeutischen Gemeinschaft stellt, sind diese nicht zu verwirklichen. Es können sich Widerstände vielfältigster Art gegen die Einführung der Therapeutischen Gemeinschaft bemerkbar machen.
Gefahr:
— der unvollständigen Zielsetzung:
 Entartung durch „modisches Mithalten"; durch verkappt autoritär angestrebte „Freundlichkeits- und Offenheitsnorm"; durch Gestalten eines Pseudomilieus, einer Art „Vereinsatmosphäre" (Ploeger);
— der exzessiven Zielsetzung:
 Entartung durch Bilden einer Subkultur, die die Realitätsansprüche außerhalb der Institution verkennt; forcierte Demokratisierung, die die Desorganisation der Klinik herbeiführt.
— Neigung, auf klare Autorität zugunsten der Klinik als Gesamtorganisation zu verzichten.

Dieses Führungskonzept hat organisatorisch durchaus seine Vorteile, solange es nicht despotisch, sondern paternalistisch oder pädagogisch gehandhabt wird. Die Interessen von Patienten und Untergebenen können mit Wohlwollen wahrgenommen werden, auch wenn diesen keine Mitverantwortlichkeit zuerkannt wird. Entscheide können prompt und nach einheitlicher Konzeption vom verantwortlichen Direktor getroffen werden. Sein Wissens- und Erfahrungsvorsprung kann eventuelle Fehler seiner Untergebenen verhindern, wenn er sich vorbehält, bis in Detailentscheide (z.B. tägliche Medikamentenverordnung, zugelassene Außenkontakte, Entlassungen etc.) die Betreuung der Patienten zu überwachen.

Im Gegensatz zum streng hierarchisch strukturierten Führungskonzept stehen die Prinzipien der Milieutherapie mit neuen betriebswirtschaftlichen Vorstellungen (Sauer 1974; Schulberg u. Baker 1969; Rose 1981) in Übereinstimmung, wenn sie vorsehen, daß Verantwortung delegiert und die Autonomie von Untereinheiten gefördert wird. Der entsprechende Führungsstil kann je nach Ausprägung als partizipativ bis partnerschaftlich bezeichnet werden (Lattmann C., pers. Mitteilungen). Das Ziel der Therapeutischen Gemeinschaft ist aber primär nicht ein organisatorisches, sondern ein therapeutisches. Die veränderte Rollenzuteilung will somit letztlich immer den Patienten erreichen, um z. B. die sozialen Lernprozesse zu unterstützen oder den bekannten regressiven Neigungen des hospitalisierten Patienten entgegenzuwirken.

Diese klare Zielsetzung gilt es zu erkennen, wenn in einer psychiatrischen Institution angestrebt wird, das Milieu therapeutisch zu verändern. Ohne Zweifel sind gerade die bislang der hierarchischen Spitze zugezählten Rollenträger von den Veränderungen am stärksten betroffen. Ihr Entschluß, ein therapeutisches Milieu aufzubauen, setzt somit die Bereitschaft voraus, primär die eigene bisherige Rolle in Frage zu stellen. Als Führungsorgan müssen die Verantwortlichen der medizinischen Leitung sich selbst als Team konstituieren, in welchem der ärztliche Direktor oder Chefarzt vorwiegend als Primus inter pares wirkt. Dadurch soll seine Autorität ebenso wenig in Frage gestellt sein wie jene des Abteilungsarztes innerhalb des Abteilungsteams. Sie wird aber nicht mehr als selbstverständlicher Anspruch, sondern als Ausdruck seiner Erfahrung, fachlichen Kompetenzen und letzten Verantwortlichkeit gegenüber Außenstellen und vorgesetzten Behörden verstanden. Sein Führungsstil im Team der medizinischen Leitung sollte für die übrigen vielfältigen Teamprozesse ein Modell darstellen: Entscheide sollten nicht länger einsam gefaßt, sondern wenn möglich als Konsensus erarbeitet werden. Dies kann einschließen, daß wichtige Entscheide, die ohne Zeitdruck getroffen werden können, bis zum Erreichen des Konsensus hinausgeschoben werden. Umgekehrt dürfen aber sachlich notwendige Entscheide nicht verzögert, sondern müssen – wenn nicht anders möglich – vom Verantwortlichen alleine und in eindeutiger Weise getroffen werden (Jones 1968). Die Zielsetzung der Klinikarbeit geht nach wie vor von der medizinischen Leitung aus, die sie als Team konzipiert, dann aber auf möglichst breiter Basis mit den übrigen Mitarbeitern durch Diskussion zum Konsensus bringt. Die medizinische Leitung versteht sich nicht nur als Schrittmacherin im Aufbau des veränderten therapeutischen Milieus, sondern ebenso als Hüterin von dessen Werten. Sie versucht so zu verhindern, daß die Patientenbetreuung in neuer Routine erstarrt.

Durch die vermehrte Autonomie der Abteilungen sollten die Mitglieder der medizinischen Leitung von manchen sekundären Aufgaben so weit befreit sein, daß sie sich direkt informieren und konsiliarisch vermehrt am Abteilungsleben teilhaben können. Die Bedürfnisse von Patienten und Mitarbeitern sind ihnen somit direkter zugänglich. Sie sollten auf der Abteilung besonders als Leiter teamzentrierter Sitzungen in Aktion treten und bei Schwierigkeiten der Zusammenarbeit vermittelnd eingreifen können.

Die koordinativen Aufgaben nehmen an Bedeutung zu. Es gilt dem dynamischen Gleichgewicht laufend Rechnung zu tragen, das zwischen den Abteilungen und der medizinischen Leitung einerseits, diesen beiden und anderen Spezialzweigen (Ergotherapie, Arbeitstherapie, Sozialdienst etc.) andererseits, besteht. Ein besonderes Anliegen der medizinischen Leitung muß es sein, auch die Verwaltungsbetriebe im Konzept der Therapeutischen Gemeinschaft zu integrieren. Als Sprecher der Klinik hat jedes Mitglied der medizinischen Leitung einzeln als Vertreter seines Berufszweigs, der Direktor als Vertreter der Gesamtklinik, die Außenkontakte und den Umgang mit den vorgesetzten Behörden zu pflegen. Für den Direktor ist es eine ebenso wichtige wie schwierige Aufgabe, wenn er als

Schirmherr einzelner laufender Versuche oder als letztlich Verantwortlicher zu entstandenen Problemen Stellung nehmen muß. Er kann dies nur tun, wenn er durch die verbesserte Kommunikation seine Mitarbeiter solidarisch hinter sich weiß, was ihn in die Lage versetzt, sie seinerseits gegen einseitige Sanktionen von außen zu verteidigen.

Das verantwortliche Kader der traditionellen Institution kann dem therapeutischen Milieu verschiedenste *Widerstände* entgegensetzen. Die paternalistische Haltung bringt es mit sich, daß man für die Untergebenen besorgt ist und an deren (oben für die einzelnen Berufsgruppen aufgezählten) Widerständen partizipiert. Da jedoch ärztlicher Direktor, Oberärzte, Oberpflegepersonal, Schulleitung etc. auch als Einzelpersonen betroffen sind, können sie die erwähnten Widerstände nicht nur identifikatorisch mit ihren Mitarbeitern, sondern auch aus der eigenen Persönlichkeitsstruktur heraus aufbauen. Der ärztliche Direktor muß zudem als gegen außen Verantwortlicher vor jeder umfassenden Änderung zurückschrecken, wenn er nicht auf ein genügendes Verständnis der zuständigen Behörden rechnen kann.

Auch die oben dargelegten *Gefahren* können sich auf der Ebene der medizinischen Leitung wiederholen. Die ernsthafteste Gefahr liegt wohl darin, daß der verantwortliche Klinikdirektor seine Autorität nicht mehr ausübt und so Entartungen des therapeutischen Auftrags zuläßt. Diese können entweder als Pseudoformen die Zielsetzung eines eigentlichen therapeutischen Milieus verfehlen oder Exzesse auslösen, die den Zerfall herbeiführen.

Pseudoformen sind heute schon in buntester Form festzustellen, nämlich dort, wo von einer zuvor restriktiven Klinikführung jeder kleinste Schritt in Richtung der Liberalisierung als Therapeutische Gemeinschaft ausgegeben wird. Die Motive dazu sind meist ein vordergründiges modisches Mithaltenwollen. Einen Schritt weiter geht die „Freundlichkeits- und Offenheitsnorm", wo die Mitarbeiter einem unreflektierten Autoritätsanspruch folgen, der von ihnen – einem Verkaufsbetrieb nicht unähnlich – ein besonderes psychiatrisches „Make-up" fordert. Hinter gespielter Freundlichkeit und Offenheit können jedoch die alten zwischenmenschlichen Konflikte verborgen bleiben mit ihren ungünstigen Auswirkungen auf die Patienten. Etwas Ähnliches kann auch auf der Abteilungsebene zwischen Pflegepersonal und Patienten geschehen, wenn durch äußere Betriebsamkeit eine Art „Vereinsatmosphäre" geschaffen wird, daneben aber die eigentlichen gruppen- und soziodynamischen Forderungen des therapeutischen Milieus nicht durchgearbeitet werden. Die bisher geschilderten Formen der Entartung sind zugleich als Widerstand gegen das therapeutische Milieu zu verstehen. Jene anderen, die eine Subkultur schaffen wollen, die den äußeren Realitäten nicht mehr entspricht, oder durch forcierte Demokratisierung das Chaos der Klinikorganisation herbeiführen, sind als selbstzerstörerische Mißverständnisse zu betrachten.

3.3 Gemeinsamkeiten im Rollenverständnis

Die Gegenüberstellung der *Rollenverständnisse* in der traditionell kustodialen Psychiatrie und im therapeutischen Milieu mag als Übertreibung imponieren. In der Realität sind zwischen den geschilderten Extremen viele Übergänge zu beobachten, die je nach Ausprägung bereits Vorzüge aufweisen. Es bedarf eines jahrelangen Wachstumsprozesses, um den angestrebten Rollenwechsel zu vollziehen. Die aufgeführten Widerstände lassen erahnen, daß dieser Prozeß mit viel Ängsten, Schwierigkeiten und Unsicherheit verbunden ist, bis eine neue *Rollenidentität* gefunden wird, von der aber zu erwarten ist, daß sie jedem einzelnen eine größere menschliche Befriedigung zu geben vermag.

Der *Rollenerwartung*, die von innen oder außen an einen herangetragen wird, entspricht nicht immer die *Rollenverwirklichung* (Erikson 1957). Sie muß deshalb kontinuierlich geklärt werden, bevor allzu große Spannungen zu schwer lösbaren Rollenkonflikten führen. Diese Gefahr besteht besonders dann, wenn ein Mitarbeiter von einer Institution traditioneller Orientierung in ein Team mit aktivem Milieukonzept, speziell in eine Therapeutische Gemeinschaft, übertritt. Die gegenseitige Rollenerwartung wird unvermeidlich kontrastieren. Der Neuling wird nicht selten vom abrupten Rollenwechsel überfordert sein, so daß ihm ermöglicht werden muß, sich schrittweise in die neue Tätigkeit einzuleben. Erst wenn er sich so weit mit der neuen Aufgabe identifiziert hat, daß er ihre Vorteile zu schätzen beginnt (z. B. vermehrte Mitsprache in bezug auf die therapeutischen Prozesse), wird er die neuartige Belastung (z. B. direktere Verantwortlichkeit gegenüber dem Patienten) adäquat bewältigen lernen (Jones u. Rapoport 1957). Umgekehrt ist natürlich auch das Team als Ganzes auf eine gewisse Kontinuität der Zusammenarbeit angewiesen, so daß jeder Wechsel eine Belastung bedeuten kann.

Eine besondere Problematik bildet die *Rollendiffusion*, auf die bereits wiederholt hingewiesen wurde. Die unscharfe Abgrenzung der Aufgabenbereiche kann dazu führen, daß der einzelne Mitarbeiter seine eigentliche berufliche Identität (z. B. als Schwester gegenüber der Ergotherapeutin) zu verlieren beginnt. Ihr ist dadurch zu begegnen, daß ein gewisses Überlappen der Rollen – entsprechend den besonderen Fähigkeiten des einzelnen – im Team zugestanden, der Grenzbereich aber stets neu abgesteckt wird. Dieses Vorgehen setzt voraus, daß sich der einzelne Rollenträger selbst immer wieder in Frage stellt oder in Frage stellen läßt, eine Fähigkeit, die meist erst nach längerer Teamarbeit erreicht wird (Jones 1968; Foudraine 1973).

Gemeinsam ist den verschiedenen Rollenträgern im therapeutischen Milieu auch, daß ihre *Beziehung zu den Patienten* gleichzeitig auf mehreren Ebenen abläuft. Dabei möchte ich, um die Wechselbeziehung nicht noch komplexer darzustellen, davon absehen, daß jeder Patient seinem Betreuer eine bestimmte Rollenerwartung entgegenbringt, die sich häufig an den gängigen sozialen Stereotypen orientiert: z. B. an der Vorstellung, daß zum Beruf der Krankenschwester „grenzenlose Hingabe, Selbstlosigkeit, Aufopferungsbereitschaft" u. a. m. gehöre – also an einem historisch überlieferten, idealisierten Leitbild, das die moderne Krankenschwester nach wie vor in die Rolle der mittelalterlichen Ordensfrau zwängen will. Ähnlichen idealisierten Stereotypen sind auch wir Ärzte noch oft genug ausgesetzt – nicht immer zum Vorteil unserer Psychohygiene. Nun aber zu den Beziehungsebenen, die sich schematisch wie folgt umschreiben lassen:

1 Expertenebene

Der Patient erwartet, daß er fachlich optimal betreut wird, also von der Schwester mit großer pflegerischer Kompetenz, vom Arzt mit umfassendem fachlichen Wissen und von der Ergotherapeutin mit dem notwendigen beruflichen Geschick.

Hier sind wir also auf unsere fachlichen Qualitäten angesprochen, die einen wesentlichen Teil der Berufsrolle ausmachen; wir sind aber nicht gefragt, welche besonderen Fähigkeiten wir als Privatpersonen sonst noch aufzuweisen vermögen. Dem Patienten ist wichtig, daß der Betreuer sein Metier beherrscht, er interessiert sich kaum dafür, daß jemand daneben z. B. auch Briefmarken sammelt, preisgekrönter Fotograf oder Bergsteiger ist.

2 Beziehungsebene

Der Patient erwartet, daß seine emotionalen Bedürfnisse empathisch wahrgenommen und beantwortet werden; er stellt die Forderung, ihm klar zu begegnen, ihn über sein Befinden adäquat zu informieren und ihm in der Verarbeitung seiner Probleme mitfühlend beizustehen.

Die hier angesprochenen Charakteristika betreffen uns nun gleichzeitig als Berufspersonen wie als Mitmenschen. Eine geeignete psychologische Schulung mit entsprechender Selbsterfahrung, Ausbildung in Gesprächsführung etc. sollte uns Betreuern den Zugang zum Patienten professionell erleichtern; zugleich ist jeder „der, der er ist", d. h. in seiner Identität für den Patienten eine Art Orientierungspunkt („Fühlt der auch so wie ich?"), wenn nicht gar, im Sinne des „Lernens am Modell", eine Art Fixpunkt („So müßte ich das also machen!").

3 Handlungsebene

An uns Betreuer richtet sich der Anspruch, den Partner partnerschaftlich dazu anzuhalten, in der Untersuchung wie in der Behandlung angemessen zu kooperieren und damit echte Mitverantwortung für den Heilungsprozeß zu übernehmen.

Das Handeln des Patienten wird also gewissermaßen durch unser eigenes Verhalten induziert; die Rollenanteile des „Experten" und der „Beziehungsperson" vereinen sich zu der des „verantwortlich Handelnden".

Meist sind wir im Umgang mit dem Patienten auf allen drei Ebenen gleichzeitig involviert. Wie ist es z. B. anders möglich, einem depressiven Kranken zu helfen, als daß wir mit Sachverstand die besondere Form seiner Störung diagnostizieren („Experte"); ihm mitfühlend begegnen, ohne ihn mit gefühlsmäßigem Anspruch zu überfordern, und zugleich sein Vertrauen gewinnen („Beziehung"), damit wir die Gewißheit haben, daß er die in der Wirkungsweise erläuterten Medikamente auch tatsächlich einnimmt („Handeln"). Die Faszination der helfenden Berufe liegt ja gerade darin, daß sie zwar auf der Expertenebene solide Grundkenntnisse erfordern, daß aber erst das Gestalten der zwischenmenschlichen Beziehung die Voraussetzungen dafür schafft, um im Handeln wirksam zu werden.

3.4 Teamprozesse und Rollenverständnis

Die separate Darstellung der einzelnen Rollenträger könnte davon ablenken, daß die Prinzipien des therapeutischen Milieus sie alle zu wesentlichen Gemeinsamkeiten verpflichten. Allen voran ist die patientenzentrierte Auffassung der psychiatrischen Arbeit zu nennen, die den Patienten als gleichwertigen, aber nicht gleichartigen menschlichen Partner sieht. Partnerschaftlich soll auch das Verhältnis der verschiedenen Rollenträger untereinander sein, die trotz unterschiedlicher Funktion und unvermeidlicher Statusdifferenzen in Offenheit eine optimale Verständigung anstreben. Die intensivierte Teamarbeit dient dazu, dies zu ermöglichen.

Dabei meint der Begriff *Team* nach Rose (1981) „den Zusammenschluß von Menschen unterschiedlicher Fähigkeiten und beruflicher Ausbildung in der gemeinsamen Aufgabe der Therapie psychisch Kranker".

Seine Funktion ist also klar durch den therapeutischen Auftrag gegeben. Die Teamarbeit ist darauf angelegt, diesen Auftrag zu optimieren. Dies erfolgt vorwiegend durch ein Abwägen von Gemeinsamkeiten, die es zu erarbeiten und zu erhalten gilt, gegenüber jenen getrennten Aufgaben, die nur aus der besonderen Berufsrolle oder Persönlichkeitsstruktur heraus gelöst werden können. Die Dialektik zwischen Integration und Differenzierung der Charakteristika der Teammitglieder macht die besondere Stärke des Arbeitsteams aus. Für diese gemeinsame Aufgabe bringen aber die Teammitglieder recht unterschiedliche Voraussetzungen mit, die leicht einsichtig machen, wie aufwendig und zeitfordernd die Teambildung verläuft, bis eine ausreichende Vertrauensbasis für die therapeutische Arbeit geschaffen ist. Die Differenzierung der Teammitglieder ergibt sich nämlich aus:
1. ihrer jeweils besonderen Berufsrolle durch Ausbildung und erworbene Kompetenz (Arzt, Schwester, Sozialarbeiter, Ergotherapeut etc.);
2. den Funktionen, die durch die Klinikorganisation zugewiesen sind (z. B. Abteilungsschwester versus diplomierte oder Lernschwester; Oberarzt versus Assistenzarzt oder Medizinalpraktikant);
3. dem soziokulturellen Rahmen der eigenen Herkunft und der dadurch bedingten Sozialisation des einzelnen Teammitglieds;
4. der Persönlichkeitsstruktur des einzelnen Teammitglieds und der dadurch bedingten Beziehungsfähigkeit zu den verschiedenartigen Patienten;
5. dem unterschiedlichen Grad des auf die Abteilungstätigkeit bezogenen Interesses und Engagements und dem daraus erhofften Maß an beruflicher Selbstverwirklichung.

Die Erläuterung der Prinzipien der Milieutherapie hat klar gemacht, daß die Hauptaktivitäten der Mitarbeiter im Gemeinschaftsleben, sei dies in der Groß- oder Kleingruppe oder im Teamverband, stattfinden. Anhand der Sonderaufgaben des Teams können wir noch einmal erkennen, wie vielschichtig die Aufgabe der Teammitglieder und dadurch auch ihr Rollenverständnis ist. Um mich nicht zu wiederholen, möchte ich im folgenden nur stichwortartig, in schematischer Übersicht, die Aufgabenbereiche des therapeutischen Teams festhalten:

1 Gemeinsame Aufgaben in der Patientenbetreuung

Die Aufgabe der optimalen Patientenbetreuung setzt sich aus den folgenden, miteinander zirkulär verbundenen, Unteraufgaben zusammen:
1) Austausch von Wissen und Erfahrung aus Theorie und unmittelbarer klinischer Beobachtung mit Bezug auf die Krankheitsprozesse der einzelnen Patienten.

2) Klärung und Reflexion der so gesammelten Informationen im Hinblick auf die Beschlußfassung.
3) Erarbeiten eines realistischen Betreuungskonzepts, indem jeder Rollenträger nach seinen fachlichen und persönlichen Möglichkeiten zum Entscheidungsprozeß beiträgt. Wo dies die äußeren Bedingungen zulassen, wird der Entscheid am besten durch Konsensus angestrebt.
4) Laufende Überprüfung des Behandlungsplans eines jeden einzelnen Kranken mit klarer Rollenzuteilung an die verschiedenen Betreuer.

2 Gemeinsame Aufgaben in der Organisation und Gestaltung der Abteilung

1) Erarbeiten eines realistischen Arbeitskonzepts, das zugleich als Grundlage für umschriebene Arbeitsabläufe wie auch als Motivation zum Erreichen der jeweils festgelegten Zielsetzungen dient.
2) Laufendes Überprüfen der Abteilungsstruktur, ihrer organisatorischen Abläufe, ihrer baulichen Gestaltung, ihrer materiellen und personellen Bedürfnisse.
3) Reflexion der Gruppendynamik der Abteilung in ihrem Funktionieren als Großgruppe oder im Ablauf der spontanen und formellen Kleingruppenprozesse.
4) Wahrnehmen von gemeinsamen Aufgaben gegenüber anderen Einheiten, gegenüber dem Krankenhaus als Ganzem oder gegenüber dem sozialen Umfeld.

3 Gemeinsame Verantwortung gegenüber den Teamprozessen

Beim ständigen Reflektieren der Bedürfnisse der einzelnen Mitglieder und des gesamten Teams sind insbesondere zu beachten:
1) Das verantwortliche Mitbedenken der angeführten oder zusätzlicher Aufgaben, speziell der Entscheidungsprozesse.
2) Das Anleiten und Einführen neuer Teammitglieder in die formellen Aufgaben und in die Teamzusammenarbeit mit ihren besonderen Aspekten.
3) Das Klären der Interaktionsprozesse im Team selbst; dies allenfalls auch nach den Regeln der individuellen Psychodynamik, und zwar dort, wo der einzelne vom Teamprozeß betroffen ist oder wo sein psychisches Befinden das Team wesentlich tangiert.
4) Angemessenes Bearbeiten von internen und externen Konflikten.

Während es in den Abschnitten zur Anwendung der Prinzipien mein Anliegen war, immer wieder hervorzuheben, wo und wie der Patient betroffen ist und wie mit ihm umzugehen sei, wollte ich in diesem Abschnitt gewissermaßen komplementär die Haltung der Betreuer skizzieren. Um zu vermeiden, daß allzu vieles sich wiederholt, ist mir dies notgedrungen nur in etwas schematisierter Form möglich. Der Leser sei deshalb noch einmal auf die Beispiele sowohl im ersten Teil des Buches wie im folgenden Teil, der sich mit der Anwendung der Prinzipien befaßt, hingewiesen. Ich hoffe, daß es ihm so möglich wird, seine eigene Rolle immer wieder aus der schematischen Abstraktion heraus abzuleiten und sie in eine reale menschliche Begegnung umzusetzen.

II Klinische Erfahrung

1 Phasenweise Verwirklichung eines milieutherapeutischen Konzepts

1.1 Problemstellung

"There is no patient ‚untreated' by his environment – only patients ‚treated' well or ill."
(Zit. von Stanton 1962.)

Erst die beiden letzten Dezennien brachten uns die Erkenntnis, in welchem Maße psychiatrische Institutionen durch ihre Struktur die eigenen therapeutischen Bemühungen behindern können (Cumming u. Cumming 1962; Cumming 1966; Fontana 1971; Leighton 1960; Querido 1969). Zunehmend wurde – als Ergänzung zu somato- und psychotherapeutischen Verfahren – der dritten therapeutischen Kraft, dem Milieu, mehr Beachtung geschenkt. Eingangs (s. Abschn. I/1.1 und I/1.2) habe ich eine Übersicht über einige mögliche Milieukonzepte gegeben. Es schien mir auch wichtig, darauf hinzuweisen, daß der Begriff „Therapeutische Gemeinschaft" trotz seiner großen historischen Bedeutung nicht mehr geeignet ist, ein milieutherapeutisches Konzept zu umschreiben. Zum einen ist er als idealtypischer, programmatischer, idealistischer und auch modischer Begriff verbraucht worden. Zum anderen gab es die „Therapeutische Gemeinschaft" wohl kaum je als einheitliches Konzept, da schon die Pioniere recht persönliche Interpretationen des von Anfang an vagen Begriffs vorgenommen und praktiziert haben. So war seit jeher ein jeder Autor oder auch eine jede psychiatrische Institution gezwungen, das vertretene Milieukonzept genauer zu umschreiben, auch wenn dies nicht überall mit der nötigen Konsequenz geschah. Obwohl in einzelnen Monographien (Basaglia 1971; Clark 1964; Cumming u. Cumming 1962; Cumming 1966; Jones 1952/53/56/68–72; Martin 1962/68; Rapoport 1960/67; Shoenberg 1972a; Wilmer 1958; Zeitlyn 1969) beschrieben wird, wie tiefgreifend die erwirkten strukturellen Veränderungen sind, wenn ein Milieukonzept systematisch eingeführt wird, gibt es relativ wenige gezielte Versuche, diese Veränderungen kritisch nach der Logik ihrer Entwicklung zu analysieren. Vielmehr entsteht häufig dadurch, daß ein Modell in seinem temporär funktionierenden Zustand vorgestellt wird, die Illusion, Therapeutische Gemeinschaft als wirkendes Milieu müsse nur beschlossen und planerisch gestaltet werden – und schon sei ihre Verwirklichung gesichert.

Ein Krankenhaus kann als sozialer Organismus bezeichnet werden, der sich aus seinen Mitgliedern und der gewählten Organisationsform zusammensetzt. Der Ausdruck Organismus ist insofern zutreffend, als ein Krankenhaus seine eigene Entwicklung oder Geschichte hinter sich hat, die zu einer bestimmten Form oder Identität geführt hat. Bis vor 1–2 Jahrzehnten war die von den meisten psychiatrischen Krankenhäusern praktizierte Organisationsform die der kustodialen, verwahrenden Betreuung der Patienten, obwohl bereits moderne medizinische Therapien zur Anwendung gelangten. Die Erkenntnis, daß die psychiatrische Institution als solche therapiebehindernd wirken kann, verdanken wir der Sozialpsychiatrie.

Es ist nun aber eine historische Gegebenheit, daß jede bedeutende Veränderung eines sozialen Organismus Widerstände und Gegenkräfte weckt. Die Widerstände sind um so verständlicher, als ein vertrautes Wertsystem durch ein neues, unbekanntes abgelöst werden soll, dessen Vorzüge mitunter erst noch erwiesen werden müssen. Wer immer eine Veränderung herbeiführen will, tut gut daran, sich über die möglichen Widerstände zu informieren und den Ursprung von Gegenkräften zu analysieren. Dabei sind unter Widerständen im allgemeinen klar erkennbare oder gar reflektierte Verhaltensweisen zu verstehen, die meist zu Handlungen gegen die geplante Veränderung führen. Davon abzugrenzen sind die mehr innerpsychischen Vorgänge der einzelnen Personen in einer Klinik – seien es Patienten oder Mitarbeiter –, wenn sie sich von den geplanten Veränderungen bedroht fühlen. Sie werden neben der äußeren Auseinandersetzung auch eine innere Anpassung vollziehen müssen, wobei in der Regel unbewußte Abwehrmechanismen mitwirken.

Ebenso zu beachten gilt es aber auch die Gefahren, die jeder neuen Entwicklung innewohnen. Jede Innovation neigt vorerst dazu, über ein reales oder zumutbares Ziel hinauszuschießen, bevor – gerade auch durch die erwähnten Gegenkräfte – ein Ausgleich oder Zurückstecken erwirkt wird. Solche Vorgänge sind natürlich auch bei einem sozialen Organismus im Wandel zu beachten. Nur wenn sie frühzeitig erkannt und entsprechend korrigiert werden, kann das Risiko verhindert werden, daß die ganze Neuentwicklung in Frage gestellt wird.

Im folgenden soll versucht werden, anhand eines Erfahrungsberichts die retrospektiv erkannten Aufbauschritte darzustellen und soweit möglich mit der einschlägigen Literatur zu vergleichen. Am Schluß des Abschnitts strebe ich an, diese besonderen Erfahrungen zu generalisieren und soweit möglich die innere Logik dieses Prozesses mit seinen Implikationen aufzuzeigen. Da jede psychiatrische Institution, ähnlich einem Individuum, ihre besonderen, z. T. entwicklungsbedingten Charakteristika aufweist, möchte ich die Klinik, der ich während 10 Jahren vorstand, vorerst kurz vorstellen.

1.2 Ausgangslage

1968, zum Zeitpunkt, da wir uns entschlossen, schrittweise die Prinzipien der Therapeutischen Gemeinschaft zu verwirklichen, blickte unsere Klinik bereits auf eine erfolgreiche, sich über ein dreiviertel Jahrhundert erstreckende Geschichte zurück. Auf pietistischer Tradition aufbauend, war mit Geschick und unternehmerischem Mut aus privater Initiative ein baulich wie organisatorisch modernes 350-Betten-Krankenhaus entstanden. In seiner inneren Struktur war es streng hierarchisch gegliedert und konservativ-religiösen Werten sehr verpflichtet. Fachlich wurde die Klinik kompetent im traditionellen Sinne geführt, wobei ihr zugute kam, daß sie Mitträgerin einer qualifizierten Schule für psychiatrische Krankenpflege ist, die es ihr erleichtert, durchschnittlich jüngeres und initiatives Krankenpflegepersonal zu rekrutieren.

Zu Beginn der hier beschriebenen Entwicklung wies die Klinik 350 Betten (1972: 400) auf, die zu einem guten Drittel mit akut Kranken, zu einem knappen Drittel mit chronisch Kranken und zu einem Drittel mit gerontopsychiatrischen Patienten belegt waren. 14 (ab 1972: 19) Abteilungen mit je 20–30 Betten teilten sich in die Patientenbetreuung. 111 medizinische Mitarbeiter (1972: 156) ergaben einen Personalschlüssel von 1:3,2 (1972: 1:2,6), davon 11 (1972: 14) Ärzte, 37 (1972: 32) diplomierte Pflegepersonen, 34 (1972: 49) Lernpflegepersonen, zwei in der Ergotherapie tätige Pflegepersonen (1972: Arbeitstherapie- und Ergotherapieteam 16); die restlichen Mitarbeiter verteilten sich auf medizinische Hilfsberufe und unqualifizierte Hilfskräfte. Seither wurden Stellen für Sozialarbeit (3) und Physiotherapie (2) neu geschaffen. Es gelangten damals 617 (1972: 659) Neueintritte zur Behandlung, die sich überwiegend aus der Region, z. T. aus der übrigen Schweiz und vereinzelt aus dem Ausland rekrutierten. Die sozioökonomischen Verhältnisse der Patienten liegen im Durchschnitt etwas höher als in einer staatlichen Klinik, jedoch beträgt der Anteil der eigentlichen Privatpatienten nur ca. 10% (keine Behandlungsprivilegien, ausgenommen z. T. Zimmer- und Menüwahl). Gut ein Drittel sind Vertragspatienten der psychiatrischen Universitätsklinik Burghölzli, Zürich, für die der Staat aufkommt, während die übrigen Patienten von Gemeinden, Fürsorgestellen, Invalidenversicherung oder anderen Kostenträgern unterstützt werden und vereinzelt Selbstzahler sind. Laut dem Abrechnungsschema VESKA (Verein Schweizerischer Krankenanstalten) kostete damals der Krankenpflegetag Fr. 37,79 (1972 = Fr. 60,42), während die Vergleichszahlen des Burghölzli ohne Baukosteninvestitionen 1969 Fr. 51,73 (1972 = Fr. 81,22) betrugen. Unternehmerisch wird die Klinik als selbsttragende, aber nicht gewinnstrebende Aktiengesellschaft geführt. Der Zürcher Gesamtplanung für Psychiatrie entsprechend ist die Klinik seit 1978 für die volle intra- und extramurale Versorgung der Region Zürcher Oberland (ca. 150 000 Einwohner) verantwortlich. Die Klinik hat neben der internen Fortbildung mannigfache Ausbildungsaufgaben übernehmen müssen: Vorlesungen für Studenten der Universität Zürich (Mediziner und klinische Psychologen), Ausbildungskandidaten der psychotherapeutischen Institute Freudscher und Jungscher Richtung; Praktika für die erwähnten Studenten, Praktika für Pflegeberufe, Ergotherapie, Sozialarbeit etc.

Da häufig argumentiert wird, die Therapeutische Gemeinschaft lasse sich nur in privilegierten Verhältnissen errichten, scheint es uns wichtig, diese Vergleichszahlen aufzuzeigen. Soweit wir die schweizerischen Verhältnisse zu überblicken vermögen, waren wir weder damals noch später in personeller oder materieller Hinsicht besonders privilegiert. Eine Ausnahme bildet die relativ gute Besetzung mit Ärzten, die durch die traditionell psychotherapeutische Ausrichtung der Klinik zu erklären ist. Es war schon damals von großem Vorteil, daß die Hälfte des ärztlichen Kollegiums aus sehr gut motivierten jungen Leuten bestand, die meist zur Vervollständigung ihrer psychotherapeutischen Ausbildung in die Region Zürich gekommen waren. Einige blieben über Jahre an der Klinik tätig, viele jüngere, ebenso qualifizierte Kollegen haben in späteren Jahren vor allem Rotationsstellen versehen.

Im Herbst 1968 hatte ich die ärztliche Leitung der Klinik übernommen, nachdem der bisherige Chefarzt tödlich verunglückt war. Neben mir hatten einige der leitenden Mitarbeiter begrenzte Erfahrung mit Prinzipien der Therapeutischen Gemeinschaft (aus Deutschland oder den USA). Sie bezogen sich aber mehr auf beschränkte Aspekte des Abteilungslebens als auf die Reorganisation einer ganzen Klinik. Wir waren also entschlossen, Neuland zu betreten, ohne zu wissen, welche Wege wir einzuschlagen hatten. Unsere Kenntnisse der einschlägigen Fachliteratur waren relativ bescheiden, so daß wir uns nachträglich attestieren müssen, „naiv" an die Aufgabe herangegangen zu sein.

1.3 Phasen der Verwirklichung

Die im folgenden aufgeführten Schritte der Entwicklung entsprachen somit nicht einem festen, vorbedachten Plan. Es handelte sich vielmehr um den Versuch, den einmal eingeschlagenen Weg konsequent weiterzuverfolgen, unter Anpassung an die jeweiligen Entwicklungsbedingungen.

1.3.1 Phase 1: Orientierung und Schulung

(Ab Herbst 1968 bzw. Zeitpunkt 0)

Der Chefarzt und sein damaliger Stellvertreter (E. H. und P. B. S.) bemühten sich, so rasch als möglich das von ihnen vertretene Konzept der „Psychiatrie der Gemeinschaft" allen Mitarbeitern bekanntzumachen. Im Wirken nach innen sollte dieses die Therapeutische Gemeinschaft, im Wirken nach außen die Gedanken der Sozialpsychiatrie einschließen, beide auf psychodynamischem Denken beruhend (Heim et al. 1969).

Die von uns vertretenen Grundprinzipien, Methoden und Rollenverteilung der Therapeutischen Gemeinschaft wurden seither in mehreren Publikationen weiterentwickelt. Im besonderen war uns damals daran gelegen, für Patienten und Mitarbeiter erstens eine offene Kommunikation zu schaffen, zweitens soziale Lernvorgänge zu fördern, drittens Gruppenprozesse auf allen Ebenen zu etablieren, viertens hierarchische Strukturen abzubauen und fünftens generell die Mitverantwortung anzustreben. Die beiden letzten Punkte entsprachen einer beschränkten „Demokratisierung". Die von englischen Autoren immer wieder empfohlene „Permissivität" wurde von uns zugunsten einer Ich-syntonen Realitätsanpassung zurückgestellt.

Im November 1968 fand ein Orientierungsabend für das gesamte medizinische Personal statt, an dem das Konzept dargelegt wurde. Das unmittelbare Echo war bescheiden, die anschließende Diskussion, der hierarchischen Ordnung folgend, blieb auf wenige Fragen beschränkt. Es schien, als ob die neuen Gedanken zu provokativ oder zu unverständlich wären. Diesem ersten Orientierungsabend ging eine zweimonatige Beobachtungsphase voraus, die ich gerne zumindest um einen weiteren Monat verlängert hätte. Sie sollte ja dem Klinikleiter ausreichend Gelegenheit geben, in vielen, noch unverbindlichen Gesprächen sich zu informieren und gegenseitiges Vertrauen zu schaffen. Aus Sachzwängen mußte sie aber auf eine relativ kurze Phase beschränkt bleiben: Mein Vorgänger war vor einem halben Jahr nach einem tödlichen Unfall plötzlich ausgefallen; der während einigen Monaten ad interim leitende Oberarzt vermochte die entstandene Verunsicherung nicht aufzuhalten und schied bald aus. So war es wichtig, durch die Orientierung klare Akzente zu setzen, obwohl diese den vielen älteren Mitarbeitern – sie bildeten die Mehrheit – vorerst unvertraut blieben. Eine analoge Orientierung für das gesamte Verwaltungspersonal, die im Februar 1969 stattfand, brachte ähnliche Reaktionen, wobei jene Stimmen überwogen, die mit Stolz auf das bisher Geleistete (z. B. Arbeitstherapie im landwirtschaftlichen Betrieb) verwiesen. Die Diskussionen, die sich in den ersten Monaten an den wöchentlichen ärztlichen Kolloquien ergaben, verliefen rege und offen. Sie betrafen ebensosehr die momentane Kliniksituation wie allgemeine Aspekte der gruppendynamischen Milieugestaltung. Jedoch wurde die Literatur der Therapeutischen Gemeinschaft nicht explizit bearbeitet.

In *kritischer Rückschau* muß unsere Vorbereitungsarbeit im Hinblick auf den Aufbau einer therapeutischen Gemeinschaft oder eines beliebigen Milieukonzepts als ungenügend bezeichnet werden. Erst geraume Zeit später, als das Pflegepersonal gelernt hatte, auch gegenüber Vorgesetzten offener zu sein, wurde uns berichtet, daß die damalige Orientierung, soweit sie überhaupt verstanden wurde, verwirrend und verunsichernd gewirkt habe. Zwar war die gleich zu Beginn angestrebte klare Zielsetzung sehr erwünscht. Es hätte aber – im Sinne des Durcharbeitens – einer eingehenden, über Monate konsequent aufgebauten Umschulung bedurft, um das medizinische Personal, allen voran das pflegerische Kader, auf die neue Aufgabe adäquat vorzubereiten. Eigentlich hätte gerade damals mit den unten erwähnten mehrmonatigen Fortbildungskursen für diplomiertes Pflegepersonal begonnen werden müssen; denn es ist diese Berufsgruppe, die durch die neue Konzeption am meisten verunsichert wird und angesichts des eindrücklichen Fortschritts psychiatrischer Therapie der letzten 10–20 Jahre den größten Bildungsrückstand aufweist. Die Umschulung hätte auch die Gelegenheit einschließen müssen, eigene Erfahrungen in Kleingruppenarbeit zu gewinnen. Die noch zu schildernden Widerstände dagegen, sich als Mitglied eines therapeutischen Teams direkt dem Problem der Interaktion zu stellen, wären so vermutlich leichter zu überwinden gewesen. Eigentliche Selbsterfahrungsgruppen (T-Gruppen) dürften dazu gute Voraussetzungen bieten, doch auch gruppendynamische Seminare, Sensitivitytraining oder ähnliche Verfahren können von großem Nutzen sein.

Auch in der einschlägigen *Literatur* wird wiederholt darauf hingewiesen, daß die angestrebte Demokratisierung im Rahmen der Therapeutischen Gemeinschaft gerade jene besonders verunsichert, die von der vermehrten Selbständigkeit am meisten profitieren könnten.

Winkler (1972) erwähnt zu Recht, daß das jedem hierarchischen System zugehörige Maß an Autorität für die einzelnen Rollenträger auch Sicherheit bedeutet. Mir scheint, in einem Prozeß der Umwandlung müßte auf dieses subjektive Sicherheitsbedürfnis besonders Rücksicht genommen werden. Erfahrungsgemäß werden die verunsichernden Konzeptänderungen meist bei einem Leiterwechsel initiiert (vgl. Abschn. II/2). Die mit diesem verbundene Ungewißheit des Neuen ist an sich bereits für den Großteil der Mitarbeiter sehr belastend. Der Umgang mit der Autorität muß somit wohlüberlegt sein. Treffend hat dies Morrice (1972) in einem lesenswerten Artikel formuliert: "It is a paradox worth recognising that a democracy to be efficient needs good leadership. And a further paradox is suggested: That democracy can be maintained only from a position of power."

Im Claybury Hospital, in welchem erstmals versucht wurde, ein Großspital von 2000 Betten im Sinne der Therapeutischen Gemeinschaft umzugestalten, konnte trotz der traditionell liberalen Haltung die strenge Hierarchie des Pflegebetriebs kaum erschüttert werden. Martin (1962/68) weist darauf hin, daß besonders Pfleger sich an den Wurzeln ihrer sozialen Stellung verunsichert sehen, wenn die üblichen, kalkulierbaren Aufstiegsmöglichkeiten durch Teamarbeit in Frage gestellt scheinen.

Schon Jones (1957/62), der Begründer der systematischen Therapeutischen Gemeinschaft, hat auf die unbedingt erforderliche Umschulung hingewiesen. Viele Autoren haben die Wichtigkeit dieses Schritts seither bestätigt (Artiss u. Schiff 1968; Eichhorn et al. 1978; Flegel 1965 b/66; Foudraine 1973; Jones 1982; Maller 1971; Martin 1964; Racamier 1970; Wilmer 1969; Zeldow 1977). Die Umschulungszeit muß eher in Monaten als in Wochen bemessen werden, bevor mit der eigentlichen Patientenarbeit begonnen werden kann. Allerdings ist dies sehr von lokalen Bedingungen und vielleicht auch vom Zeitgeist abhängig. Während noch in den 60er Jahren die Wahl eines Pflegeberufs an sehr traditionellen Vorstellungen orientiert war, hat sich seit 1968 nunmehr eine ganz neue Generation den sozialen und pflegenden Berufen zugewandt. Es waren dies junge Leute, die aus persönlichem Interesse viele sozialpsychiatrische Schriften studiert und in vielfältigen Kursen eine erstaunliche selbstreflektive Erfahrung erworben hatten. So konnte ich als Beobachter mitverfolgen, wie in einer größeren Universitätsklinik nach dem Wechsel in der Direktion überall junge engagierte Mitarbeiter bereitstanden, um teils aus Eigeninitiative, teils animiert von der neuen Klinikleitung, gemeinschaftstherapeutische Veränderungen vorzunehmen. Andere Beispiele stehen diesem nicht nach, ein Anzeichen dafür, daß einerseits in vielen Weiterbildungskursen der letzten 10 Jahre die Mitarbeiter für milieutherapeutische Arbeiten sensibilisiert wurden, daß aber andererseits dieses Angebot der eigentlichen Berufsmotivation der jüngeren Generation entgegenkam.

Die geforderte systematische Umschulung gibt zudem die Möglichkeit, einen neuen Führungsstil zu dokumentieren und so neue Identifikationen für die Mitarbeiter anzubieten. Auf einen klaren Autoritätsanspruch kann aber in dieser frühen Phase nicht verzichtet werden, soll die dem Klinikorganismus innewohnende Trägheit überhaupt überwunden werden (Raskin 1971); denn die in dieser Phase zu erwartende Abwehr durch Verleugnung und Verdrängen strebt ja an, der Konfrontation mit dem Neuen möglichst auszuweichen.

1.3.2 Phase 2: Modelle schaffen

(Ab Januar 1969 bzw. ab 3. Monat)

Wir beabsichtigten von Anfang an, die milieutherapeutischen Prinzipien vor allem im Alltagsleben der einzelnen Krankenabteilungen zu verwirklichen. Wir sahen somit als nächsten Schritt das Schaffen einer Art „Pionierabteilung" vor. Um diese Experimentierphase möglichst erfolgreich zu gestalten, legten wir weniger Gewicht auf den Typus der Abteilung als auf die potentielle Motivation des verantwortlichen Abteilungspersonals. Die schließlich gewählte sog. „offene Privatabteilung" war von der Patientenzusammensetzung her sehr gemischt: 15 Frauen und Männer, chronische und akute Patienten mit verschiedenen Krankheitsbildern (endogene Depressionen, Neurosen und Schizophrenien überwogen), lebten hier in strenger traditioneller Ordnung zusammen. Der Tagesablauf war zwar hinsichtlich Mahlzeiten, Andachten und Bettruhe klar geregelt, wies aber wenig fördernde und Abwechslung schaffende Tätigkeit auf. Trotzdem schien mir die Abteilung nicht nur wegen des gut motivierten Abteilungsteams besonders geeignet. Die Tatsache, daß sie bereits seit einigen Jahren gemischtgeschlechtlich geführt wurde, ließ eine gewisse Flexibilität der Betreuer erwarten. Die starke Durchmischung nach Krankheitsbildern erlaubte zu experimentieren, mit welchen Patienten letztlich gemeinschaftstherapeutisch am günstigsten gearbeitet werden könne. Schließlich war der Status der „Privatabteilung" geeignet, Kritiker von allzu raschen repressiven Forderungen abzuhalten.

Dank der Initiative des erfahrenen Abteilungsarztes und der dynamischen Abteilungsschwester änderte sich das Bild der Abteilung innerhalb weniger Wochen und Monate: Die bisher in einem großen Saal nach formellen Regeln eingenommenen Mahlzeiten wurden in den gemütlichen Eßraum der Abteilung verlegt. Hier entstand in lockerem Gespräch erstmals eine Art Zusammengehörigkeitsgefühl der Patienten. Die jüngeren Psychotherapiepatienten der Abteilung begrüßten die Bemühungen begeistert, ließen sich aber erst nach und nach herbei, auch mit den älteren chronischen Patienten, die sich der Veränderung widersetzten, in direkten Kontakt zu treten. Widerstände machten sich ebensosehr von außen geltend: Während die medizinische Leitung die Initiative des Abteilungspersonals unterstützte, meldeten Vertreter des Verwaltungsbetriebs verschiedenste Bedenken an und ließen durch Verzögerungen bei kleinen Anschaffungen nonverbal ihre Ablehnung erkennen. Die Abteilungsschwester fühlte sich, wie sie es später ausdrückte, stets wie auf Nadeln, da sie ahnte, daß organisatorische Pannen (etwa beim Abwickeln der Mahlzeiten) ihre Bemühungen gleich in Frage stellen könnten.

Durch regelmäßige Gruppensitzungen (vorerst einmal, dann mehrmals wöchentlich) wurde das Gruppendenken gezielt gefördert. Dies ermöglichte nach nur 2 Monaten eine beschränkte Selbstverwaltung der Patienten, die einen Abteilungsvorstand unter den Patienten wählten. Geregelte Beschäftigung tagsüber und Abendunterhaltung waren künftig Aufgabe der Patienten, so daß das neu formierte therapeutische Team (Arzt, Abteilungsschwester, Lernschwester) für die Gespräche und Aktivitäten mit Patienten Zeit gewann. Die zunehmend geäußerten Wünsche und Kritik der Patienten verunsicherten zwar anfänglich das therapeutische Team, da diese Offenheit die bisher geltenden klaren Grenzen dessen, was Patienten zu beanspruchen haben, in Frage stellte. Die Unsicherheit bewirkte aber umgekehrt, daß sich das kleine therapeutische Team um so mehr zusammenschloß und in intensiven täglichen Teambesprechungen die Veränderungen kritisch analysierte. Mit wachsender Genugtuung konnte das Team feststellen, daß die vermehrte Offenheit und die Möglichkeit der Initiative den Patienten neue Lerngelegenheiten erschlossen. In der Abteilungsversammlung konnte ihr therapeutisches Potential strukturiert und weiter gefördert werden.

Obschon von den Veränderungen auf der „Pionierabteilung" vorerst im weiteren Klinikrahmen kein Aufheben gemacht wurde, sprach sich nach und nach herum, was sich dort tat – oder vermeintlich tat. Neugierige bei den einen, spöttische Ablehnung bei den anderen, kaum je Indifferenz, das wurde für das Abteilungsteam zu einer neuen Quelle der Auseinandersetzung, diesmal nach außen. Die Ärzte zeigten sich zwar meist mit ihrem Kollegen solidarisch und erwogen da und dort, selbst auch eine gewisse Teamtätigkeit auf ihren Abteilungen einzuführen. Das Pflegepersonal sah sich aber mehrheitlich veranlaßt, der vermeintlich privilegierten Kollegin von der „Privat"-Abteilung nun aus Neid ablehnender zu begegnen. Für den Chefarzt bestand kaum eine andere Möglichkeit, auf diese atmosphärischen Veränderungen Einfluß zu nehmen, als symbolisch Schutz über die „Pionierabteilung" auszubreiten.

In der *kritischen Rückschau* müssen wir uns fragen, ob nicht dieser Fermentierungsprozeß hätte aktiver ausgenützt werden sollen. Wie ich unten (nächste Phase) darlege, wurde nach einigen Monaten in verschiedenen, quer durch die Klinik laufenden Gruppenbesprechungen versucht, die Diskussionen in Richtung der geplanten Veränderungen zu kanalisieren. Es wäre aber bestimmt von großem Nutzen gewesen, von Anfang an Gruppenbesprechungen mit dem Pflegekader aller anderen Abteilungen vorzusehen – nicht zuletzt schon deshalb, um auch ihnen das aktive Erleben eines Gruppenprozesses zu ermöglichen. Aus den oben dargelegten Gründen haben seither die Veränderungen in einigen Kliniken bestätigt, daß solche Umwandlungsprozesse breiter angelegt werden können. Es ist naheliegend, daß die damals noch jeglicher Veränderung abholde offizielle psychiatrische Denkweise uns vorsichtiger vorgehen ließ, als dies notwendig gewesen wäre. Krisen blieben uns dennoch nicht erspart, wie ich gleich aufzeigen werde. Schon damals hätten wir aber den Systemaspekt besser reflektieren müssen: Veränderungen in einem Subsystem ziehen zwangsläufig Veränderungen in anderen Subsystemen nach sich.

Die Entwicklung auf der „Pionierabteilung" selbst mußte hingenommen werden. Die an sich notwendige vorbereitende Zielsetzung war im kleinen Abteilungsteam schon zuvor erfolgt, naturgemäß ohne daß sich das Team eine genaue Vorstellung von den zu erwartenden Schwierigkeiten machen konnte. Die Kompetenz und die Hingabe des zuständigen Kollegen waren für den Chefarzt Garantie genug, daß die auftretenden Schwierigkeiten prozeßbedingt und nicht auf Fehldispositionen zurückzuführen waren. Zudem hatte der stellvertretende Chefarzt die Supervision der Abteilung inne und war mit der Gestaltung einer Therapeutischen Gemeinschaft von seiner früheren Tätigkeit her vertraut.

In der älteren, klassischen *Literatur* ist eine erstaunliche Übereinstimmung mit dem von uns erwähnten Aufbau einer „Pionierabteilung" festzustellen. Die verschiedenen Autoren bejahen nicht nur einmütig die Notwendigkeit dieser Phase, sondern empfehlen meist auch ein analoges Vorgehen. Clark (1964) spricht vom "opening-up of communications", das sich vorerst informell zu vollziehen habe, indem der Abteilungsarzt vermehrt auf der Abteilung verweile und so die Bedürfnisse und Nöte von Patienten und Personal kennenzulernen trachte. Dies gebe anhand konkreter Schwierigkeiten bald Anlaß, das Personal zu gemeinsamen Besprechungen und Lösungsversuchen einzuladen. Daraus sei unter geschickter Führung die eigentliche Teamarbeit zu entwickeln. Erst wenn diese sich innerhalb von Wochen und Monaten eingespielt habe, könne daran gedacht werden, durch Abteilungsversammlungen die Patienten vermehrt zu involvieren.

Ähnliche Schritte empfehlen u. a. Allcorn (1972), Flegel (1966), Martin (1968), Maller (1971), Racamier (1970), Wilmer (1958) und Winkler (1972). Zu welch erstaunlichen Ergebnissen die konsequente Anwendung der Gemeinschaftsprinzipien führen kann, hat Foudraine (1973) anhand einer Patientengruppe von chronisch Schizophrenen geschildert. Diese hatten zuvor eine in jeder Hinsicht optimale Einzelbetreuung in der weltberühmten Klinik von Chestnut-Lodge erhalten, wo aber ihr Gemeinschaftssinn völlig verkümmert war. Erst unter der Aktivierung im Rahmen der Therapeutischen Gemeinschaft ergab sich eine eindrückliche Resozialisierung dieser Patienten. Diese Untersuchung mag beispielhaft für andere stehen, die das erfolgreiche Wirken der Therapeutischen Gemeinschaft auf Abteilungsebene zum Inhalt haben (Flegel 1966; Kayser et al. 1973; Maller 1971; Racamier 1970; Wilmer 1958). Anscheinend ist es nicht so bedeutend, welche Patientenzusammensetzung die gewählte „Pionierabteilung" aufweist. Es gibt Berichte über initial erfolgreiche Veränderungen auf Akutstationen (Jørstad 1966; Kayser 1974; Racamier 1970), Rehabilitationsstationen (Allcorn 1972; Böker 1978; Häfner 1968; Maller 1971; Veltin 1966; von Zerssen u. Vogt 1969), Chronisch-Kranken-Stationen (Flegel 1966; Kayser 1965; Martin 1962/68) und Neurosestationen (Beese 1971; Main 1946; White et al. 1964).

Ebenso wie die z. T. prompten Erfolge mag es aber auch erstaunen, daß ein großer Teil der Versuche, die Therapeutische Gemeinschaft zu entwickeln, in dieser Phase steckengeblieben oder gar gescheitert ist. Der beabsichtigten Veränderung müssen sich demnach auch erhebliche Widerstände entgegenstellen. Dabei sind weniger die schon erwähnten Unsicherheiten auf der „Pionierabteilung" selbst gemeint, als die Auswirkungen ihrer Tätigkeiten auf das Gesamtkrankenhaus. Gerade für diese Phase mag der von Martin für seinen Erfahrungsbericht im Claybury Hospital gewählte Titel besonders zutreffen: "Adventure in Psychiatry" (Martin 1962/68). Die unter dem Personal ausgelöste Unruhe, die vermehrten Klagen der Patienten der traditionell geführten Abteilungen und die vom therapeutischen Team der „Pionierabteilung" zu ertragenden Verdächtigungen, Anschuldigungen und Feindseligkeiten gehören dazu. Winkler (1972) hat die schrittweise auftretenden Widerstände als kollektive Abwehrmechanismen erkannt und formuliert. Wenn die Existenz der „Pionierabteilung" nicht länger verleugnet werden kann, so wird ihre potentielle Ausstrahlung durch Isolierung abgewehrt. Dadurch, daß die „Pionierabteilung" trotzdem zunehmend beachtet wird, regt sich Neid, so daß durch Entwertung der Erfolg in Frage gestellt wird. Schließlich komme es im Sinne der Reaktionsbildung zu einer Polarisierung der Klinik, indem sich die Vertreter der „Pionierabteilung" mit der Therapeutischen Gemeinschaft überidentifizieren, während die restlichen Mitarbeiter die traditionell kustodiale Haltung hervorheben.

Ich möchte einen letzten, in seiner Konsequenz unwiderruflichen Abwehrvorgang hervorheben: die Sequestrierung. Viele gut gemeinte Versuche zum Aufbau einer Modell-, Experimentier- oder Forschungsabteilung sind daran gescheitert, daß sie letztlich vom Gros der Mitarbeiter oder von der zuständigen Klinikleitung abgelehnt und schließlich unterbunden wurden (Flegel 1969; Foudraine 1973; Rapoport 1963). Eindrücklich ist dabei aus systemischer Sicht, daß die entscheidenden Auseinandersetzungen gar nicht immer innerhalb der betroffenen Abteilung oder auch der nächst übergeordneten Einheit stattfinden. Vielmehr wird es den verantwortlichen Leitern meist verunmöglicht, ihre vermittelnde Grenzfunktion am Übergang des System nach außen wahrzunehmen. So erscheint plötzlich das Krankenhaus als Gesamtes bedroht, und der Leiter des Gesamtsystems ist nun erst unter äußerem Druck gezwungen, die Pionierarbeit zu opfern, um so das Krankenhaus als übergeordnetes System vor Schaden zu bewahren. Dies bestätigt, was ich unter „Vertikale Integration" (s. Abschn. III/2) über den nichtkonzentrischen Aufbau der Krankenhaussysteme von Kernberg zitierte. Es sind mir Beispiele bekannt, wo aus vorwiegend politischen Gründen sich z. B. die Universitätsspitzen (H. A. Wilmer, B. B. de Haan), Vertreter eines Parlaments auf Druck der Gewerkschaft (T. Cahn) oder gar der verantwortliche Bundesminister persönlich (D. van der Linden) eingeschaltet haben, um die brisante, angeblich „systembedrohliche" Konzeption zu eliminieren. Offensichtlich ist es in diesen Fällen beim Aufbau einer Pionierabteilung nicht gelungen, den therapeutischen Auftrag als solchen klar zu priorisieren, oder es wurde den Verantwortlichen unterstellt, sie wollten aus ideologischen, nicht aus medizinisch-therapeutischen Überlegungen eine Veränderung herbeiführen.

Obwohl einige der Beispiele auch noch aus neuester Zeit stammen, hat sich das Klima aus verschiedenen Gründen eher entspannt. Zum einen sind verschiedene Formen der Milieutherapie fachlich klarer konzipiert, besser verbreitet, z. T. auch wissenschaftlich evaluiert worden; zum anderen hat aber auch der Druck der Öffentlichkeit nach Humanisierung und Öffnung der Psychiatrie deutlich zugenommen, so daß entsprechende Bestrebungen im allgemeinen besser verstanden werden. Gezielte Veränderungen der psychiatrischen Institutionen in Richtung milieutherapeutische Aktivitäten erfolgen heute vielerorts, wenn auch in unterschiedlichem Tempo. Anstelle eines revolutionären ist ein evolutives Konzept getreten, das mir unseren Verhältnissen von Anfang an angemessener schien. Dort, wo die Umgestaltung des therapeutischen Milieus zu stürmisch voranschreitet, kann dies im Sinne des "backlash" große Folgen haben, indem als Reaktion die traditionell autoritär-hierarchische Führung wieder verstärkt zur Anwendung kommt. Dies belegt, wie wichtig die gründliche Vorbereitung des Aufbaus eines therapeutisch aktiven Milieukonzepts im ganzen Klinikorganismus ist. Gegen den mehr oder weniger offenen Widerstand der Klinikleitung lassen sich vermutlich kaum je wesentliche Umstrukturierungen vornehmen. Die Vorarbeit muß sich deswegen auf alle verantwortlichen Chargen, nicht nur auf die ärztliche, sondern ebenso auf die pflegerische (Flegel 1966) wie auf die verwaltungstechnische Leitung (Jones 1968/72) beziehen. Von der Toleranz und dem Verständnis der einen und vom geschickten Vorgehen der anderen hängt es in dieser Phase meist ab, ob das geschaffene Modell sich durchsetzt oder nicht.

1.3.3 Phase 3: Gruppendynamik, Rollenfindung

(Zum Teil parallel zum 2. Schritt, etwa ab Frühjahr 1969 bzw. ab 4. Monat)

Während das gemeinschaftliche Denken und Wirken sich auf den Abteilungen langsam ausbreitete, kamen bei den mehr klinikzentrierten Rollenträgern immer noch verkappte Widerstände zum Ausdruck. Die Tendenz, wichtig scheinende Probleme mit dem Vorgesetzten allein und nicht vor anderen Mitarbeitern zu erörtern, hielt an. In kleinen Schritten mußten Mitarbeiter ganz unterschiedlicher

Bereiche dazu ermutigt werden, sich vor ihrer Gruppe zu exponieren. Kritische Gedanken direkt und offen zu äußern, schien immer noch zu riskant und wurde vorzugsweise hinter scheinbar naiven Fragen versteckt.

Die folgenden Gruppen wurden in jenen Monaten neu gebildet oder gruppendynamisch umstrukturiert:

Arztkonferenzen. Am täglichen „großen Rapport" nahmen traditionsgemäß Oberpflegepersonal, Psychologen und Sozialarbeiter teil, an den Kolloquien neu die beiden letzteren. Neben den sachlichen Problemen standen immer wieder Form und Ziel der Konferenzen selbst zur Diskussion:
1. „Großer Ärzterapport": Die hier vorzutragenden Informationen und Fragen wurden gemeinsam abgegrenzt; es sollte vermieden werden, unnötig Zeit für sich allein zu beanspruchen, Aufmerksamkeit auf sich zu ziehen, die Leitung zu manipulieren usw.
2. „Gemeinsame Fallbesprechung": Nicht ausführliche Anamnese mit äußeren Daten und vollständiger Krankengeschichte, sondern Interview und direkte Beobachtung des Patienten wurden der gemeinsamen Beurteilung vor allem zugrundegelegt.
3. Kolloquien: Es wurden nicht nur theoretische oder wissenschaftliche Themen erörtert, sondern in regelmäßigen Aussprachen die Art der Zusammenarbeit überprüft (bis Sommer 1972 einmal monatlich, seither wöchentliche Teamsitzungen).

Chefrapport mit Oberpflegepersonal und Oberärzten. Die wöchentliche gemeinsame Besprechung mit dem für den medizinischen Betrieb Verantwortlichen war anfänglich durch ein ausgesprochen zögerndes Abtasten charakterisiert. Das mit dem Betrieb vertraute Oberpflegepersonal verfolgte skeptisch, wenn auch nicht feindselig die Initiativen der neuen ärztlichen Leitung. Es stand zudem unter gewissem Druck der zurückhaltenden, konservativen Vertreter des Pflegepersonals, die ihm gegenüber keinen Hehl aus ihrer ablehnenden Haltung machten. Die Pufferstellung des Oberpflegepersonals wurde noch durch unvermeidliche Rivalitäten zwischen Schwestern und Pflegern erschwert. Diese Rivalitäten wurden später mit fortschreitender Durchmischung von weiblichen und männlichen Patienten auf den Abteilungen zwar reduziert, z. T. aber auch kompliziert, da sie eine vermehrte direkte Zusammenarbeit von Schwestern und Pflegern auf den einzelnen Stationen verlangte. Ferner wurde in dieser Übergangsphase die Arbeit des Oberpflegepersonals noch durch zunehmende kritische und herausfordernde Reaktionen der Schüler erschwert.

Gerade diese Schwierigkeiten im Zusammenwirken von jung und alt veranlaßte das Oberpflegepersonal nun aber seinerseits, den leitenden Ärzten gegenüber direkte Kritik zu üben. Es fühlte sich verständlicher- und berechtigterweise von der an allen Ecken und Enden in Fluß geratenen Personalführung überfordert. Aus dem gemeinsamen Bearbeiten der Mißtrauensvoten heraus wuchs aber nach und nach Vertrauen und Offenheit, was erst ein solidarisches Verantwortungsbewußtsein ermöglichte.

Gruppendiskussion mit Schülern. Jene Schüler, welche ihren Vorgesetzten nach der im Abteilungsleben spürbaren Lockerung der Führung am meisten zu schaffen machten, wurden schließlich vom Chefarzt zu einer Diskussionsgruppe zusammengefaßt. Es entsprach dies der Experimentierfreudigkeit der leitenden Ärzte in jener Phase. Zwar fanden dadurch die Schüler während fast 2 Jahren ein offenes Ohr für ihre Anliegen beim Chef, der so ihr Denken besser kennenlernen konnte. Doch bestand auch die Gefahr, daß die Schüler den Chef für ihre Bedürfnisse unbemerkt zu manipulieren versuchten. Als Gruppenleiter konnte er, nachdem er die Gefahr erkannt hatte, sich von solchen Ansinnen distanzieren. Beim Außenstehenden, besonders bei den leitenden Pflegepersonen der Abteilung, blieb jedoch ein entsprechender Verdacht bestehen, daß den Jungen recht gegeben werde, die Älteren in ihrem Einsatz aber verkannt würden. Aus diesen und ähnlichen Gründen wurden mit späteren Schülerklassen Selbsterfahrungsgruppen aufgebaut, über die noch berichtet wird.

Chefrapport mit Abteilungsleitern. Um für die leitenden Pflegepersonen der Abteilungen einen gerechten Ausgleich zu schaffen, hielt der Chefarzt nach wenigen Monaten nicht nur mit den Schülern, sondern auch mit ihnen regelmäßige Besprechungen ab. Anders aber als mit der viel homogeneren Schülergruppe fiel es hier sehr schwer, eine Diskussion in Gang zu bringen. Gerade die älteren Mitarbeiter erwarteten vom Chef primär Anordnungen. Nur vereinzelte fanden den Mut, eigene und auch kritische Meinungen zu äußern. Die Mehrheit verriet ihre rezeptive Haltung mit gezücktem Bleistift und Notizblock. Die Enttäuschung, daß autoritäre Entscheide und klare Anordnungen ausblieben, war unverkennbar. Ermunterung zu offener, nichtthematisch festgelegter Diskussion führte höchstens zu Fragen über neue Vorhänge, Aufstellen von Signaltafeln und ähnlichem. Die von anderer Seite her bekannten personellen Spannungen auf einzelnen Abteilungen wurden kaum oder doch nur höchst vorsichtig angegangen.

Im Laufe der Monate lockerte sich diese eher bedrückte Stimmung dann doch mehr und mehr. Die bei jeder passenden Gelegenheit wiederholten Hinweise auf die Grundgedanken der Zusammenarbeit in der Therapeutischen Gemeinschaft hatten sich günstig ausgewirkt. Mißverständnisse konnten geklärt werden. Nicht mehr Sachfragen, sondern der Vergleich von Problemen auf den einzelnen Abteilungen standen im Vordergrund. Damit vermochten die in der Verwirklichung der Autonomie weiter vorangekommenen Abteilungen die übrigen zu ähnlichen Schritten anzuregen.

Es kann als ein Zeichen der abteilungsintern gefestigten Haltung gewertet werden, daß dieser „Chefrapport" nach 3 Jahren nur noch bei besonderen, alle Abteilungen verbindenden Problemen einberufen werden mußte. Gruppendynamisch blieb seine Wirksamkeit leider immer beschränkt, da die Zusammensetzung (Stellvertreter an freien Tagen, Rotation usw.) zu sehr schwankte. Die eigentliche Gruppensolidarität gehört eben dem therapeutischen Team der Abteilung.

Gruppenprozesse verschiedener Art wurden in dieser Phase natürlich auch auf den Abteilungen soweit wie möglich gefördert. An Besprechungen im Ärzteteam wie in der Einzelsupervision wurden die Kollegen ermutigt, das auf der Abteilung tätige Personal von der leitenden Abteilungsschwester bis zu Hilfsschwestern und Praktikanten zur gemeinsamen Lösung anfallender Abteilungsprobleme beizuziehen. Während es anfänglich Einzelprobleme (das besonders gestörte Verhalten eines Patienten; organisatorische Umstellung; gemeinsame Ausflüge etc.) waren, spielte es sich auf den Akutabteilungen bald ein, auch sonst regelmäßig zusammenzukommen: tägliche halb- bis ganzstündige Teambesprechungen, an welchen sämtliche patienten- und abteilungsorientierten Probleme behandelt wurden. Aus der vermehrten Interaktion ergab es sich unvermeidlich, daß nun auch die Schwierigkeiten der Zusammenarbeit im Team selbst angegangen werden mußten. Die Widerstände, darauf einzugehen, waren erheblich, so daß es anfänglich der klaren Aufforderung des zuständigen Oberarztes bedurfte, um das Team zu einer sog. teamzentrierten Besprechung zu bringen. In solchen Besprechungen ist das veränderte Rollenverständnis der Mitarbeiter am ehesten zu erkennen: Nicht mehr die hierarchische Stellung, die berufsgebundene Autorität, sondern die fachliche Kompetenz, der Grad des Informiertseins (z. B. über einen Patienten), aber auch die emotionale Reife oder momentane innere Distanz zu einer Schwierigkeit entscheiden darüber, wessen Wort im Team Beachtung findet. So ist es nicht erstaunlich, daß bis heute Pflegeschüler und Praktikanten z.T. dem diplomierten Personal und Ärzten nicht nachstehen, durch offene Voten interpersonelle Spannungen zu klären. Diese teamzentrierten Vorgänge werden leider durch die unvermeidliche Rotation des Personals empfindlich gestört. Es braucht für ein neues Teammitglied, sei es Praktikant oder Arzt, eine geraume Weile, bis es sich dort, wo es die Umstände erfordern, persönlich einer nötigen Auseinandersetzung offen und fair zu stellen vermag. Es liegt aber an der Zielsetzung, die Verständigung soweit als möglich zu fördern, so daß dieser Prozeß wohl permanent weitergehen wird.

Die Gruppenarbeit mit den Patienten erfuhr auf den einzelnen Akutstationen sehr unterschiedliche Beachtung. Die formelle Gruppentherapie, sei es als Diskussionsgruppe oder als analytische Gruppe, war zwar in der Klinik schon seit einigen Jahren eingeführt. Aktivierende Gruppentätigkeit als Milieubehandlung schien verschiedenen Kollegen dagegen vorerst wenig versprechend. So wurde die sog. Abteilungsversammlung, die alle Patienten und alles Personal der Abteilung einschließt, lange Zeit nur versuchsweise gewagt. Angeblich soll das stark gestörte Verhalten einzelner Psychotiker das Gespräch verunmöglicht haben – ein Vorurteil, das später verschwand und therapeutisch geschickter angegangen werden konnte. (Es muß aber festgehalten werden, daß es immer wieder vereinzelte sehr gestörte Patienten gibt, die temporär von diesem Gruppenprozeß ferngehalten werden müssen.) Vieles dazu habe ich ja bereits in der Begründung der Prinzipien der Milieutherapie (s. Abschn. I/2) darlegen können.

Dort, wo die Abteilungsversammlung Fuß faßte, bestätigten mit der Zeit die offenen und geschickten Interventionen der Patienten deren eigene therapeutischen Möglichkeiten im Umgang miteinander. Auf einer geschlossenen Aufnahmestation konnten wir anhand der Protokolle feststellen, daß in den ersten Monaten Klagen über äußere Belange des Abteilungslebens (Essen, geschlossene Tür, Lärmquellen etc.) überwogen, bis dann vermehrt versucht wurde, das Gespräch zu strukturieren (Verlesen von Protokollen, Wunsch nach Vorträgen der Ärzte, themenzentrierte Diskussion etc.). Erst nach 1 Jahr überwogen neben sachbezogenen Voten klärende und verstehende Beiträge zum Zusammenleben. Daran ist nicht nur zu erkennen, daß das in seiner Zusammensetzung doch stets wechselnde Patientenkollektiv als Gesamtes auch eine Art Wachstumsprozeß durchmacht; die vermehrten Hinweise auf das therapeutische Team (kollektiv oder einzeln) reflektieren zugleich die aufgrund der wachsenden Erfahrung geschicktere Führung der Abteilungsversammlung. Dazu gehört etwa auch, daß nach einer gewissen Zeit die formelle Gesprächsleitung nicht mehr unbedingt vom Team, sondern gelegentlich von gewählten Patienten übernommen wurde.

An dieser Stelle ist auf die mannigfachen Veränderungen im *Rollenverständnis* der Mitarbeiter aller Stufen hinzuweisen; denn dieses steht in engem Zusammenhang mit den Gruppenprozessen auf verschiedensten Ebenen, die ja die Mitarbeiter zu einer neuen Art Begegnung, aber auch Auseinandersetzung, zusammenführen. Diesen Rollenwechsel nicht vollziehen zu können oder zu wollen, kann in dieser Phase zum wesentlichsten Widerstand werden. In der Führung der Abteilung erwies es sich z.B. als äußerst fruchtbar, Spezialisten wie Ergotherapeuten oder Sozialarbeiter direkt in das therapeutische Team einzubeziehen. Je nach persönlicher Befähigung wurden zunehmend therapeutische Anregungen über die berufsspezifischen Funktionen hinaus akzeptiert (z.B. entscheidende Einflußnahme einer Sozialarbeiterin auf die Milieugestaltung einer Rehabilitationsstation; die Beobachtung einer Ergotherapeutin, daß eine ihrer Patientinnen in der Ergotherapie nicht mitmachen konnte, weil sie offenbar zu stark sediert sei). Im großen und ganzen ist es erstaunlich, welch ein großes therapeutisches Potential sich entwickeln läßt, wenn entsprechende Anregungen nicht den Ärzten alleine vorbehalten bleiben.

Die oft zitierte Rollendiffusion muß aber in bestimmten Grenzen gehalten werden und darf einer neuen Identitätsfindung nicht im Wege stehen. Gewisse Friktionen sind dabei unvermeidlich, und zwar nicht nur zwischen den verschiedenen Berufsgruppen (etwa Pflegepersonal gegen Ergotherapie), sondern der alten Hierarchie gemäß innerhalb einer Berufsgruppe (z.B. Oberschwester gegen Abteilungsschwester). Im großen und ganzen hat sich aber dieser Rollenwechsel gut vollzogen. Selbst der Verzicht auf die Berufskleidung (mit Ausnahme der Pflegeabteilungen) hat die berufsgebundene Identität nicht in Frage gestellt. Mehr zu den Problemen des Rollenverständnisses habe ich bereits oben ausgeführt (s. Abschn. I/3).

Im *kritischen Rückblick* kann ich mich Cahn (persönliche Mitteilung) durchaus anschließen, der meint, daß Gruppendynamik und Rollenveränderung sich kaum auf eine bestimmte Phase beschränken lassen, sondern einen dauernden Prozeß darstellen. Wichtig bleibt einzig, daß in einer bestimmten Phase des evaluierten Geschehens vielfältige Gruppenprozesse als Basis des Lebens in der Gemeinschaft initiiert werden müssen. Dies kommt einem eigentlichen evolutiven Sprung des Gesamtsystems gleich, das damit unvermeidlich vorübergehend labilisiert wird. Die gleichzeitige Änderung des Rollenverständnisses ist Teil dieses evolutiven Schrittes in Richtung auf ein offenes System hin.

In dieser Phase sind zudem klinikzentrierte von abteilungszentrierten Gruppenprozessen zu unterscheiden. Ich habe schon erwähnt, daß die vom Chefarzt geleiteten Gruppendiskussionen mit den Pflegeschülern besondere Gefahren in sich bergen. Ich würde heute vertreten, daß dort, wo die Möglichkeit zu Selbsterfahrungsgruppen nicht oder noch nicht besteht, ein Außenstehender oder hierarchisch weniger exponierter Diskussionsleiter vorzuziehen ist. – Die Gruppenprozesse der Abteilung bieten besondere Supervisionsprobleme, die wir anfänglich wenig erkannt hatten. Erst aufgrund von z. T. sehr persönlichen Auseinandersetzungen auf einzelnen Abteilungen lernten wir, daß es besser ist, die teamzentrierten Sitzungen vom zuständigen Oberarzt leiten zu lassen, dessen Hauptaufgabe das klärende Vermitteln ist. Auch die Abteilungsversammlungen sind nur so vor großen Schwierigkeiten zu bewahren, daß ein erfahrener Kollege gelegentlich als Beobachter daran teilnimmt und sich an der anschließenden Teamsitzung vor allem auf die Teaminteraktionen ausrichtet. Wünschbar wäre auch gewesen, daß alle Teams von Anfang an vermehrt darauf vorbereitet worden wären, daß die Patienten i. S. des Wiederholungszwangs gegenüber Mitpatienten und Team die gleichen Spannungen induzieren, die ihr gestörtes Verhalten in der Familie charakterisiert haben. Es ist ja ein wesentlicher Teil der therapeutischen Tätigkeit, diese Tendenzen zu erkennen und adäquat zu bearbeiten (vgl. auch Steinfeld 1970).

Die Problematik dieser Vorgänge ist in der *Literatur* wiederholt beschrieben worden. So unterscheidet etwa Ploeger (1971/72) einen „informativen" von einem „interaktiven" Teil der Teamsitzung, wobei dem letzteren im Rahmen der Therapeutischen Gemeinschaft grundsätzlich große Bedeutung beigemessen wird (Clark 1964; Jones 1968/72; Martin 1962/68; Saetness 1966 etc.). Er soll das schon von Stanton u. Schwartz (1954) beschriebene Phänomen verhindern helfen, daß Teamdifferenzen im Umgang mit Patienten ausagiert werden. Es wird zwar zu Recht auch davor gewarnt, dynamische Auseinandersetzungen im Team zu schüren (Bosch 1967; Krüger u. Petersen 1972). Persönliche Schwierigkeiten sind stets nur so weit anzugehen, als sie die Arbeit unmittelbar betreffen. Fischer (1972) hat aufgezeigt, daß die Konfliktquellen eines therapeutischen Teams an sich komplexer Natur sind. Er sieht die Führungsaufgabe des Pflegepersonals in der Therapeutischen Gemeinschaft bereits durch den Doppelauftrag, sowohl der realen Außenwelt wie der gewährenden Innenwelt Rechnung zu tragen, erschwert. Dieser Konflikt kann sich im Team ebenso niederschlagen wie latente oder manifeste Differenzen unter den Patienten selbst, die im Team eine Verstärkung erfahren. Zu den jedem Gruppenprozeß zugehörigen Spannungen können schließlich noch persönliche, teamunabhängige Konflikte kommen. Es bedarf somit nicht des „Dynamisierens um jeden Preis" (Bosch 1967), um psychodynamische Abläufe herbeizuführen: sie sind unvermeidlich präsent. Ihre adäquate Bearbeitung und Steuerung ist aber eines der zentralen Anliegen der Therapeutischen Gemeinschaft. Jones (1968/72) meint, daß der einzelne 1 Jahr Teamerfahrung braucht, bis er die adäquate Haltung gefunden hat.

Eine genauere Analyse der Abteilungsversammlung mit entsprechendem Literaturvergleich wurde unter Abschn. I/2.4.5 schon vorgenommen. Die Abteilungsversammlung gilt als das methodische Kernstück einer jeden Therapeutischen Gemeinschaft und findet dementsprechend bei allen Autoren ausführliche Beachtung. Sie vermittelt immer wieder aufs neue die Werte und Normen der Gemeinschaft, und hier hat der Patient Gelegenheit, durch die Interaktion im sozialen Lernprozeß seine diesbezüglichen Vorstellungen zu korrigieren.

Obwohl Gruppenprozesse von keinem Vertreter der Milieutherapie, speziell nicht von Protagonisten der Therapeutischen Gemeinschaft, in Frage gestellt werden, muß jede Klinik das ihr adäquate Maß dafür finden. Die Zahl der wöchentlich stattfindenden Gruppenanlässe – therapeutischer oder administrativer Art –

ist allgemein höher als vorerst vermutet. Jones erwähnt über 100 in dem damals von ihm geführten Dingelton Hospital! Es ist bestimmt eine Frage der Gewichtung, ob man im Rahmen des gewählten therapeutischen Konzepts der Gruppenarbeit gegenüber dem Einzelkontakt mit dem Patienten ein derartig großes Gewicht geben will. Die konsequentesten Vertreter der Gruppentätigkeit erklären unisono, daß die viel zu knappe Zahl an Ärzten eine genügende Einzelbetreuung kaum zulasse und deshalb die Gruppenmethoden die einzig ökonomische und adäquate Therapie ergäben (Clark 1964; Martin 1962/68). Zudem ermöglichten sie komplementär eine therapeutische Wirksamkeit, die auch der Einzelbetreuung zugute komme. Wir vertreten diesbezüglich eine Mittelposition, indem uns – je nach Zielsetzung der einzelnen Abteilung – die integrierte Kombination von Einzel- und Gruppentherapie am zweckmäßigsten scheint. Verschiedene Autoren haben ähnliche Konzeptionen empfohlen (Jørstad 1966; Main 1957; Ploeger et al. 1972), während andere die „Therapie durch die Gruppe" (Kayser 1974) bevorzugen (Basaglia 1971; Flegel 1965a; Kayser 1973; Krüger u. Petersen 1972; Martin 1962/68). Ausgeklammert bleibt dabei noch die Frage, ob die therapeutisch angestrebte Ich-Stärkung durch analytische Einsicht oder soziale Lernprozesse erfolgt (Cumming 1966). In praxi dürften beide Wege – mit unterschiedlicher Gewichtung – gleichzeitig beschritten werden. Vieles zu den Gruppenprozessen ist ja schon in Abschn. I/2.4 gesagt worden.

1.3.4 Phase 4: Ausbau der Abteilungsautonomie

(Ab Sommer 1969 bzw. ab 8. Monat)

Grundsätzlich stehen einer Klinik hinsichtlich der Behandlungskonstanz drei Varianten offen: Priorität der a) Arztkonstanz, b) Abteilungskonstanz oder c) Mischform mit z. T. festen Abteilungsärzten und z. T. pendelnden „Fall-Ärzten", die die Patienten während des Klinikaufenthalts von Abteilung zu Abteilung begleiten.

Nach wenig gelungenen Versuchen mit der Variante c) haben wir uns später (1970) für die Abteilungskonstanz entschieden. Für die Ausgestaltung der therapeutischen Gemeinschaft bringt sie entscheidende Vorteile, bleibt der Patient doch während der ganzen Behandlungsdauer auf einer bestimmten Station, deren Milieu, Mitpatienten und therapeutisches Team ihm immer vertrauter werden. Um dies zu ermöglichen, müssen aber entweder alle Abteilungen gleichgestellt werden, mit zufälliger oder regionaler Zuteilung der Patienten beim Eintritt, oder es muß bei der Aufnahme eine möglichst genaue Triage erfolgen, um jeden Patienten von Anfang an der ihm gemäßen Abteilung zuzuweisen. Bedingt durch die z. T. vorbestehende Struktur der Klinik entschlossen wir uns für eine möglichst frühe Triage und Behandlungskonstanz auf mehr oder weniger spezialisierten Abteilungen. Dabei, wie auch ganz allgemein im Ausbau des Milieukonzepts, kam uns die Eröffnung eines neuen Bettentrakts im Sommer 1969 sehr zustatten. Die damit verbundene Umorganisation ermöglichte es uns, vieles neu zu gestalten, ohne daß es für ältere Mitarbeiter allzu schockierend wirkte. So wurden die neuen Abteilungen von Anfang an nach Geschlechtern gemischt geführt. Die bauliche Gliederung in Halbabteilungen ließ dies (vorerst nur für den Tagbetrieb) reibungslos zu. Später wurden auch die Halbabteilungen direkt für Tag- und

Nachtbetrieb gemischt, wobei dies mit ganz seltenen Ausnahmen disziplinarisch keine Schwierigkeiten bereitete, im Zusammenleben der Patienten aber viele Gewinne brachte (natürliche Gemeinschaft; gegenseitige Rücksichtnahme; keine geschlechtsspezifischen Zänkereien; ergänzende Aufgabenteilung usw.).

Die neuen Abteilungen erhielten von Anfang an gezielte funktionelle Aufgaben, was die angestrebte Eigenständigkeit unterstützte. Hier einige Beispiele:

Psychotherapieabteilung. Hier wurde die oben erwähnte „Pionierabteilung" weitergeführt, die auch nach der räumlichen Verlegung in den Neubau eine gewisse Schrittmacherfunktion beibehielt. Die enge Verbindung der 15 Patienten mit dem kleinen therapeutischen Team, das geschlossen an den psychoanalytisch orientierten täglichen Gruppensitzungen teilnahm, ergab ein intensives therapeutisches Zusammenleben. Diese Abteilung fühlte sich als erste autonom und regelte ihr Zusammenleben weitgehend selbständig. Der wöchentlichen Abteilungsversammlung blieben organisatorische Aspekte des täglichen Zusammenlebens i. S. der Selbstverwaltung vorbehalten, während psychodynamische Gesichtspunkte in der Gruppentherapie und im Psychodrama bearbeitet wurden. Die Einzelpsychotherapie nahm naturgemäß eine zentrale Stelle ein, wurde aber zusätzlich von gruppenaktivierenden Anlässen wie Ergo-, Mal- und Musiktherapie ergänzt. Beim Eintritt empfanden die meisten Patienten den intensiven Zusammenhalt als Erleichterung, als neues Gefühl der Entlastung. Bei divergierenden individuellen Ansprüchen kam es aber auch zu heftigen Auseinandersetzungen, die gruppendynamisch durchgearbeitet werden mußten. Gerade der intensive Zusammenhalt brachte es mit sich, daß das Abteilungsleben wellenförmig verlief: Patienten, die zu ungefähr gleichem Zeitpunkt eintraten, neigten dazu, auch wieder ungefähr gleichzeitig auszutreten, worauf sich eine nächste „Gruppe" bilden mußte. Bekanntlich pflegen sich auf allzu permissiven Psychotherapieabteilungen regressive Neigungen besonders auszugestalten. Mit zunehmender Erfahrung versuchten wir, das Abteilungsleben so zu strukturieren, daß dieser Tendenz realitätsgerechte, auf Außenbedingungen ausgerichtete Forderungen entgegenwirkten. Während von den vier Behandlungsblöcken die individuelle Psychotherapie und beschränkter die Gruppenpsychotherapie therapeutische Regressionen zuließen, wurden neben der Abteilungsversammlung auch in der Ergotherapie und im Arbeitstraining die Ich-Funktionen gezielt gestärkt.

Rehabilitationsstation. Wir hatten anfänglich versucht, die jüngeren chronischen schizophrenen Patienten, die für die Rehabilitation vorgesehen waren, auf einer Abteilung mit Alterspatienten zu mischen. Wir erhofften uns davon eine sinnvolle Aufgabenstellung für die Rehabilitationspatienten, was sich jedoch nicht bewährte. Seither wurde diese Abteilung autonom geführt. Sie hat organisatorisch verschiedene Veränderungen durchgemacht, sich aber stets streng an den Prinzipien der Therapeutischen Gemeinschaft orientiert. Abteilungsversammlung und Gruppentherapie bewährten sich gerade bei diesen antriebsgestörten und z. T. regredierten psychotischen Patienten gut und ergänzen bis heute die verpflichtende Arbeitstherapie und ärztliche und sozialtherapeutische Einzelbetreuung. Die besondere Zielsetzung brachte es mit sich, daß der Einsatz der Sozialarbeiter und des Arbeitstherapeuten im Vordergrund stehen und ärztlich-pflegerische Leistungen als Ergänzung verstanden werden. Konsequenterweise wurde denn auch später eine Sozialarbeiterin anstelle einer Abteilungsschwester vollamtlich als Abteilungsleiterin eingesetzt, was sich seither über Jahre bewährt hat.

Geschlossene Aufnahmeabteilungen. Die anfänglich noch bestehende Durchmischung mit einzelnen Alterspatienten und chronischen Patienten erschwerte das Einführen des therapeutischen Milieus ebenso wie die etwas unübersichtliche Größe von 35 Betten. Die Komplexität der Aufgabe und die belastende Personalrotation gaben Anlaß zu vielen Spannungen unter dem Personal. Die teamzentrierten Probleme beanspruchten während der ersten 2 Jahre auch die medizinische Leitung stark. Wie sehr die personelle Zusammensetzung ins Gewicht fällt, zeigte sich an der unterschiedlichen Entwicklung der beiden Parallelabteilungen: Die eine – vorwiegend von Pflegern geführte Abteilung – erreichte in erstaunlich kurzer Zeit ein hohes Maß an Teamarbeit. Sie erwies sich in der Folge personell als sehr tragfähig und stabil. Die andere – vorerst nur von Schwestern gebildete – Pflegegruppe hatte zeitweise unter einer zwar gutmeinenden, aber unsteten Abteilungsschwester zu leiden, bis es nach heftigen Auseinandersetzungen schließlich zu deren Ausscheiden kam. Dadurch war aber trotz anhaltender Personalrotation ein sehr wirksames und kohärentes Team entstanden. Heute sind auf beiden Abteilungen nicht nur weibliche und männliche Patienten gemischt, sondern auch in den therapeutischen Teams ist die geschlechtliche Trennung aufgehoben. Dies wird von allen Berufsgruppen als Gewinn bezeichnet. Das Durchmischen des Pflegebetriebs wurde dadurch erleichtert, daß jedem Team vor der endgültigen Zuteilung eines Mitarbeiters ein Mitspracherecht zusteht.

Die Autonomie der beiden Abteilungen schlägt sich auch in unterschiedlichen Konzepten nieder. Nach etwa 2 Jahren waren gruppenzentrierte Anlässe der Patienten auch auf diesen Abteilungen selbstverständlich: die eine Abteilung entschloß sich vorerst, die Abteilungsversammlung ins Zentrum zu rücken, während die andere sie als Ergänzung zu intensiver Kleingruppentätigkeit verstand. In einem interessanten Versuch wurde diese Abteilung funktionell zweigeteilt, wobei beide Hälften je ein fixes Tagesprogramm durchführten, das Gruppentherapie, Ergotherapie, Aktivierungstherapie etc. einschloß. Das therapeutische Team hatte sich ebenfalls zweigeteilt, nämlich in Mitglieder, die gruppenzentriert die beiden Gruppen durch den Tageslauf begleiten, und solche, die administrativ die Abteilung als Gesamtes betreuen. Dieses Konzept bewährte sich in der Folge so gut, daß beide akuten Aufnahmestationen entsprechende funktionelle Unterteilungen vornahmen, die später auch baulich abgesichert wurden. Die Flexibilität blieb so erhalten, sei es, daß schwerpunktmäßig den kleinen, autonomen Einheiten (ca. 15 Patienten) unterschiedliche Aufgaben zugeteilt wurden (z. B. Suchtpatienten) oder aus Eigeninitiative besondere Behandlungskonzepte (z. B. Familientherapie) ins Zentrum gerückt wurden.

Die natürlich auch den übrigen, hier nicht besonders erwähnten Abteilungen gewährte Autonomie hat deren Alltagsgestaltung ebenso beeinflußt. Dabei sind die einzelnen Abteilungen sehr unterschiedlich weit in Richtung Therapeutische Gemeinschaft gegangen. So sind einzelne (bei besonderen personellen und organisatorischen Bedingungen – etwa kurz vor der Pensionierung stehendes Personal) lange Zeit kaum bis zur Teambildung vorgestoßen, während andere sich schon bald ganz als Gemeinschaften konstituierten. Das Wachstum auf allen Abteilungen gleichmäßig zu fördern, ist praktisch unmöglich; die Spannungen einigermaßen vorauszusehen, die durch die unterschiedlichen Bedingungen unvermeidlich entstehen, sollte aber angestrebt werden. Wir müssen uns nachträglich eingestehen, daß uns dies nicht gelungen ist.

Allgemein ist festzuhalten, daß das Engagement des medizinischen Personals, seit es sich in den therapeutischen Teams vor eine gemeinsame Aufgabe gestellt sah, wesentlich größer geworden war. Dies brachte der Klinikleitung jedoch Probleme besonderer Art. In der *kritischen Beurteilung* ist festzuhalten, daß parallel zu der vermehrten Autonomie der Abteilungen auch die koordinativen Bemühungen der Klinikleitung hätten einsetzen müssen. Die divergierenden Ansprüche der einzelnen Abteilungen haben die Arbeit in den klinikzentrierten Aufgabenbereichen (Administration, Außenkontakte) erschwert, ja z. T. in Frage gestellt. Die besondere Gefahr dieser Phase sehen wir im exzessiven Autonomiestreben, das wir als „Abteilungsegoismus" umschreiben möchten. Es kommt dabei zur Mißachtung der Prioritätenordnung, die für die Teammitglieder eines jeden therapeutischen Milieus gilt: Solidarität in erster Linie zur Klinik, in zweiter Linie zur Abteilung und in dritter Linie zum eigenen Berufsstand (Jones, persönliche Mitteilung). Besonders benachteiligt waren in dieser Phase (und teilweise darüber hinaus) die chronischen und geriatrischen Abteilungen. Dies mag auch auf die personelle Besetzung zurückzuführen sein, indem dort vorwiegend ältere, bewährte Mitarbeiter eingesetzt waren, denen die Umstellung z. T. sehr schwer fiel. Aber wichtig erscheint mir retrospektiv, daß wir die Teamarbeit dieser Abteilungen mit den noch zu schildernden Spannungen vernachlässigt hatten. Unser Augenmerk galt seither besonders der Zusammenarbeit jüngster Pflegeschüler mit älteren Abteilungsleitern, die in den von Oberärzten geleiteten Teamsitzungen unter z. T. recht dramatischen Umständen eingeübt werden mußte und noch muß. Daraus ergibt sich indirekt eine Aktivierung der Patienten, indem die nun verbalisierten vielfältigen Anregungen der jungen Schüler vermehrt beachtet wurden.

Das gestörte Gleichgewicht zwischen den Abteilungen und der Klinikleitung findet auch in *Publikationen* zur Therapeutischen Gemeinschaft Erwähnung (Foudraine 1973; Darley 1972). Exzessive Autonomie kann zu unterschiedlicher Interpretation der Prinzipien der therapeutischen Gemeinschaft führen. Das Maß der wünschbaren Permissivität wird von verschiedenen Autoren unterschiedlich beurteilt; es reicht von möglichst weitgehendem Akzeptieren von gestörtem Verhalten (Jones 1953; Laing 1964/69) bis zu klarer Strukturierung der Milieuansprüche (Almond 1971; Oestberg 1966; Jørstad 1971). Andere Autoren nehmen die erreichte Selbstverwaltung als Gradmesser der entwickelten therapeutischen Gemeinschaft (Kayser 1974).

Es liegt an der unterschiedlichen Aufgabenstellung der einzelnen Klinikabteilungen (akut, chronisch, geriatrisch), daß selbst innerhalb der gleichen Institution die Prinzipien der Therapeutischen Gemeinschaft nur in sehr unterschiedlichem Maße angewandt werden können. Ich glaube somit, daß gewisse Divergenzen innerhalb einer Klinik akzeptiert werden müssen. Ich sehe mich aber mit Clark und anderen darin einig, daß sie z. T. als Ausdruck einer unbewältigten Autoritätsproblematik zu verstehen sind. Eine etwas anders gelagerte Problematik besteht darin, daß sich einzelne Mitglieder des therapeutischen Teams durch die gewährte

Autonomie überfordert fühlen: sei es, daß sie sich nur mit Schuldgefühlen von der traditionellen Rolle des körperlichen Pflegens und Dienens, der väterlichen und mütterlichen Fürsorge lösen (Kayser 1973; Martin 1964), sei es, daß sie gerade wegen dem starken therapeutischen Engagement eventuelle Rückschläge bei einzelnen Patienten als ihr eigenes Versagen empfinden (Heron 1972; Shoenberg 1972b). Ein weiteres Erschwernis ist die unvermeidliche Personalrotation, die es mit sich bringt, daß der Konsensus im Team stets neu erarbeitet werden muß. Besonders die im allgemeinen kurze Verweildauer der Ärzte auf den Abteilungen macht das Einführen von Veränderungen oft fragwürdig, wie Craggs (1972) es schon mit dem Titel einer kleinen Abhandlung ausdrückt: "A short stay doctor and long term patients". Zyklen im Abteilungsgeschehen scheinen aber nach Rapoports Untersuchungen (1960/67) unabhängig von der Personalrotation abzulaufen: Auf organisierte Perioden folgen desorganisierte und umgekehrt. Miller (1972), der die Entwicklung der Therapeutischen Gemeinschaft im Austen Rigg Center über 20 Jahre beobachtet hat, glaubt, daß sich die Struktur einer Therapeutischen Gemeinschaft ständig verändert, nicht zuletzt deshalb, weil jede neue Generation von Mitarbeitern und Patienten ihre eigenen Erfahrungen sammeln muß.

Trotzdem ist die Abteilungsautonomie ein allseits respektiertes konstituierendes Element einer Therapeutischen Gemeinschaft. Sie drängt sich heute, wie betriebswirtschaftliche Untersuchungen zeigen (Allemann et al. 1973; Eckardt 1973; Eldred et al. 1963; Lattmann C. persönliche Mitteilung), in den verschiedenartigsten Unternehmen auf. In der psychiatrischen Versorgung hat sie zudem im Hinblick auf die Sektorisierung an Bedeutung gewonnen, der intramural die sog. „unitization" der traditionellen Großkliniken entspricht (Schulberg u. Baker 1969). Im Rahmen des therapeutischen Milieus fordern aber nicht nur organisatorische, sondern vor allem therapeutische Motive die Autonomie: nämlich die Verantwortung für die Patienten an jene zu delegieren, die tatsächlich mit den Patienten zusammen leben und zusammen arbeiten (Cumming u. Cumming 1962).

1.3.5 Phase 5: Integration

(Zum Teil parallel zum 4. Schritt, ab Sommer 1970 bzw. 1 ½ Jahre)

Zunehmende Abteilungsautonomie und weitgehende Liberalisierung der Personalführung weckte, wie schon erwähnt, divergierende Kräfte, die wieder zu sammeln nicht leicht war. Uns allen ist jener „schwarze Mittwoch" unvergeßlich, an dem wir befürchten mußten, unser Experiment sei gescheitert. Da die Veränderungen naturgemäß auf den einzelnen Abteilungen unterschiedlich rasch erfolgt waren, gab es in dieser Phase relativ viele unzufriedene Mitarbeiter, die sich – je nach Standpunkt – über zuviel oder zuwenig Veränderung beklagten. An jenem „schwarzen Mittwoch" im Frühjahr 1970 sollten in einer allgemeinen Aussprache die Meinungen der verschiedenen Mitarbeiter (alle waren eingeladen) kundgetan und eine Verständigung angestrebt werden. Doch den jüngsten ging das Temperament durch, so daß sich die älteren Mitarbeiter bald einmal angegriffen oder gar ausgespielt fühlten. Allen aber wurde klar: durch Abreagieren von Affekten konnte Verständigung nicht erzielt werden. Neue Wege mußten gesucht werden, welche jenen, die bis dahin zu kurz gekommen waren, auch aktive und konstruktive Teilnahme an der Entwicklung ermöglichten. Rückblickend erscheint daher jener „schwarze Mittwoch" nicht nur als „entgleiste" Katharsis, sondern als notwendige Zuspitzung einer Entwicklungskrise und als doch entscheidender Wendepunkt.

Hier die aufgedeckten Probleme ...:
In den *chronischen Abteilungen,* meist in Altbauten untergebracht, fühlte man sich nach Eröffnung der Neubauten nur noch ungenügend beachtet. Auf ihnen waren auch vorwiegend ältere, bewährte Pflegekräfte eingesetzt, die aber z. T. ausgerechnet die jüngsten, kritischsten Schüler anzuleiten hatten. Sie fühlten sich doppelt frustriert: die Jungen (und scheinbar auch die medizinische Leitung) anerkannten ihre jahrelange, pflichtverbundene Arbeit nicht mehr. Ihr Älterwerden wurde fachlich noch dadurch erschwert, daß man sie über neuere berufliche Entwicklungen schon seit Jahren nicht mehr ausreichend informiert hatte.

Das *Lernpersonal* fühlte sich seinerseits geprellt, indem ihm die verkündeten Prinzipien der Therapeutischen Gemeinschaft vermehrt Selbständigkeit und Verantwortung in Aussicht stellten, die aber faktisch von den älteren Vorgesetzten nicht gewährt wurden.

Die Gegensätze akute/chronische Abteilungen, jung – alt, Therapeutische Gemeinschaft – traditionelle Pflege kumulierten also weitgehend, wobei bis dahin anscheinend nur für die einen (akute, junge, Therapeutische Gemeinschaft) befriedigende Arbeitsverhältnisse geschaffen worden waren. Die Forderung nach einer gerechten Verteilung unserer Bemühungen und Aufmerksamkeit bestand somit zu Recht.

... und hier die Lösungsversuche:
Mehrmonatige interne *Fortbildungskurse* für das gesamte diplomierte Pflegepersonal, die es ermöglichten, das Wissen dem neuesten Stand der Psychiatrie anzugleichen. Um sicher zu gehen, daß das Programm wirklich den Bedürfnissen entsprach, wurden diese vorerst durch eine Umfrage beim diplomierten Personal geklärt.

Regelmäßige *Teambesprechungen* der in drei Gruppen aufgeteilten *chronischen Abteilungen* unter der Leitung eines Oberarztes, um vermehrtes Verständnis zwischen jung und alt, Schülern und Vorgesetzten zu schaffen. Später wurde eine kompetente Oberärztin als Leiterin der Gerontopsychiatrie eingesetzt, die dank fachlicher Kompetenz und persönlicher Ausstrahlung der Entwicklung der nicht wenigen Altersabteilungen (ca. 8) sehr förderlich war.

Selbsterfahrungsgruppen für das Lernpflegepersonal unter Leitung eines auswärtigen Therapeuten. Dadurch wurde vermehrtes Verständnis geweckt, sowohl für eigene Verhaltensweisen wie auch für altersspezifische Spannungen. Die Gruppen umfaßten anfänglich jeweils alle Schüler einer Jahresklasse, wurden aber nach dem 2. Jahr z. T. mit älteren Schülergruppen zusammengelegt. Ergänzend sei erwähnt, daß später auch ein Teil des diplomierten Pflegepersonals eine Selbsterfahrungsgruppe bildete, die jahrelang bestehen blieb.

Öffnen der *„gemeinsamen Ärztekonferenz"* (Fallbesprechung) für das gesamte medizinische Personal, um dieses mit dem medizinisch-ärztlichen Denken vertraut zu machen. Dies wurde technisch dadurch ermöglicht, daß das Interview via

Videorecorder aus einem Nebenraum übertragen werden konnte. So bestand für den interviewten Patienten eine – trotz der didaktischen Anlage des Gesprächs – angemessene Situation. Zugleich wurde den Teilnehmern der Konferenz die ungestörte aber kritische Beobachtung des Interviewverlaufs ermöglicht.

Angestrebt wurde nicht nur das Überwinden der erwähnten Gegensätze, sondern vielmehr auch das Einbeziehen aller medizinischen Mitarbeiter in das therapeutische Geschehen. Dies bedeutete besonders für das Pflegepersonal und seine Leitung eine große Umstellung. Wir werden noch darauf zurückkommen.

Betroffen war aber auch die *Ergotherapie*. Ursprünglich auf eine Bastelstube und Schreinerwerkstatt beschränkt (nebst Arbeitsgruppen in Gärtnereien und Landwirtschaft), wurde sie als wichtiger Betriebszweig wesentlich ausgebaut. Ihr obliegt ja zu einem guten Teil die im Rahmen der Milieutherapie angestrebte Aktivierung der Patienten. Mit dem Erweiterungsbau wurde eine große zentrale Abteilung für Ergotherapie geschaffen, ergänzt durch Ergotherapieräume auf den geschlossenen Aufnahmeabteilungen. Diese Gliederung drängte sich funktionell auf, nachdem die anfänglich gemeinsame Beschäftigung von Patienten verschiedener Abteilungen nicht befriedigt hatte. Durch den offenen, je nach Patientenbesuch wechselnden Betrieb war die Übersicht und Anleitung der Patienten durch die Beschäftigungstherapeutinnen erschwert worden. Schon verläßlicher und mit Anzeichen von Gruppendynamik wirkte sich die Aufteilung in Zeitblocks aus. Doch erst die dritte Variante bewährte sich im folgenden: Aufteilen der Patienten in Gruppen, gemäß ihren Abteilungen; gemeinsames Arbeiten in speziellen Räumen oder auf der Abteilung; intensiver Kontakt der zuständigen Ergotherapeutin mit den jeweiligen therapeutischen Teams der Abteilungen. Ergänzt wurde die Gruppenarbeit durch verschiedene, allen Patienten beliebig zugängliche Kurse, die z. T. auch Hobbycharakter aufwiesen (vom Kochkurs für Junggesellen über Töpfern bis zur Kosmetik u. a. m.). Verschiedene, in 1- bis 2monatigen Abständen stattfindende Feste und Tanzanlässe sind seither auf alle Patienten der Klinik ausgerichtet. Die Vorbereitungen sind so angelegt, daß sie viel Initiative und Beiträge der Patienten erfordern, ja z. T. ganz an Patienten einer bestimmten Abteilung delegiert werden.

Gerade die Erfahrung der Ergotherapie lehrte uns die Gruppenarbeit im Rahmen der Milieutherapie überall hoch zu werten. Alle früheren Versuche verliefen unbefriedigend, weil ein nicht geringer Teil der Patienten die ihnen zugebilligte Freiheit dazu mißbrauchte, um der Ergotherapie fernzubleiben. Dies konnte durch Gruppensolidarität eingeschränkt und durch einen geregelten Tageslauf mit Wechsel von Aktivität und frei verfügbaren Zeiten besser vermieden werden. Eine zweite wesentliche Voraussetzung war, Ergotherapie und Pflegepersonal im gleichen therapeutischen Team zusammenzufassen. Erst intensive Kontakte bestätigten beiden Teilen, ein wie wichtiger Partner der eine dem anderen im Umgang mit den Patienten ist. Anhand des Beispiels Ergotherapie läßt sich auch zeigen, wie eine Berufsgruppe sich in einen neuen Führungsstil einfügen kann. Die Mitarbeiter der Ergotherapie beschlossen nämlich, sich unter Verzicht auf hierarchische Gliederung nach beruflicher Qualifikation oder Erfahrung als Team zu konstituieren. Die Führung wurde von Fall zu Fall an verschiedene Mitarbeiter delegiert, z. B. Organisation des Einkaufs, des jährlichen Basars oder der Hausanlässe. In ihrem Team – heute ca. 16 Mitglieder – sind auch die mitarbeitenden Schwestern und Hilfskräfte mitspracheberechtigt.

Wesentlich kleiner an Bestand (damals zwei bis drei und eine Praktikantin; heute fünf), aber ebenso wirkungsvoll in der Tätigkeit waren die *Sozialarbeiter*, die von Anfang an in das Ärzteteam integriert wurden. Ihr Einfluß machte sich besonders auf denjenigen Abteilungen bemerkbar, wo sie es verstanden, dem therapeutischen Team immer wieder die Ansprüche der Außenwelt (Familie, Arbeitsplatz etc.) in Erinnerung zu rufen. Von ihnen gingen zusätzlich auch wesentliche sozialpsychiatrische Impulse aus, die zum Aufbau einer Arbeitstherapie, dann einer geschützten Werkstätte u. a. m. führten. Schließlich war ihr Beitrag auch unternehmerisch von Bedeutung, halfen sie doch durch die Gründung eines Sozialpsychiatrischen Vereins neue versicherungstechnische Quellen zu erschließen. Auf diesem Wege konnten wir in absehbarer Zeit Etappen der Teilhospitalisation realisieren, die von der Klinik als selbsttragendem Unternehmen nicht hätten gewährleistet werden können. Dieses einflußreiche Wirken einer kleinen Zahl von Spezialisten wäre ohne Integration in verschiedene Klinikteams kaum denkbar gewesen.

Unsere *kritische Rückschau* deckt sich mit Beobachtungen anderer Autoren. Es ist bedauerlich, aber nicht ganz überraschend, daß die Zahl der Berichte in der *Fachliteratur* über den integrierten Aufbau der Therapeutischen Gemeinschaft einer ganzen Institution relativ klein ist. Es müssen wiederum die bereits mehrfach zitierten Autoren Clark, Jones und Martin erwähnt werden, deren Konzeption der Therapeutischen Gemeinschaft über die Abteilungstür hinausreicht. Auch ihre Bemühungen wurden von Krisen, ähnlich unserem oben erwähnten „schwarzen Mittwoch", nicht verschont. Die Erfahrung, daß es unvermeidlich ist, den geweckten Bedürfnissen und Ansprüchen nicht gleichmäßig entsprechen zu können, wird von ihnen geteilt. Sivadon (persönl. Mitteilung), hat dazu festgestellt, daß es an sich gut sei, daß im Klinikbetrieb immer wieder etwas schief gehe, denn dies gäbe jeweils einen guten Anlaß für gemeinsames Problemlösen. Diese scheinbar beiläufige Feststellung gilt es sehr ernst zu nehmen, denn tatsächlich eignen sich Krisensituationen ganz besonders dazu, Mitarbeiter zu adäquaterem Zusammenwirken zu motivieren.

Das bekannte Attraktionsgefälle von den akuten über die chronischen zu den geriatrischen Abteilungen macht die Integration der Milieukonzepte auf den letzteren sehr schwierig. Es bedurfte jedenfalls, wie erwähnt, in den folgenden Jahren noch vieler Anstrengungen, um die bislang benachteiligten Abteilungen zu gleich attraktiven Einheiten umzugestalten. Wie erfolgreiche Aufbauarbeit auch auf sehr rückständigen geriatrischen Stationen geleistet werden kann, geht vor allem aus Berichten des Claybury Hospitals hervor (Pitt 1972; Welldon 1972).

Die integrative Phase bringt im weiteren die Erkenntnis mit sich, daß selbst in einer Therapeutischen Gemeinschaft nicht alle Probleme zu lösen sind. Oder affirmativ ausgedrückt: Probleme und Konflikte sind jedem sozialen Organismus zugehörig, auch unter den Bedingungen der Therapeutischen Gemeinschaft. Entscheidend ist aber, daß sie transparenter und damit bearbeitbar werden. Dadurch wird ja bei Patienten und Personal ein Reifeprozeß ausgelöst, der besonders beim Personal gewisse adaptive Fähigkeiten voraussetzt. Nicht jeder bringt sie mit und nicht jeder vermag die ihm zusagende Aufgabe zu finden. Flegel (1966) meint denn auch wie Martin (1962/68), daß in dieser Übergangsphase der Verlust von ungeeigneten Mitarbeitern in Kauf genommen werden muß. Wir haben diese Erfahrung ebenfalls gemacht, sind aber nicht überzeugt, ob dies notwendigerweise so sein muß. Eine frühere, eingehendere Orientierung, aber auch eine von Anfang an besser gesteuerte Integration der chronischen Abteilungen hätte diesen oder jenen Weggang wahrscheinlich verhindern können.

Wenn der Bestand an qualifiziertem Pflegepersonal knapp ist, gilt es im Aufbau eines aktiven Milieukonzepts eine besondere Schwierigkeit zu beachten: Da das Engagement des mittleren Kaders wesentlich erhöht ist, nimmt auch die psychische Belastung – zumindest vorübergehend – entsprechend zu. Das bedingt, daß diese Führungskräfte (z. B. Abteilungsschwestern) einer vermehrten Unterstützung durch die Klinikleitung bedürfen. Ansonsten riskiert die Klinik, diese gut motivierten Mitarbeiter zu verlieren – und gerät so leicht in einen Circulus vitiosus. Sachprobleme führen zu organisatorischen Schwierigkeiten, deren Lösung bei den Verantwortlichen zu persönlichen Krisen. In der persönlichen Krise nehmen die organisatorischen Schwierigkeiten weiter zu, was zu neuen Sachproblemen und Sachzwängen (z. B. Personalknappheit) führen kann.

Die integrative Phase enthält aber noch eine weitere Gefahr, welche der Abwehrform des „Fokussierens" entspricht: Die Klinikmitarbeiter können in eine Art Selbstabsorption verfallen, indem sie laufend mit der Lösung der eigenen Schwierigkeiten beschäftigt sind und dabei die patientenzentrierten Aufgaben zu vernachlässigen riskieren. Shoenberg (1972b) nennt dies das Verhalten des „antitherapeutischen Teams", das von einem angespannten Zeitplan mit laufenden Besprechungen und Rapporten zu einer neuen Form des ritualisierten Alltags und der Petrifikation der Klinikorganisation führen kann, die unversehens wieder Ähnlichkeit mit der überwunden geglaubten kustodialen Institution aufweist.

Es sei hier lediglich summarisch festgehalten, daß der Therapeutischen Gemeinschaft auch andere Gefahren eigen sind, die den Patienten direkt betreffen. Sie wurden nebst den bereits mehrfach zitierten (Clark 1964; Jones 1962/68/72; Kayser 1965; Martin 1962/68; Shoenberg 1972) besonders von den folgenden Autoren untersucht: Norman (1972) [doppelsinnige Mitteilungen etc.], Schwartz u. Waldrom (1963) [Überprotektion in verkappter Form], Talbot u. Miller (1964) [Krankheit als Norm, magische Erwartungen, Subkulturen etc.] und Zeitlyn (1969) [ausführliche kritische Analyse].

1.3.6 Phase 6: Neuorientierung der medizinischen Leitung

(Ab 1972 bzw. 3. Jahr)

Wenn ich als ehemaliger Chefarzt versuche, aus der Sicht der medizinischen Leitung die bisherige Entwicklung wiederzugeben, so tue ich dies nicht einfach als distanzierter Beobachter, sondern als unmittelbar Beteiligter und Betroffener. Unmerklich hatte sich auch der Aufgabenbereich der leitenden Ärzte verändert, so daß wir uns zu einer Neubesinnung gezwungen sahen.

Anfänglich fühlten wir uns als Schrittmacher der Konzepte der Therapeutischen Gemeinschaft. Wie erwähnt, wurde uns bald klar, daß nur bei grundsätzlicher Einigung der medizinischen Leitung (Oberpflegepersonal, Oberärzte und Chefarzt) Aussicht auf Erfolg bestand. Ich nützte meine damals noch recht autoritäre Führungsposition aus, um schrittweise die übrigen Mitarbeiter mit dem Gedanken der Therapeutischen Gemeinschaft bekanntzumachen und sie in deren Verwirklichung anzuleiten. Entsprechend richteten sich auch die verkappten und offenen Widerstände gegenüber der Therapeutischen Gemeinschaft gegen mich als Verantwortlichen oder gegen uns als Führungsgruppe.

Mit zunehmendem Fortschritt der Therapeutischen Gemeinschaft und wachsender Autonomie der Abteilungen wurden uns aber viele Aufgaben entzogen, die traditionell der medizinischen Leitung zugehören. Im Pflegedienst ergab sich z. B., daß die besonderen Verhältnisse der einzelnen Abteilungen eine individuellere Gestaltung des Diensteinsatzes verlangten. Als Konsequenz wurde den Abteilungsleitern (Abteilungspfleger oder -schwester) eine größere Einflußnahme auf die Diensteinteilung eingeräumt. Im ärztlichen Sektor lagen therapeutische Entscheide vermehrt in den Händen der Abteilungsärzte (meist relativ erfahrene Kollegen) und deren therapeutischen Teams. Ausbildungsaufgaben (Psychiatrieschwester und Praktikanten) wurden ebenfalls in spürbarem Maße von den Abteilungen übernommen.

Diese Entwicklung verlangte von uns eine Neuorientierung, da uns durch Delegieren Aufgaben abgenommen wurden und durch Umstrukturieren neue zufielen. Diese Situation löste auch bei uns zeitweise eine Art Identitätskrise, ja z. T. sogar Rollendiffusion (verschiedene Aufgaben, die sich z. T. widersprachen) aus. Wir mußten uns vorsehen, nicht eigene Widerstände gegen das eingeführte Milieukonzept zu entwickeln. Der Prozeß der Neuorientierung blieb noch eine geraume Weile im Gange. Wir benötigten diese Zeit, da uns Vorbilder fehlten und wir unsere neuen Funktionen selbst testen und durcharbeiten mußten. Folgende Konsequenzen wurden relativ früh gezogen:

Wir hatten uns als Team der medizinischen Leitung vermehrt zusammengeschlossen. An unseren ein- bis mehrmals wöchentlich stattfindenden Teamsitzungen versuchten wir vom Frage-Antwort-Spiel zwischen Chefarzt und übrigen Teammitgliedern wegzukommen. Wir nahmen uns vermehrt Zeit für die Diskussion prinzipieller Probleme innerhalb der Klinik. Eventuelle Lösungen sollten weitgehende Übereinstimmung im Team bringen. Es blieb auch so ein adäquater Führungsbereich des Chefarztes bestehen, da gewisse Entscheide letztlich von einem Verantwortlichen getroffen werden müssen, soll der Entscheidungsprozeß nicht zu schwerfällig werden.

Im Umgang mit den Abteilungen suchten wir nach vorübergehender Distanzierung neuen Kontakt. Wir strebten an, konsiliarisch einzugreifen, wo bestimmte Probleme der Abteilung es verlangten. Diese können organisatorischer, pflegerischer oder therapeutischer Art sein. Ebenso nutzten wir – speziell die Oberärzte und z. T. auch der Chefarzt, der auf einzelnen Abteilungen zugleich Oberarztfunktion versah – die gewonnene Zeit, um mit den Kollegen diagnostische und therapeutische Einzelprobleme von Patienten durchzusprechen.

Von zunehmender Bedeutung wurde es, den jüngeren Kollegen, die die Entwicklung der letzten Jahre nicht persönlich miterlebt hatten, in den gruppendynamischen Führungsproblemen beizustehen. Wir bemühten uns deshalb, im Sinne der oben erwähnten Supervision an Abteilungsversammlungen und Teamsitzungen persönlich teilzunehmen. Dies ermöglichte mir als Chefarzt und dem Oberpflegepersonal wieder eine direktere Beschäftigung mit patientenzentrierten Aufgaben.

Natürlich wurden von den Veränderungen in der Klinik auch die Verwaltungsbetriebe betroffen. Wir bemühten uns, die Verwaltung laufend mit unserer Konzeption vertraut zu machen und auftretende Friktionen zu überwinden. Darüber soll unten ausführlicher berichtet werden.

Die z. T. gewollt, z. T. auch unbeabsichtigt vermehrten Außenkontakte wurden größtenteils von unserem Team bewältigt: Ausbildungsaufgaben, Führungen, Orientierungen für Fachkräfte und Laien, Beziehungen mit Behörden und Fachverbänden usw.

Jeder von uns blieb aber auch als einzelner betroffen und hatte weiterhin besondere Spezialaufgaben zu übernehmen: Der Chefarzt sah sich temporär in größerem Ausmaße mit administrativen Angelegenheiten belastet, da die Abteilungsärzte aus einfühlbaren Gründen die therapeutische Arbeit auf den Abteilungen vorzogen. Er mußte in Teamsitzungen mit den Ärzten für administrative Aufgaben neues Verständnis wecken und deren Erledigung z. T. als „Gewissen der Klinik" auch durchsetzen. Als Verantwortlicher der Klinik mußte er laufend die veränderten Bedürfnisse auch gegenüber der Aufsichtsbehörde (Verwaltungsrat) vertreten. Schließlich hatte er sich – i. S. der Öffnung nach außen – bewußt dem Sozialdienst zugewandt, dessen wichtige Aufgabe leider in diesem Bericht nicht ausführlich genug wiedergegeben werden kann.

Dank ihrer anhaltenden Vermittlertätigkeit hatte sich der Aufgabenkreis der Oberärzte relativ am wenigsten verändert. Nebst der Aufsicht und konsiliarischer Tätigkeit auf den Abteilungen erhielten aber auch sie neue Spezialaufgaben: Der stellvertretende Chefarzt leitete formell und z. T. administrativ die Ergo- und Arbeitstherapie und war direkter Berater der Schuloberschwester. Der zweite Oberarzt hatte vermehrt didaktische Aufgaben gegenüber den Kollegen.

Ich möchte hervorheben, wie sehr es sich bewährt hat, die Schuloberschwester ganz in die medizinische Leitung einzubeziehen. Dadurch wurde nicht nur die Zusammenarbeit innerhalb des Oberpflegepersonals gefördert. Vielmehr wurde so die fast reibungslose Integration des Schulbetriebs in den restlichen Pflegebetrieb ermöglicht, was bei der relativ großen Schülerzahl besonders wichtig war. Die Schuloberschwester vermochte zudem Oberschwester und Oberpfleger zu entlasten, indem sie über Anstellung und Ausbildung der Schüler persönlich wachte. Der Oberschwester (Labor; Apotheke; Physiotherapie; Kinderhort) und dem Oberpfleger (Ergotherapie; Arbeitstherapie; Unterricht) blieb ohnehin noch ein gerüttelt Maß an Spezialaufgaben.

Sie waren wohl innerhalb der Klinikleitung von den laufenden Veränderungen auch persönlich am stärksten betroffen. Es brauchte die Kraft ihrer Persönlichkeit, den fortschreitenden Wandel solidarisch und konstruktiv mitzumachen. Ihrem Einsatz und ihrer Kooperation ist es zu verdanken, daß die traditionellen Schranken im Arbeitseinsatz von Schwestern und Pflegern aufgehoben werden konnten und ein durchgehend gemischter Pflegebetrieb mit gemeinsamer Planung und gewichteter Aufgabenverteilung geschaffen werden konnte.

Unsere Erfahrungen lassen sich mit der einschlägigen *Literatur* wie folgt vergleichen: Die in den entscheidenden Jahren des Aufbaus am Claybury Hospital tätig gewesene Matron (leitende Oberschwester) berichtet in einer Publikation

(Darley 1972), wie ihre Aufgabe in der Therapeutischen Gemeinschaft zeitlich und menschlich wesentlich anspruchsvoller geworden ist. Sie sah sich nicht nur in den vielen Besprechungen persönlich stärker ausgesetzt, sondern erlebte den informellen Kontakt mit den Abteilungen zwar als Gewinn, aber auch als Anstrengung. Ihre Sorge für die Zukunft galt dem Verlust an Disziplin und administrativer Kompetenz bei den Abteilungsschwestern, die anscheinend diesbezüglich mehr Anleitung brauchten als früher. Die therapeutische Hingabe ihrer Kolleginnen anerkennt sie voll, faßt aber ihre Bedenken in einem Satz zusammen: "Administration calls for something more than being therapeutic." Der Gegensatz Administrator–Therapeut ist so alt wie die klinische Psychiatrie. Reese (1972) zeigt in einem Aufsatz, wie leichtfertig der Administrator in die Sündenbockrolle versetzt wird. In seinem Buchtitel „Administrative Therapy" will deshalb Clark (1964) zum Ausdruck bringen, daß Administrieren, wenn es i.S. der Therapeutischen Gemeinschaft geschieht, eigentlich therapeutischem Handeln gleichkommt. Die von ihm im Hinblick auf den Chefarzt (Superintendent) genannten Aufgaben gelten implizit auch für die anderen leitenden Positionen: Führungsaufgaben in Mitarbeiterbesprechungen etc.; Sprecher der Klinik gegenüber der vorgesetzten Behörde; Kontaktmann über die Klinikgrenzen hinaus; Schutzherr über sich entwickelnde Projekte; Autorität, die die geltenden Werte dort vertritt, wo dies die Umstände erfordern. Während somit Clark die Aufgabe des Chefarztes noch voll bejaht, stellt Martin (1962/68) die Frage, ob er in Zukunft noch benötigt wird. Jones (1968/72) fordert von den in der medizinischen Leitung Tätigen, daß sie sich laufend fragen, was geschieht, warum es geschieht und welches verändertes Vorgehen sich aufgrund der Erfahrung aufdrängt. Sein Konzept der "multiple leadership" werde ich unten noch streifen. Ausführlicher befasse ich mich dann mit den Führungsaspekten in Abschn. II/2.

Wie jede der bisherigen Aufbauphasen, birgt auch diese ihre besonderen Gefahren in sich. Im Sinn der projektiven Abwehr können sich medizinische Leitung und Abteilungen gegenseitig in die Sündenbockrolle drängen. Dabei liegen vielleicht die eigentlichen Probleme innerhalb des respektiven Teams (der medizinischen Leitung oder des therapeutischen Teams der Abteilung), und aggressive Auseinandersetzungen werden als Verschiebung auf Dritte gerichtet. Die Konfliktlösung verlangt bei dieser Sachlage, daß die Vorgänge beider Teams geklärt und wenn nötig in einer gemeinsamen Besprechung aufgedeckt und gelöst werden. Eine andere Gefahr besteht nach unserer Erfahrung darin, daß die autonome Abteilung bei zu hoher Idealsetzung für Mißerfolge und Enttäuschungen die medizinische Leitung verantwortlich macht, die ihrerseits wiederum erst in gemeinsamen Aussprachen der überhöhten Idealbildung reale Vorstellungen entgegenhalten kann.

1.3.7 Phase 7: Einbeziehen der Verwaltungszweige

(Ab Frühjahr 1973 bzw. 4½ Jahre)

Wir Vertreter der medizinischen Leitung (Chefarzt und Oberpflegepersonal) hielten von einem bestimmten Zeitpunkt die wöchentlichen Besprechungen mit dem Verwaltungsdirektor als Team ab. Zuvor waren diese wöchentlichen Rapporte von Chefarzt und Verwaltungsleiter alleine durchgeführt, leitende Mitarbeiter höchstens bei besonderen Geschäften beigezogen worden. Im Unterschied zu anderen Kommunikationswegen blieb diese Verständigung somit lange Zeit dem Einbahnsystem treu: Anfragen oder Klagen der Abteilungen erreichten meist über Zwischenstufen den Chefarzt, der sie an den Verwaltungsdirektor weiterleitete; dieser gab seinerseits die Meldung oder Anordnung auf dem formalen Dienstweg weiter – und umgekehrt. Die Gefahr, daß der eine oder andere Verantwortliche auf diese Weise manipuliert werden konnte sowie auch Leerläufe waren offensichtlich: Reklamationen wegen ungenügenden Essens einerseits, Klagen über mangelhafte Wartung des Abteilungsinventars andererseits erreichten den gemeinten Empfänger meist anonym – und folgerichtig blieben sie damit eben wirkungslos.

Es bedurfte eines längeren Lernprozesses, bis beide Seiten – Verwaltung und medizinisches Personal – direkter miteinander in Verbindung traten. Der Verwaltungsdirektor wurde gemeinsam mit der Hausbeamtin eingeladen, einmal wöchentlich an der täglichen Ärztekonferenz teilzunehmen, hier seine Anliegen vorzubringen und diejenigen der Ärzte anzuhören. Je nach Situation hatte es sich zudem eingespielt, daß der Verwaltungsdirektor selbst oder einzelne seiner Mitarbeiter auch an Abteilungsversammlungen oder Teambesprechungen der Abteilung teilnahmen. Das gegenseitige Verständnis konnte auf diese Weise erheblich verbessert werden, natürlich ohne daß die sachbedingten Probleme damit einfach aufhörten. Gerne hätten wir dieses Prinzip auch auf die Handwerksbetriebe ausgedehnt, wo es um deren Kontakt mit den Abteilungen oder um die Patientenbetreuung geht. Die traditionell anders geartete Organisation dieser Dienstzweige hat eine solche Entwicklung leider nur ausnahmsweise zugelassen.

Die Bedeutung der Kooperation mit der Verwaltungsdirektion ist – laut *Literaturberichten* –, jedem Klinikdirektor klar – nicht aber jedem seiner Mitarbeiter. Auch dazu folgt Genaueres in Abschn. II/2, wo es um die Analyse der Leitungsfunktionen insgesamt geht. Als Verantwortlicher für das laufende Budget übt der Verwaltungsdirektor auf viele Klinikvorgänge großen Einfluß aus, den er wahrnehmen muß, da er der Kritik der vorgesetzten Behörde meist viel unmittelbarer ausgesetzt ist. Er hat daher, wie etwa Cumming u. Cumming (1956) oder Kahne (1959) aufgezeigt haben, traditionell den medizinischen Belangen gegenüber eine eindeutige Machtposition. Die gesellschaftlichen Prämissen dieses Sachverhalts hat Ernst in einem Essay „Armut der Psychiatrie" erarbeitet (1973). Wenn die Kooperation mißlingt und eine Kampfsituation entsteht, kann die ärztliche Direktion in der Regel bestenfalls ein Patt erreichen. Diese Hintergründe den nur mittelbar beteiligten medizinischen Mitarbeitern aufzudecken, kann auch deren Verständnis für die Verwaltungsbelange fördern. Wenn das Konzept der Therapeutischen Gemeinschaft auf übersetzte personelle oder materielle Forderungen hinausläuft, entsteht eine neue Gefahr des Scheiterns. Fischer (1972) hat dies für holländische Verhältnisse beschrieben, Jones (1968/72) in einem Vergleich seine schwierigen Erfahrungen als Superintendent des Henderson Hospitals der vorzüglichen Kooperation im Dingelton Hospital gegenübergestellt. Die dortige Zusammenarbeit der Verwaltungs-, ärztlichen und pflegerischen Leitung fand im Spitznamen "Holy Trinity" eine humorvolle Charakterisierung.

Damit ergibt sich in dieser Phase für die medizinischen Mitarbeiter die Möglichkeit, eventuelle Widerstände in die Form des Rationalisierens zu kleiden: Wo bestimmte Milieuverbesserungen materielle Ansprüche begründen können, werden Schwierigkeiten bei ihrer Realisierung mit dem Hinweis auf fehlende Mittel geklärt, die wesentlicheren ideellen Anliegen der Therapeutischen Gemeinschaft aber übersehen.

1.3.8 Phase 8: „Offenes System" – Partizipierende Führung

(Ab Herbst 1973 bzw. nach 5 Jahren)

Nach meiner Einschätzung dauerte es gut 5 Jahre, bis die Umwandlung der Klinik so weit fortgeschritten war, daß die Prinzipien der Milieutherapie in der täglichen Routine einigermaßen beachtet wurden – im Interesse der Betreuung der Patienten! In der Beschreibung der Aufbauphasen kamen sachbedingt mehr die Belange der Mitarbeiter zur Sprache, die ja dazu herangeführt werden müssen, die postulierten Prinzipien zugunsten der Patienten umzusetzen. Über die Führungsprozesse als solche äußere ich mich im Abschn. II/2 noch genauer.

Ein Hauptcharakteristikum des „offenen Systems" ist wohl das, daß möglichst alle im Milieu Tätigen zu mitverantwortlichem Handeln herangezogen werden.[1]

Dies setzt entsprechende Entscheidungsprozesse voraus, wie ich oben (s. Abschn. I/2.1) beschrieben habe. Das Bemühen, Patienten und Mitarbeiter an möglichst vielen Entscheidungen teilhaben zu lassen, birgt aber besondere Gefahren in sich. Auch für Mitarbeiter muß der Entscheidungsraum immer wieder klar abgesteckt werden, will man nicht herbe Enttäuschungen auslösen, die dann etwa in Kommentaren wie „Pseudodemokratie", „es ändert sich doch nichts" etc. auf die Leitung zurückfallen. Es ist eindrücklich festzustellen, wie auch reife, im übrigen therapeutischen Handeln selbständige Mitarbeiter bei bestimmten Entscheidungsschritten äußerst sensibel reagieren. Trotz dem Bemühen um eine allseitig umfassende Orientierung klagen immer wieder Mitarbeiter aller Funktionen, auf diese oder jene Neuerung nur ungenügend vorbereitet worden zu sein. Wenn dann deren praktische Durchführung ansteht, ergeben sich vermeidbare Widerstände. So ging es einmal darum, einen Nachfolger für den ausscheidenden Oberpfleger zu bestimmen, der zum Leiter einer Pflegeschule berufen worden war. Das Faktum wurde so früh wie möglich bekanntgegeben mit der Absicht, in einer Personaldiskussion das bisherige Konzept der Führung im Pflegedienst zu überprüfen. An dieser Aussprache wurde, wie angekündigt, das Konzept dargelegt, nicht aber die potentielle Nachfolge des Funktionsträgers diskutiert. Als schließlich der personelle Entscheid vom Team der medizinischen Leitung einmütig gefällt worden war, kamen Klagen, man hätte die Mitarbeiter übergangen, in-

---

[1] Eine gute soziologische Umschreibung eines offenen Systems hat Argyris (1973) gegeben: „Ein offenes System zeichnet sich durch eine Anpassungsstrategie dadurch aus, die weniger defensive Strukturen ausbaut als vielmehr darauf ausgeht, sich nach außen zu orientieren, zu lernen und kompetent die äußere und innere Umwelt zu steuern. Dadurch kann es seine Ziele besser verwirklichen und seinen Mitgliedern kontinuierliches Lernen ermöglichen. Ein offenes System ist nicht nur offen, um sich beeinflussen zu lassen, sondern seine Mitglieder sind auch offen dafür, jede Verantwortung anzunehmen, die es ihnen erlaubt, ihr Selbstvertrauen in sich und in die Gruppe zu stärken, ebenso wie ihre Fähigkeit zu entwickeln, Probleme wirksam zu lösen" (Übersetzung E. Heim).

dem in der Diskussion nicht auch namentlich auf die potentiellen Nachfolger eingegangen worden sei. Wir mußten uns nachträglich eingestehen, daß dies im Sinne der offenen Verständigung hätte geschehen sollen, auch wenn es sich dabei nur um eine konsultative Mitsprache und nicht um einen Mitentscheid gehandelt hätte. Der Sachentscheid wäre derselbe geblieben, aber er wäre wohl leichter akzeptiert worden. Da es sich beim Gewählten um einen qualifizierten und allseits respektierten Bewerber handelte, lag das Problem weniger in der Person als in der Prozedur.

Grundsätzlich war es unser Anliegen, wichtige Entscheide, sei es auf Klinikebene oder innerhalb der Abteilung, möglichst nur nach konsultativer Mitsprache zu treffen. Darunter verstehen wir mit Jones (1968/72) das Bestreben, wenn immer möglich mit den Betroffenen einen Konsensus zu erreichen und einen Entscheid nur dann, wenn dies nicht möglich ist, durch den Autoritätsträger treffen zu lassen. Jones sieht bei dem "decision making by consensus" die Aufgabe des verantwortlichen Diskussionsleiters vor allem darin, als Katalysator des sozialen Lernvorgangs zu wirken. Im Sinne einer "multiple leadership" glaubt er, daß innerhalb des Teams der Leiter in dieser Funktion auswechselbar ist, da er ja als Vehikel nur dessen Meinung zum Ausdruck bringe. Die praktische Anwendbarkeit dieses Konzepts setzt m. E. voraus, daß alle Beteiligten gewisse persönliche Führungsqualitäten aufweisen, was bestimmt nicht die Regel ist.

In modifizierter Form läßt sich das Konzept aber auch auf das Abteilungsleben der Patienten ausdehnen. Ich möchte mich damit jedoch nicht zum Sprecher einer exzentrischen Selbstverwaltung (mit Entscheiden von medizinischer Tragweite wie Medikamentenverordnung, Entlassungen etc.) machen. Diese würde nämlich die Gefahr einer neuen Subkultur heraufbeschwören, die den Patienten Entscheidungsrechte und Verantwortlichkeiten zuspielt, die er in der Demokratie des Alltags außerhalb der Klinik nicht hat. Dazu habe ich Genaueres schon in Abschn. I/2.1 gesagt.

Ein zweites Anliegen ist die weitere Optimierung der Kommunikation. Ein Schritt in diese Richtung war es, die Teambesprechungen der medizinischen Leitung in der Weise zu öffnen, daß jederzeit Vertreter der Abteilungen hier ihre Anliegen direkt vorbringen konnten. Dieselbe Möglichkeit stand den Spezialisten wie Ergotherapeuten, Sozialarbeitern, Physiotherapeuten etc. offen. Damit wurde aber auch die Erwartung verbunden, daß die Abteilungen im Sinne der echten Kommunikation besondere Vorfälle oder Probleme spontan vorbringen. Nur wenn der Informationsaustausch wirklich gegenseitig ist, kann von einer optimalen Verständigung gesprochen werden. Dies dürfte ein weiterer Schritt auf den Zustand des „offenen Systems" hin sein.

Unbestritten blieb der Anspruch auf „partizipierende Führung" in sachorientierten Personalfragen wie Anstellungsbedingungen, Sozialleistungen, Gehalt etc. Die neu aufgebaute Personalvertretung vermochte so den ärztlichen wie den Verwaltungsdirektor von einer ungünstigen Doppelrolle (fachlicher Vorgesetzter und zugleich Sprecher für Personalfragen) zu befreien, indem diesbezügliche Anliegen direkt der vorgesetzten Behörde, dem Verwaltungsrat, vorgelegt wurden. Im Überwinden der bisherigen Einwegskommunikation ist auch dieses Problem als Teil der praktizierten Milieutherapie zu verstehen. Zudem bekamen die beiden Direktionen – ärztliche wie verwaltungstechnische – die Initiative der Personalvertretung auch in anderer Weise positiv zu spüren. Durch Bilden von Arbeitsgruppen trugen Personalvertreter dazu bei, aktuelle Betriebsprobleme zu lösen, wobei schon der eingeschlagene Weg eine bessere Kooperation versprach. Die Mitarbeiter lernten so nämlich nicht nur die Belange der Gesamtklinik besser kennen, sondern sie fühlten sich auch aufgefordert, aktiv zur Veränderung unbefriedigender Zustände beizutragen.

Eine spezifische Schwierigkeit, die sich schon in früheren Phasen bemerkbar gemacht hatte, verdient hier besonders erwähnt zu werden: die Idealisierung. Es ergab sich, daß das von uns vertretene Konzept der Therapeutischen Gemeinschaft auch außerhalb der Klinik, in anderen psychiatrischen Institutionen und in einer breiten Öffentlichkeit auf Interesse stieß. Fachkräfte und Laien pflegten tage- oder wochenweise die Klinik zu besuchen. Die dabei geäußerte z.T. überwertende, z.T. überkritische Beurteilung war nicht ohne Auswirkung auf viele Mitarbeiter.

Was wir oben in der zweiten Phase für die Beziehung der „Pionierabteilung" zur Gesamtklinik festhielten, wiederholte sich nun auf der Stufe der Gesamtklinik in ihrer Beziehung zur Außenwelt. Wohlwollende wie kritische Stellungnahmen von außen führten zu einer Überidentifizierung mit dem Modell der Therapeutischen Gemeinschaft – und damit zu dessen Idealisierung. Diese vermag zwar z.T. den einzelnen zu enthusiastischer Mitarbeit anzuregen, birgt aber zugleich besondere Gefahren in sich: Die unvermeidlichen Mißerfolge bei der Patientenbetreuung oder in der Zusammenarbeit werden als persönliches Versagen oder als Scheitern der Milieutherapie als Ganzes ausgelegt. Die Konsequenz war nicht selten ein Gefühl des Überfordertseins mit entsprechender depressiver Verarbeitung, sei es durch den einzelnen, sei es durch ein ganzes Team. – Nicht minder gravierend ist das enttäuschte Abwenden vom Modell des therapeutischen Milieus als solchem. In diesen Situationen ist es außerordentlich wichtig, die vorausgegangene Idealisierung aufzuzeigen, unnötige Schuldgefühle abzubauen und eine reale Einschätzung des therapeutisch Erreichbaren zu vertreten. Da diese Art von Enttäuschungsreaktion häufig von den Patienten auf das therapeutische Team und von dort auf das Team der medizinischen Leitung abgeschoben wird, ist eine konstante Reflexion dieses Vorgangs gerade bei den für den Gesamtbetrieb Verantwortlichen außerordentlich wichtig.

1.4 Zusammenfassung und Schlußfolgerungen

1.4.1 Zusammenfassung der Phasen

Die folgende Zusammenfassung versucht das Grundsätzliche der einzelnen Phasen gewissermaßen in Form von Postulaten hervorzuheben. Zugleich wird betont, welches die Widerstände und besonderen Gefahren der jeweiligen Phasen sind (Tabelle 8).

Phase 1: Orientierung und Umschulung. Dieser Schritt dient der internen Propagierung der Zielsetzung. In einer allgemeinen Orientierung werden die Mitarbeiter über Konzept und Praxis der Milieutherapie aufgeklärt. Die Begründung muß konstruktiv sein, d.h. nicht die bisherigen Bemühungen – und damit die Identi-

Tabelle 8. Zusammenfassung der Phasen

Phase	Ziel	Zeitraum	Widerstand	Gefahren
1. Orientierung und Umschulung	– Offene Zielsetzung – Vorb. auf Umstrukt.	3–6 Mon.	– Beharrungstendenz – Mißtrauen gegenüber Neuen	– Missionar. Übereifer – Entwerten von Bewährtem
2. Modell schaffen	– Prakt. TH.G. auf „Pionier-Abteilung" – Aufklärung übrige Mitarbeiter	3–9 Mon.	– Pionierabteilung kaltstellen – „Bevorzugung" in Frage stellen	– Überwerten d. Pionier-Abt. – Polarisieren TH.G. vs. traditionelle Psychiatrie – Experiment abbrechen
3. Gruppendynamik Rollen-veränderung	– Gruppenproz. mit Pat. – Teamarbeit des Personals – Neues Rollenverständnis	1–2 J.	– Ausweichen gegenüber Teamverantwortung für Patienten – teamzentrierten Interaktionen (Konfliktlösungen etc.)	– Verkennen des Zeitbedarfs in Entwicklung der Klinik – Gruppendynamische Fehlentwicklungen – Gestörtes Rollenverhältnis
4. Abteilungs-autonomie	– Delegieren d. Verantwort. – Fördern der Eigeninitiative	6–12 Mon.	Polarisierung zwischen Abteilungen und Klinikleitung: – zu große Einschränkung oder fehlende Unterstützung (aus der Sicht der Abteilung) – übertrieb. Abt.-Autonomie, klinikzentrierte Aufgaben unterschätzen (aus der Sicht der Klinik)	
5. Integration	– Koordination divergierender Strömungen	Jahre	Polarisierung zwischen Klinikleitung und Abteilungen: – Selbstabsorption im Lösen d. Klinik- u./od. Abt.-Probleme	
6. Neuorientierung medizinische Leitung	– Neues Führungsinstrument	1–2 J.	– Obstruktion von autonomen Erneuerungen – Administrieren der Veränderung – Zuschieben von Sündenbockrollen (wechselseitig mit Abt.)	– Verzicht auf notw. Autorität – Flucht vor Führungsverantwortung – Unvollständige Zielsetzung (modisches Mitmachen, etc.) – Überschießende Zielsetzung (Subkultur od. forc. Demokratisierung: Desorganisation)
7. Einbezug der Verwaltung	– Überwinden des Gegensatzes med. vs. verw. Aufgaben	1–2 J.	– Obstruktion von außen – Polarisierung zwischen Verwaltungs- und medizinischem Bereich	
8. Partizipierende Führung „open system"	– Fördern d. Mitverantwortlichkeit – Optimieren der Kommunikation	Jahre	– Verflachter Enthusiasmus – Erstarrung in neuer Form	– Idealisierung von außen und Resignation nach innen – Inflation der Zielsetzung nach außen und nach innen

fikation vieler Mitarbeiter – einfach in Frage stellen. In einem Fortbildungskurs zur Überwindung des Informationsdefizits sind besonders dem älteren Personal, dessen Ausbildung lange zurückliegt, die Prinzipien der Sozialpsychiatrie wie auch andere, neuere Erkenntnisse zu vermitteln. Um den Kurs zugleich als Gruppenprozeß gestalten zu können, sollten die Teilnehmer nach Wissen, Funktion, Alter etc. möglichst einheitlich sein. Weitere gruppendynamische Erfahrungen sind vorzubereiten: Selbsterfahrungsgruppen; Sensitivity-Training; Gruppenlaboratorien etc.

Der zu erwartende Widerstand richtet sich – den Verhältnissen in einem großen sozialen Organismus gemäß – gegen jede Art der Veränderung. Die Unsicherheit und Skepsis gegenüber dem Neuen wird um so größer sein, je weniger bekannt die Prinzipien der Milieutherapie noch sind. Die vorwiegend wirksamen psychodynamischen Abwehrmechanismen sind Verdrängung (der neuen Information) und Verleugnung der sich bereits abzeichnenden Verbesserungen. Der Zeitbedarf für diese Phase dürfte ca. 3–6 Monate betragen.

Phase 2: Modelle schaffen. Die nach personeller Zusammensetzung und Motivation geeignetste Abteilung wird zur „Pionierabteilung" aufgebaut. Der zuständige Abteilungsarzt ist vorerst bemüht, Nöte und Bedürfnisse kennenzulernen, um anhand konkreter Krisensituationen die Teamarbeit einzuführen. Wenn sich diese innerhalb Wochen und Monaten eingespielt hat, wird in analoger Weise die Abteilungsversammlung initiiert und mit den Patienten schrittweise die Prinzipien der Milieutherapie verwirklicht. Je verbreiteter das milieutherapeutische Denken unter den Mitarbeitern bereits ist, desto eher wird es möglich sein, die Patientenbetreuung auf mehreren Abteilungen gleichzeitig nach dem neuen Modell umzugestalten. Sobald der Musterbetrieb einigermaßen funktioniert, wird aktiv Kontakt mit dem weiteren Personal der Klinik gesucht, um dessen Vorurteile und Feindseligkeiten zugunsten einer realen Beurteilung der möglichen Veränderungen abzubauen.

Die zu erwartenden Abwehrformen gegenüber der „Pionierabteilung" sind Distanzierung („wir wollen nichts mit denen zu tun haben"), Entwertung („die kriegen halt alles, was sie wollen") und Reaktionsbildung (Überidentifikation mit der traditionellen Arbeitsweise). In letzter Konsequenz kann es zur „Sequestrierung" kommen, d. h. die Widerstände von seiten der Mitarbeiter oder der Klinikdirektion werden so groß, daß der Versuch eingestellt und die Abteilung wieder dem traditionellen Regime unterstellt wird. – Der für Phase 2 zu veranschlagende Zeitraum liegt zwischen 3–6 Monaten, wobei er sich mit den Phasen 1 und 3 überschneiden kann.

Phase 3: Gruppendynamische Prozesse und Rollenveränderung. Die auf der „Pionierabteilung" erprobten gruppendynamischen Vorgänge müssen schrittweise in den übrigen Abteilungen eingeführt werden. Zugleich sind Gruppenprozesse auch in vermehrter Teamarbeit quer durch die Klinik anzustreben: Bildung von Teams nach Berufsgruppen, Funktionen, Führungsaufgaben etc. Dabei ist soweit wie möglich auf das bestehende Organisationsmodell aufzubauen und anstelle hierarchischer Einwegkommunikation direkte Kooperation im Team zu suchen. Neu zu schulen und zu unterstützen ist der interaktive Teil der Teamarbeit, der sich mit den Problemen der Zusammenarbeit innerhalb des Teams befaßt.

Die intensivierte Teamarbeit wird zu einem veränderten Rollenverständnis führen. Die sich dabei ergebende teilweise Rollendiffusion darf die berufsspezifische Identität nicht zu sehr in Frage stellen.

Widerstand ist zu erwarten gegen das persönliche Engagement in die Teamarbeit, dem durch Hinweise auf „Sachprobleme", „objektive Zustände" etc. ausgewichen wird. Die gewählten Abwehrformen sind die des Intellektualisierens und Isolierens. Die Widerstände gegen die Rollenveränderung sind rollenspezifisch und wurden oben einzeln aufgeführt (s. Abschn. I/3).

Die Phase 3 wird sich über 1–2 Jahre erstrecken und dabei z.T. mit Phase 2 und 4 überlappen.

Phase 4: Abteilungsautonomie. Beim Durchlaufen der Phasen 2 und 3 entwickeln sich nun auch die übrigen Abteilungen zu eigenständigen Organismen. Dabei wird angestrebt, daß jene Mitarbeiter, die im täglichen Kontakt mit den Patienten stehen, Kompetenz und Verantwortung – in dem ihnen zumutbaren Maße – zugeordnet erhalten. Sie sollen dadurch auch ermutigt werden, zugunsten der Abteilung und der Patienten eigene Initiative zu entwickeln. Ihrer unterschiedlichen Struktur gemäß können sich nicht alle Abteilungen in gleicher Weise oder gleich rasch entwickeln. Spannungen, die sich auf den Gesamtbetrieb auswirken, sind zu erwarten.

Die Abteilungsautonomie ist auch aufgrund betriebswissenschaftlicher Analysen zu fordern, da nur ein dezentralisierter Organismus der Erstarrung entgeht.

Widerstände können sich insofern ergeben, als im Sinne des „Abteilungsegoismus" die klinikzentrierten Aufgaben vernachlässigt werden. Ein wesentliches Motiv ist dabei die Überidentifikation mit der Gruppenaufgabe, die durch die projektive Beschäftigung mit einem „Außengegner" abgesichert wird. Gelegentlich handelt es sich auch um ein verkapptes Autoritätsproblem, dem nun, da der wirkliche oder vermeintliche Druck nachgelassen hat, mit Reaktionsbildung begegnet wird.

Wiederum ist anzunehmen, daß sich diese Phase mit der vorangehenden und nächsten überlappt. Sie wird durchschnittlich 6–12 Monate beanspruchen.

Phase 5: Integration. Das unterschiedlich rasche Wachstum der einzelnen Abteilungen in Richtung des vertretenen Milieukonzepts verlangt ebenso wie die zentrifugalen Tendenzen der bereits autonomen Abteilungen nach einer intensiven Koordination. Dabei ist besonders auf die traditionsgemäß ohnehin vernachlässigten chronischen und geriatrischen Abteilungen zu achten.

Auch innerhalb der Personalgruppen gibt es „Minderheiten", die an der bisherigen Entwicklung kaum oder nur wenig Anteil nehmen konnten. Ihre Bedürfnisse sind vermehrt zu beachten. Spätestens in dieser Phase wird sich bestätigen, daß auch die therapeutische Gemeinschaft nicht alle betrieblichen Probleme zu lösen und nicht alle Ansprüche der einzelnen Mitarbeiter zu befriedigen vermag. Im Sinne der Läuterung ist der Austritt einiger Mitarbeiter wohl unvermeidlich.

Die Widerstandsbildung gegen die eigentlichen patientenorientierten Anliegen des therapeutischen Milieus äußert sich in dieser Phase in Selbstabsorption: Das Lösen der persönlichen Schwierigkeiten im Team kann der Arbeit mit den Patienten vorgezogen und zu einem neuen Ritual werden. Dabei wird die Abwehr des Fokussierens (auf Persönliches, unter Ausblendung patientenbezogener Aufgaben) oder der Reaktionsbildung (im Sinne des Erstarrens unter Vermeidung weitergehender Veränderung) gewählt.

Der benötigte Zeitraum ist schwer abzuschätzen, aber vermutlich eher in Jahren als Monaten zu messen.

Phase 6: Neuorientierung der medizinischen Leitung. Die bisher erreichten Veränderungen legen es nahe, auch die Leitung der Klinik neu zu gestalten. Das geeignete Führungsinstrument ist ein Team, das sich aus den für den medizinischen Betrieb Verantwortlichen zusammensetzt: Chefarzt (als primus inter pares), Oberärzte, Oberpflegepersonal, Schulleitung, evtl. Leiter Sozialdienst und Ergotherapie. Die Aufgaben des Teams als Ganzes wie seiner einzelnen Mitglieder in ihrer jeweiligen Funktion werden sein: Autorität dort einsetzen, wo dies zum Wohle des ganzen Betriebs notwendig ist; koordinierend zwischen den Abteilungen wirken; Leitung von Teambesprechungen; Supervision des Abteilungsablaufs; als Sprecher und Vermittler zu vorgesetzten Behörden und Verwaltungsbetrieb auftreten; Außenkontakte herstellen. Widerstände können sich ergeben, indem die Verantwortung bei eventuellen Schwierigkeiten von der medizinischen Leitung an die Abteilungen oder von diesen an jene abgeschoben wird (Sündenbockrolle). Die gewählte psychodynamische Abwehr ist die der Projektion oder Verschiebung.

Eigentlich sollte diese Phase schon parallel zu Phase 3 oder 4 einsetzen; bis zu ihrem Abschluß ist mit 1–2 Jahren zu rechnen.

Phase 7: Einbezug der Verwaltung. Es handelt sich um das Bemühen, den traditionellen Gegensatz zwischen medizinischen und verwaltungstechnischen Bereichen zu überwinden. In einem ersten Schritt sollten die medizinischen Mitarbeiter umfassend über die ökonomische Realität aufgeklärt werden, so daß der Aufgabenbereich der Verwaltungsbetriebe besser erkannt wird. Schrittweise sollte nun auch der Verwaltungsdirektor (durch regelmäßige Besprechungen mit der medizinischen Leitung) mit den spezifischen medizinischen Problemen vertraut gemacht werden. Wenn die Kooperation verwirklicht ist, muß angestrebt werden, die althergebrachte Einwegkommunikation zwischen medizinischem und verwaltungstechnischem Bereich über deren jeweilige hierarchische Spitzen aufzuheben. In der Praxis bedeutet dies, daß der Verwaltungsdirektor oder seine Mitarbeiter an Arztkonferenzen, Abteilungsversammlungen, Teambesprechungen teilnehmen, wo sie ihre Anliegen direkt vertreten und wo umgekehrt die medizinischen Mitarbeiter in gleicher Weise sich für ihre Bedürfnisse einsetzen.

Die zu erkennende Gefahr für das Milieukonzept ist die der Obstruktion von außen.

Unter günstigen Umständen kann diese Phase schon wesentlich früher einsetzen – parallel zu Phase 3 oder 4 – und beansprucht entsprechend weniger Zeit (im Durchschnitt 1–2 Jahre).

Phase 8: Partizipierende Führung – „offenes System". Es ist eine permanente Gefahr milieutherapeutischer Konzepte, daß die Mitverantwortlichkeit der Beteiligten nicht im gleichen Maße wächst wie durch Selbständigkeit und Freiheit; ihr ist in dieser Phase entgegenzuwirken. Die Mitarbeiter sollen in die Entscheidungsbildung einbezogen werden, wobei der Grad ihrer Verantwortlichkeit (Mitsprache bzw. Mitentscheid) je nach Situation zu definieren ist. Die optimale Entscheidungsform ist die des Konsensus. Zugleich sind z. T. durch regelmäßig stattfindende, z. T. durch gezielte angesetzte Besprechungen zwischen medizinischer Leitung und den Abteilungen die Kommunikationswege im Sinne eines "open system" weiter zu fördern.

1.4.2 Schlußfolgerungen

Die hier geschilderte Entwicklung entspricht dem Wandel in einem geschlossenen sozialen Subsystem. Er entspricht nur beschränkt einem spontanen Wachstumsprozeß und hängt weitgehend von der Initiative einiger oder mehrerer Ideenträger ab. Wie aus soziologischen Untersuchungen hervorgeht (Pflanz 1962), bedingt jeder soziale Wandel Anpassungsprozesse, denen sich üblicherweise erhebliche Widerstände entgegensetzen. Das Gelingen jeglicher Aufbauarbeit ist davon abhängig, wie diese Widerstände überwunden werden können. Auf die Zielsetzung bezogen verläuft der eingeleitete Wandel asymptotisch. Er wird sich nach relativ ausgeprägten Initialeffekten dem Idealzustand in immer kleineren Schritten nähern. Die Zeitdauer ist aber in jedem Fall nicht in „Ärztegenerationen" (1–3 Jahre Kliniktätigkeit), sondern in „Pflegepersonalgenerationen" (5–10 Jahre) zu veranschlagen.

Rückblickend will mir scheinen, daß die von uns erfahrenen und versuchsweise in allgemeiner Form beschriebenen Phasen des Aufbaus eines Milieukonzepts nichts anderes sind als die Suche nach Wegen, die Widerstände zu überwinden. Je nachdem wann und wie sich welche Widerstände manifestieren, dürfte sich auch die Reihenfolge der Phasen ändern. Insofern ist diese arbiträr und – wie ich z. T. schon angedeutet habe – auch besser steuerbar, als dies in unserem erst retrospektiv reflektierten Versuch geschah.

Meine Darstellung hat sich naturgemäß vor allem auf Verhaltensweisen und Reaktionen des Personals bezogen: denn hinsichtlich des Aufbaus steht den Patienten, die ja den Längsschnitt kaum miterleben, wenig Einfluß zu. Ihre Beteiligung liegt in der praktischen Milieugestaltung auf der Abteilung. Es scheint mir aber selbstverständlich, daß das Hauptanliegen eines jeden Milieukonzepts, ja einer jeden Krankenhausorganisation die optimale Betreuung der Kranken sein muß. Wie diese meiner Erfahrung und Überzeugung nach zu gestalten ist, habe ich im ersten Teil des Buchs geschildert. Auch hier handelt es sich letztlich nicht um abgesicherte therapeutische Methoden. Es war zwar unser Anliegen, die von uns vertretenen Prinzipien auch laufend zu evaluieren. Die folgenden Kapitel berichten davon. Sie machen auch ersichtlich, wie schwierig der Nachweis zu erbringen ist, daß nur die eine und einzige Milieugestaltung wissenschaftlich zu vertreten sei. Wichtiger ist wohl, daß man überhaupt einen Standpunkt vertritt, ein Führungsziel festlegt und dann Schritt um Schritt die nötigen Korrekturen vornimmt.

Eine englische Kollegin hat in ähnlichem Zusammenhang A. J. P. Taylor zitiert: "Error can often be fertile but perfection is always sterile!"

Wie ich einleitend bemerkte, haben wenige Autoren den systematischen Versuch unternommen, die Verwirklichung der von ihnen praktizierten Milieukonzepte darzustellen. Jones hat in einer späteren Publikation (1976) bestimmte Phasen unterschieden, die zur Veränderung eines statischen sozialen Systems notwendig sind, handle es sich dabei um ein Krankenhaus, eine Schule oder ein industrielles Unternehmen. Er unterscheidet dabei drei Phasen, die er in Unterschritte gliedert:

A. A Preliminary or team building phase
   1. Two way communication (words and feelings)
   2. Relevant information exchange
   3. Frequent group interaction (meeting)
   4. Trust
   5. Leadership.
B. The process phase (action phase)
   1. Facilitation or interventionist
   2. Identification of symptoms and/or goals
   3. Shared decision making
   4. Confrontation
   5. Social Learning
   6. Internal Commitment
   7. Group consensus
   8. Action.
C. Evaluative or evolutionary phase
D. General considerations.

Jones stützt sich in seinem Versuch, dynamische Veränderungen darzustellen, vor allem auf die theoretischen Überlegungen von Betriebswissenschaftlern und Soziologen. Ich werde auf diese Fragen im Abschn. II/2 noch zurückkommen, da sie Aspekte der Unternehmensführung, also der Leitung eines Krankenhauses, betreffen. Im übrigen hat Jones in seinem 1982 erschienenen Buch "The Process of Change" seine Erfahrungen im Aufbau der Therapeutischen Gemeinschaft in Dingelton ausführlich dargestellt. Es ergeben sich rückblickend viele Parallelen zu dem von mir vertretenen Phasenmodell. Dies legt die Vermutung nahe, daß Veränderungen eines Systems eigenen Gesetzen folgen, die von jenen, die diese Veränderungen anstreben, weder immer intendiert noch reflektiert sind.

Ein Klinikleiter (T. Cahn, persönliche Mitteilung), der in den letzten Jahren sich sehr dezidiert für die Umstrukturierung einer zuvor kustodial stagnierten Institution eingesetzt hat, regt an, die von mir beobachteten Phasen auf vier grundsätzliche Phasen zu konzentrieren:
1. Phase: Information.
2. Phase: Erste strukturelle Veränderungen zur Schaffung von Bedingungen, die den Prozeß ermöglichen.
3. Phase: Umstrukturierung der gesamten institutionellen Organisation.
4. Phase: Ausbau, Verfeinerung und Differenzierung.

Mir scheint, daß diese vier Phasen die wesentlichen Schritte in der Veränderung eines sozialen Systems wiedergeben. Meine Darstellung unterschied sich davon, weil sie einen historischen Prozeß so widergibt, wie er von meinen Mitarbeitern und mir erlebt wurde.

2 Führungsaufgaben im Aufbau eines Milieukonzepts[1]

2.1 Grundsätzliche Betrachtungen zu Führungsaufgaben

Das traditionelle Verständnis der Spitalorganisation unterscheidet meist zwischen dem eigentlichen medizinischen Bereich mit seinen speziellen diagnostischen und therapeutischen Zielsetzungen und dem administrativen Bereich mit den Aufgaben der Infrastruktur und Ökonomie. Dabei wird oft nur vom letzteren erwartet, daß er sich den Gesetzen des Managements zu unterziehen habe, während im medizinischen Bereich diese Aspekte als sekundär eingestuft und entsprechend oft sträflich vernachlässigt werden.

In der Bewegung der Therapeutischen Gemeinschaft waren aber von Anfang an therapeutische und organisatorische Aspekte integriert, so sehr, daß oft nicht mehr klar war, ob nun Therapeutische Gemeinschaft als Organisationsmodell oder als therapeutisches Instrument zu verstehen sei. Systemtheoretisch sind beide nicht zu trennen, da die jeweilige Spitalorganisation ein Subsystem des politisch hochkomplexen Systems des Gesundheitswesens ist, gleichzeitig mit analogen Systemen (Spitälern von anderem Typus) verbunden bleibt und selbst in Subsysteme gegliedert ist. Diese systemische Strukturierung besteht unabhängig davon, welches die besondere Ausprägung des jeweiligen Milieukonzepts ist, welches seine deklarierten Prinzipien sind und wie weit es sich bereits in Richtung eines offenen Systems entwickelt hat.

Die Führungsaufgabe in der Spitalorganisation richtet sich im wesentlichen nach diesen Bedingungen, wobei wir kurz die folgenden Einflußgrößen unterscheiden können:
1. Die Aufgabe mit den genau zugeordneten Zielen und den zur Verfügung stehenden materiellen und personellen Mitteln.
2. Die Persönlichkeit des verantwortlichen Leiters, seine berufliche Qualifikation und fachliche Erfahrung.
3. Die Interaktion der beiden Faktoren Persönlichkeit und Aufgabe, mit den entsprechenden Konsequenzen auf das Rollenverständnis des Leiters, seine Identität und sein Selbstwertgefühl (Kernberg 1974; Klerman 1977).

Verschiedene Autoren weisen darauf hin, daß in der Initialphase einer Therapeutischen Gemeinschaft der charismatische oder messianische Führer erfolgreich ist, daß er aber mit Fortdauer seines Wirkens die systemische Entwicklung eher zu behindern droht. Hopson (1979) betont, wie wichtig es ist, den ursprünglichen Idealismus eines neuen Konzepts in reale Zielvorstellungen umzusetzen,

---

[1] Gekürzt und auf englisch publiziert in: The Individual and the Group, Vol. 1: Theory. S. 599. Malcolm Pines & Lise Rafaelsen. Plenum, New York, 1982

was nur unter der Voraussetzung geschehen könne, daß die Kompetenz der Mitarbeiter berücksichtigt, den Besonderheiten der Patientenpopulation Rechnung getragen und die Begrenzung der Therapeutischen Gemeinschaft als Subsystem eines umfassenderen sozialen Systems akzeptiert werde. Charismatische Führer neigen dazu, Mitarbeiter anzuziehen, die in ihrer Persönlichkeitsstruktur komplementär geartet sind, so daß eine kollusive Beziehung entsteht. Ihre Fähigkeit zur Selbstkritik ist daher beschränkt und die Intoleranz gegen Außenkritik entsprechend groß (Adams 1981). Der ideale Führer einer Therapeutischen Gemeinschaft ist dagegen stabil, introvertiert, introspektiv und für Außenkritik zugänglich; er muß aber auch durchsetzungsfähig sein, um das neue Konzept zu verwirklichen. Dies gelingt ihm noch besser, wenn er Mitarbeiter um sich schart, die ähnliche Führungsfähigkeiten aufweisen.

Für die Verwirklichung von Milieukonzepten ebenso günstig sind Führungseigenschaften, die von Peter Senge, MIT-Professor für Management, postuliert werden. Nach ihm weisen Leader, die Systeme erfolgreich umzugestalten vermögen, die folgenden Eigenschaften auf:
— Sie sehen einen erstrebenswerten Zustand (der Organisation) visionär voraus.
— Sie vermögen diese Vision andern so zu vermitteln, daß diese sich mit der Zielsetzung identifizieren.
— Sie entwerfen Organisationsstrukturen, die es ermöglichen, die Kräfte auf die Realisierung der Vision auszurichten.
— Sie halten am Kurs auf das angestrebte Ziel fest, wenn Widerstände auftreten, aber sie verändern die Zielsetzung dann, wenn es notwendig wird.
— Sie bewahren den Überblick über die Gesamtdynamik des Systems, in dem sie wirken.

Nach Senge trägt somit eine visionäre Gabe des Leaders wesentlich dazu bei, bestehende Strukturen zu verändern.

Gegen dieses eher idealistisch gefärbte Bild eines Leaders nimmt sich die Problemanalyse des bekannten und erfahrenen amerikanischen Klinikleiters Milton Greenblatt (1979) recht nüchtern aus. Er meint, daß der Leiter einer psychiatrischen Institution in aller Regel für die vielfältigen administrativen Aufgaben sehr schlecht vorbereitet sei. Er findet, die Führungsverantwortung für so komplexe Organismen wie psychiatrische Kliniken sei physisch und geistig sehr anstrengend und konsumierend. Als Administrator sei der Klinikleiter auch nach außen stark exponiert und häufig Opfer öffentlicher Kritik. Zugleich bringt sein Amt das zweifelhafte Privileg mit sich, mit knappen Mitteln und Ressourcen die Versorgung einer erheblichen Zahl meist schwerkranker Menschen sicherstellen zu müssen. In jedem Fall riskiere der Leiter, aufgrund seines administrativen Tuns eine Reputation zu verspielen, die er sich durch seine wissenschaftliche Tätigkeit erworben habe.

Eine Synthese dessen, was die Einführung eines Milieumodells verlangt, hat m. E. Klerman (1977) mit der Formulierung von 7 Aufgaben vorgenommen, die dem "Clinical Executive" im Laufe seiner Tätigkeit als Leader übertragen sind:
1) Mapping, developing a conception of the organization.
2) Translating knowledge in action while learning organizational intervention (cognitive and tactical mastery).

3) Acceptance of responsability for authority in the social system.
4) To relate to mental health professions and interphasis between professional groups and training and research and service-subsystems.
5) Cardinal competence for boundry maintenance: negociation between the different systems and subsystems.
6) To insure organizational adaptation, promoting organizational growth and renewal.
7) Achieving and claiming new identity (role versus self).

Während damit gewisse Voraussetzungen von seiten des Leiters zur Verwirklichung eines Milieukonzepts skizziert sind, darf nicht verkannt werden, daß die Institution als System ihrerseits der wie immer beschaffenen Veränderung einigen Widerstand entgegenzusetzen vermag. Wir haben dies im Abschn. II/1.3.5 ja bereits erkennen können. Psychiatrische Institutionen unterscheiden sich hierin nicht von anderen Betrieben, wie neuere Erkenntnisse aus der Betriebswissenschaftslehre zeigen. Lievegoed (1974) hat dies in einem lesenswerten Buch „Organisationen im Wandel" näher dargestellt. Er unterscheidet in der Aufgabe des Unternehmens zwei Arten von Tätigkeiten: eine stabilisierende, die die bestehende Organisation und deren laufenden Betrieb in Gang hält; als zweites eine dynamisierende Aktivität, die sich auf die Suche nach neuen Diensten, neuen Mitteln, neuen Organisationsformen, neuen Strategien und deren Nutzbarmachung bezieht. Der Unternehmer kann die sich ergebenden Probleme rational oder emotional angehen. Rational erlaubt das deterministische Modell alle relevanten Faktoren festzulegen und zu steuern. Im stochastischen Modell (Wahrscheinlichkeitsmodell) sind die relevanten Faktoren nicht genau bekannt und müssen somit über statistische Annäherung erfaßt werden. In der Entwicklung eines Unternehmens unterscheidet Livegoed drei Phasen:

Die Pionierphase oder Pionierstruktur ist in der Organisation so einfach wie möglich und stark personenbezogen. Ihre Grenze ist erreicht, wenn der Unternehmer nicht mehr alle Mitarbeiter kennen kann und von der Komplexität der Aufgaben her auf Spezialisten angewiesen ist. – Dies führt zur zweiten Phase, die als „wissenschaftliche Betriebsführung" bezeichnet wird. Die personenbezogene Organisation wird in eine Organisation logischer Funktionsteilung umgewandelt, mit entsprechender Delegation und Kontrolle. Die logisch-technische Ordnung erweckt den Eindruck, als ob das Unternehmen nach einem deterministisch-stochastischen Modell geführt werden könne. Der Nachteil und damit die Begrenzung liegt darin, daß das soziale Subsystem vernachlässigt wird. – Dies führt zur dritten Phase der Unternehmensentwicklung, in der das soziale System in das wirtschaftliche und technische integriert wird. Die Gemeinschaft der im System tätigen Menschen wird als schöpferische Quelle der Erneuerung und des Einsatzes für ein gemeinsames Ziel gefördert. Entsprechend ändert sich der Führungsstil mit vermehrter Möglichkeit zur Selbstkontrolle.

Ein ähnliches, jedoch noch differenzierteres unternehmerisches Entwicklungsmodell gibt Greiner (1972). Bedingt durch die ständig wachsende Größe des Unternehmens sieht er die dialektische Verknüpfung von jeweils evolutiven mit revolutionären Phasen. Die in einer bestimmten Phase stetige Entwicklung ist evolutionär, die durch ein jeweiliges Umkrempeln des Managementmodells charakterisierte Subphase wird als revolutionär bezeichnet.

2.1.1 Phase 1: Wachstum durch Kreativität

Unternehmerischer Geist, Entwickeln eines neuen Produkts oder Dienstes. Informelle, direkte Kommunikation unter Mitarbeitern. Kontrolle der Aktivität durch Rückkoppelung mit Außeneinflüssen (z. B. Markt).
Typische Krise: Führungskrise, da Gründer-Unternehmer meist an Managementproblemen desinteressiert.

2.1.2 Phase 2: Wachstum durch organisierte Führung

Funktionale Organisation mit Unterteilung in Bereiche wie Produktion, Marketing etc. und mit Einführung von Kontrollsystemen, Produktions- und Budgetstandards etc. Kommunikationswege formaler, unpersönlicher, nach Hierarchien geregelt; Verantwortlichkeit meist auf leitende Funktion beschränkt.
Typische Krise: Krise der Autonomie; Betriebsablauf zwar in vieler Hinsicht effizienter, mit zunehmendem Wachstum aber immer weniger geeignet, um größeren komplexen Organismus zu kontrollieren. Von verantwortlichen Subsystemen deshalb starke Forderung nach mehr Autonomie, nach mehr Delegation von seiten des Topmanagements.

2.1.3 Phase 3: Wachstum durch Delegation

Vermehrte Abgabe von Verantwortlichkeit an Teilsysteme; Motivation durch Beteiligung; Führung durch Topmanagement nach Prinzip des "managing by exception"; Kommunikation mit zentraler Führung eher rar und formell.
Typische Krise: Krise der Kontrolle, Topmanagement glaubt Steuerung in einem hoch diversifizierten, komplexen Operationsfeld zu verlieren. Die autonomen Submanager zeigen Neigung, Betrieb nach eigenen Vorstellungen, ohne Rücksicht auf koordinierende Pläne, finanzielle und technische Mittel zu führen. Dies löst den nächsten „revolutionären Schritt" aus.

2.1.4 Phase 4: Wachstum durch Koordination

Dezentralisierte Einheiten in Systeme zusammengefaßt, formale Planungsabläufe errichtet; vermehrt Spezialisten der Kontrolle und Evaluation eingesetzt.
Typische Krise: "Red-Tape-Crisis": Mangelndes Vertrauen zwischen dezentralisierten Einheiten und Gesamtführung; eingeführte Systeme und Programme der Kontrolle werden kontraproduktiv; Organisation droht in bürokratischer Schwerfälligkeit zu ersticken.

2.1.5 Phase 5: Wachstum durch Kollaboration

Wiederum vermehrtes Zulassen von Spontaneität im Management durch Teambildung und geschickte Konfrontation mit zwischenmenschlichen Aspekten der Führung. Somit Problemlösung durch Teamaktion; Bildung von aufgabenzentrierten Teams; zentralistische Experten werden reduziert, formale Kontrollsysteme vereinfacht. Einführung von Ausbildungsprogrammen, Aufbau von differenzierten Informationssystemen, die tägliche Entscheide erleichtern.

Typische Krise: Vermutlich „psychologische Sättigung" der verantwortlichen Mitarbeiter, die durch Intensität der Teamarbeit emotional und physisch erschöpft sind. Bedürfnisse nach Führungsstil, der vermehrt Erholung, Reflexion und Revitalisierung der Verantwortlichen ermöglicht.

2.2 Führungsaufgaben während der einzelnen Aufbauphasen

Gewisse Analogien zu den eigenen Erfahrungen beim Aufbau eines milieutherapeutischen Konzepts, wie ich sie im letzten Kapitel geschildert habe, sind offensichtlich. In der Rückschau kann ich Greenblatt (1979) nur beistimmen, wenn er sich darüber beklagt, wie schlecht Psychiater (und wahrscheinlich Ärzte überhaupt) auf künftige Führungsaufgaben vorbereitet sind. Manches wäre uns leichter gefallen, hätten wir nicht gewissermaßen durch "learning on the job" die Gesetzmäßigkeiten der verschiedenen Aufbauphasen selbst erfahren und erleiden müssen. Es scheint mir deshalb gerechtfertigt, die Phasen aus der Sicht des Leiters, des für die Steuerung Verantwortlichen, nochmals durchzugehen. Den bereits vorgestellten 8 Phasen der betrieblichen Entwicklung möchte ich dabei zwei weitere anfügen, die sich mehr auf die Führungsaspekte beziehen: die Öffnung nach außen und die wissenschaftliche Evaluation.

2.2.1 Orientierung und Umschulung

In der Kasuistik der Therapeutischen Gemeinschaft wird immer wieder auf die Bedeutung des charismatischen Leiters hingewiesen. Tatsächlich waren die Pioniere wie Maxwell Jones, Clark, Martin, Main, Wilmer u. a. m. auf ihre Begeisterungsfähigkeit angewiesen, um die damaligen Widerstände zu überwinden. Auch vor 10–15 Jahren, als das Modell der Therapeutischen Gemeinschaft noch nicht Allgemeingut war wie heute, war die Überzeugungskraft des Leiters eine wesentliche Voraussetzung.

Seine erste Aufgabe ist aber die des Beobachtens und der Beurteilung der Lage. Er versucht, das bisherige Führungs- und Behandlungskonzept, das ja oft nur implizit bekannt ist, zu definieren, seine Mängel zu erkennen und eine Vorstellung von den gegebenen Bedürfnissen zu gewinnen. Ein Kollege, der vor nicht allzu langer Zeit die Leitung einer Universitätsklinik übernommen hatte, schilderte mir eindrücklich, wie er im ersten Vierteljahr nach seinem Amtsantritt nur beobachtete, seine Mitarbeiter so viel wie möglich zu Wort kommen ließ und alle aufschiebbaren Entscheide bewußt von sich weghielt (W. Böker, persönliche Mitteilung 1981).

Erst jetzt kann die Entwicklung eines Milieukonzepts mit spezifischen Zielen erfolgen. In klarer und verständlicher Information muß der Leiter vorerst seine nächststehenden, dann die alten, der Tradition verhafteten und erst am Schluß die begeisterungsfähigen jungen Mitarbeiter instruieren und für die neue Aufgabe zu motivieren suchen. Dies kann technisch in unterschiedlicher Form erfolgen, sollte aber immer eine gezielte Umschulung im Sinne der Fortbildung einschließen. Die Wichtigkeit dieser Umschulung ist mir selbst erst im nachhinein aufgegangen durch eine viel später gemachte Äußerung der Oberschwester, mit der mich übrigens all die Jahre eine ausgezeichnete Zusammenarbeit verband. Sie gestand mir ein, daß sie selbst und die für die Veränderung durchaus offenen Kolleginnen lange Zeit nicht begriffen hätten, was die Therapeutische Gemeinschaft eigentlich anstrebe. Die entstandene Verwirrung habe sie in ihrer eigenen Führungsaufgabe erheblich behindert. Diese Bemerkung hat mich um so mehr getroffen, als es mir von Anfang an ein Anliegen war, die von mir vertretenen Prinzipien der Therapeutischen Gemeinschaft schriftlich und mündlich immer wieder zu erläutern.

Die Haltung des Leiters muß in dieser Phase klar, umsichtig, entschlossen, aber ausgewogen sein. Er muß zu erkennen geben, daß er seine Autorität voll wahrnimmt und das bestehende hierarchische Gefälle zugunsten der neuen Zielsetzung einsetzt. Er muß aber auch die Beharrungstendenz der Klinik als sozialen Organismus respektieren und einen Kraftakt gegenüber eventuellen Widerständen unbedingt vermeiden. Er muß also die Gefahr vermeiden, durch missionarischen Übereifer seine Mitarbeiter zu befremden, bisher Bewährtes zu entwerten oder vorzeitig umzukrempeln.

Nie darf er Zweifel an seiner Grundhaltung aufkommen lassen, daß der therapeutische Auftrag am Patienten stets erste Priorität hat.

2.2.2 Modelle schaffen

Besonders kritisch ist die nun folgende Phase, in der der Leiter geeignete und motivierte Mitarbeiter auswählen muß, die in einer Pionierabteilung das neue Behandlungsmodell in die Tat umsetzen. Er muß sie animieren, ermutigen, den Prozeß laufend mit ihnen reflektieren, sie vor Attacken durch Neider beschützen und für noch so kleine Erfolge gebührend loben. Es kann aber durchaus auch so sein, wie mir von andern Institutionen bekannt ist, daß sich im Rahmen einer Reorganisation gleichzeitig mehrere Abteilungen in dieser Weise umstrukturieren lassen.

Die Regel ist aber eher die, daß das Neue sich zögernd verbreitet und der Leiter sich bemühen muß, die übrigen Mitarbeiter dafür zu interessieren; daß er den Funken überspringen läßt, aber zugleich auf Kritik offen eingeht und entstehende Ängste abbaut. Ich erinnere mich, daß der administrative Bereich sich am ehesten als Hüter der Tradition versteht, den Veränderungen mißtraut und zwar vordergründig, dem hierarchischen Gefälle nach, den Chefarzt in seiner Position akzeptiert, aber mit 1 000 Nadelstichen das Neue zu verhindern versucht. Unnötig zu betonen, wie wichtig es für den Leiter ist, gerade in dieser Phase zu den Schlüsselfiguren der Klinikorganisation (Verwaltung, Oberpflegepersonal, Oberärzte) gute Kontakte aufzubauen, um Widerstände womöglich schon im voraus zu entkräften.

Die Literatur belegt leider, daß dieser Schritt vielen modellhaften Therapeutischen Gemeinschaften mißlungen ist und sie in dieser Phase an mannigfachen Widerständen gescheitert sind.

2.2.3 Gruppendynamik und Rollenveränderung

Dort, wo aber die schützende Hand des Leaders die Pionierabteilung bis zur Festigung begleitet hat, setzt nun bald eine allgemeine Dynamisierung der Klinik ein. Noch sind allerdings die wenigsten Mitarbeiter auf die verschiedenen Gruppenprozesse im Abteilungsteam, in der Berufsgruppe und in der Patientenarbeit ausreichend vorbereitet, so daß immer wieder Krisen und Enttäuschungen auftreten. Hier muß der Leiter im Sinne der Krisenintervention stabilisierend eingreifen. Da dies in der Regel innerhalb einer Gruppe erfolgt, ist seine Führung zugleich Modell für jene, die in ihrer Funktion bereits selbst Führungsverantwortung haben. Analoges gilt besonders für jene Teams, denen er ohnehin als Leiter vorsteht. Mir ist in Erinnerung, daß dieser Gruppenprozeß den jungen Assistenten, auch dem jungen Pflegepersonal, recht leicht fällt, daß aber das Oberpflegepersonal und die älteren Schwestern und Pfleger in Kaderstellung sich außerordentlich schwer tun mit der Umstellung von der Zweierbeziehung auf den Gruppenprozeß. So hat es genau 2 Jahre gedauert, bis sich in diesem Sinne Oberpflegepersonal und Oberärzte zu einem eigentlichen Führungsteam zusammenfinden konnten.

In dieser Phase setzt auch die Veränderung des Rollenverständnisses der einzelnen Mitarbeiter ein, das ich in Abschn. I/3 dargestellt habe.

2.2.4 Ausbau der Abteilungsautonomie

Die Konsequenz der dritten Phase ist die Verselbständigung der Krankenabteilung. De facto wird nun das therapeutische Handeln und die Verantwortung dafür an jene delegiert, die die Patienten unmittelbar betreuen. Es ist Aufgabe des Leiters, daß er die Aufgabenzuteilung in regelmäßig stattfindenden Gesprächen klärt, die Kompetenzen klar regelt und die Kontrolle des Geschehens nur so weit anstrebt, als es seine eigene Verantwortlichkeit erfordert. Systemisch gesprochen regelt der Leiter die Grenzen („boundries") zu den Subsystemen. Er muß dort, wo ängstliche Mitarbeiter es nicht wagen, die eigene Abteilung initiativer umzugestalten, ihnen beistehen, sie ermutigen. Meiner Erfahrung nach betrifft dies vor allem die an sich weniger privilegierten Klinikbereiche, wie die chronischen und gerontopsychiatrischen Abteilungen.

Die dynamischeren Akutabteilungen müssen durch den Leiter eher daran erinnert werden, daß neben den zentrifugalen Kräften, die die Autonomie erstreben, auch zentripetale Bedürfnisse bestehen. Solange indes der Abteilungsegoismus gegenüber den Anliegen der Klinik insgesamt nicht überbordet, ist eine gewisse gesunde Rivalität zwischen den einzelnen Abteilungen durchaus zu ermutigen. Der Leiter als Repräsentant des Gesamtsystems realisiert, wie von Subsystemen her wichtige Impulse ausgehen, die er weitervermittelt.

2.2.5 Integration

Unvermeidlich muß nun aber die Re-Integration folgen, welche sich den zentrifugalen Kräften der Abteilungsautonomie entgegenstemmt. Es ist mir eindrücklich in Erinnerung, welche Angst und Wut ich zugleich empfand, als es nach ca. 4 Jahren schwieriger Aufbauarbeit anläßlich einer Mitarbeiterversammlung plötzlich so aussah, als ob das Experiment der Therapeutischen Gemeinschaft gescheitert wäre. Dieser „schwarze Mittwoch", an dem sich junge und alte Mitbürger gründlich zerstritten hatten, erhielt Symbolwert für die weitere Entwicklung. Erst von da an war es allen Mitarbeitern ausreichend klar, daß die Solidarität primär der Klinik als Ganzem (mit ihren patientenbezogenen Aufgaben) gehört, erst sekundär den einzelnen Abteilungen und Funktionsgruppen und zuletzt der eigenen Berufsgruppe.

Hier hat der Leiter seine Autorität klar, aber verhältnismäßig einzusetzen. Er muß aufzeigen, daß Kommunikation als wechselseitiger Prozeß zu geschehen hat (von Klinikleitung zu Abteilung und vice versa). Er muß auf der Erledigung von administrativen Arbeiten, welche für die ganze Klinik wichtig sind, bestehen. Es ist mir eine große Lehre gewesen, als mir die Assistenzärzte einmal vermittelten, daß ihnen ein ärgerlicher Chef, der klar auf den administrativen Belangen (Krankengeschichten, Austrittsberichte) bestehe, viel lieber wäre als ein depressiver Chef, der von ihnen enttäuscht sei und in ihnen Schuldgefühle wecke, die dann verdrängt werden müßten. Dies wurde zu einer gegenseitigen wichtigen Lektion der offenen Kommunikation, der Mitverantwortung und des Entscheidungsprozesses.

Das Beispiel steht aber auch dafür, daß Konflikte in der Therapeutischen Gemeinschaft unvermeidlich sind – eine Tatsache, deren Mißachtung für manche unreflektierte Spannung verantwortlich ist. Entscheidend ist nicht, ob Konflikte auftreten, sondern wie sie gelöst werden. Je nachdem, ob es sich um administrative Probleme oder um Beziehungsstörungen handelt, ist der Weg der Konfliktlösung, aber auch der Entscheidungsprozeß verschieden. Die Art der Konfliktlösung ist stets auch modellhaft für die Arbeit auf den Krankenabteilungen selbst, sowohl innerhalb des Teams wie besonders auch zwischen Patienten und Teammitgliedern. Es ist Aufgabe des Leaders, auf jeder Stufe zwei möglichen Irrtümern immer wieder entgegenzutreten: daß man weder Therapie mit administrativen Mitteln betreiben kann, noch administrative Aufgaben mit therapeutischen Schritten zu lösen vermag. Verschiedentlich sind Therapeutische Gemeinschaften an allzu großer Permissivität gescheitert. Der Hintergrund war oft der, daß der nötige therapeutische Freiraum mit einem administrativen Vakuum verwechselt wurde (Kernberg 1981).

2.2.6 Neuorientierung der medizinischen Leitung

Im Bemühen um Umstrukturierung der einzelnen Elemente der Klinik läuft der Leiter Gefahr, sein eigentliches Führungsinstrument zu vernachlässigen: seinen engsten Führungsstab, also Oberärzte, Oberpflegepersonal sowie evtl. andere leitende Mitarbeiter. Mit ist jedenfalls eines Tages aufgefallen, daß das Oberpflegepersonal einerseits immer mehr Kompetenzen an der Peripherie, also an die Abteilungen, delegierte, andererseits zunehmend Schwierigkeiten bekundete, notwendige Entscheide in den Führungsaufgaben zu übernehmen. Dies äußerte sich u. a. in dem unbewußten Versuch, zunehmend Führungsentscheide im Pflegebereich dem Chefarzt zuzuschieben, ihn also in den gemeinsamen Rapporten zu einer Art „Super-Oberpfleger" zu machen. Darin zeigte sich vermutlich die Verunsicherung des Oberpflegepersonals, das nach und nach seine aus der traditionellen hierarchischen Position gestützte Autorität relativieren mußte, gleichzeitig aber den Anspruch fühlte, seine Stellungnahme und Entscheide den Abteilungen gegenüber nun durch überlegene fachliche Kompetenz zu begründen. So ist es verständlich, daß daraus die fast regressive Neigung entstand, sich wo immer möglich beim Chef abzusichern.

Dies war ein Alarmzeichen dafür, im Führungsteam selbst auf vermehrte Partizipation an der Gesamt- wie an der Teilverantwortung zu drängen. Der Vorsitz in den 2mal wöchentlichen Sitzungen der medizinischen Leitung wurde nun unter allen Teilnehmern rotiert, die Entscheide wurden klar hervorgehoben und protokolliert und zur allgemeinen Information an alle Mitarbeiter in einem wöchentlichen Bulletin verteilt. Spannungen im Führungsteam wurden in besonderen Versammlungen offen ausgetragen, bis das emotionale Einvernehmen wieder dazu ausreichte, die schwierige Arbeit fortzusetzen.

Mit subtiler Autorität, die mehr durch seine Fähigkeit, die Gesamtdynamik der Klinik zu überblicken, als durch seine hierarchische Stellung begründet ist, leitet der Leiter seine engsten Mitarbeiter an, den verstärkt autonomen Abteilungen gegenüber als Supervisoren aufzutreten. Zugleich ermutigt er sie, in Krisen oder angesichts der Vernachlässigung von Gesamtaufgaben mit der nötigen Klarheit und Entschiedenheit aufzutreten. Er muß die Gefahr vermeiden, daß ihm als dem nominell verantwortlichen Leiter die mißliebigen Entscheide zugeschoben werden, während z. B. sein Stellvertreter oder nächster Mitarbeiter unreflektiert in die Rolle des populären Leiters hineinrutscht, indem er sich auf guten fachlichen Rat beschränkt, ohne seine administrative Verantwortung und Autorität wahrzunehmen.

2.2.7 Einbeziehen der Verwaltungszweige

Es ist im gesamten Medizinalwesen eine unglückliche Tradition, daß der Chefarzt mangels Vorbildung die administrativen Aufgaben meist als unangenehme, aber unvermeidliche Pflicht ansieht. Dennoch sollte er sich stets bewußt bleiben, wie stark sich kompetente Planung, gutes Management, durchdachte Programme, ausgewogenes Budget mittelbar auf die Patientenversorgung auswirken. In den goldenen 60er Jahren waren den Medizinern finanziell wenig Grenzen gesetzt; doch das Kostenbewußtsein der 70er Jahre hat zu unzähligen neuen Regulationen geführt, zu Kostenkontrolle, Personalstopp und kritischer öffentlicher Einstellung dem Medizinalwesen als Gesamtes gegenüber. In diesen Dimensionen mitzudenken ist eine wesentliche Aufgabe des Leiters auch oder gerade in der Verwirklichung eines Milieukonzepts wie die Therapeutische Gemeinschaft, wo ja oft die Gefahr besteht, eine Art Subkultur zu bilden und wichtige Aspekte der äußeren Realität nicht mehr wahrzunehmen. Hier hat der Leiter eine Art Übersetzerfunktion gegenüber seinen medizinischen Mitarbeitern zu übernehmen, ihnen schrittweise Verständnis für diese Zusammenhänge zu vermitteln. Wir hatten z. B. immer wieder Probleme, die Mitarbeiter von der Wichtigkeit einer guten Bettenbesetzung zu überzeugen. Durch vermehrte Orientierung über das Budget und seine Konsequenzen realisierten die Kollegen erst, wie alle ihre materiellen Forderungen in einem selbsttragenden Unternehmen auch von den Einkünften, also indirekt von der Bettenbelegung, abhingen. Fortan wurde dieser Aspekt bei Aufnahmen spontan viel besser mitberücksichtigt.

Vermittler ist der Chefarzt auch dadurch, daß er das traditionelle „Leiterspiel" nicht mitmacht. Üblicherweise werden ja Anliegen der medizinischen Mitarbeiter die hierarchische Stufenleiter hinauf bis zum Chefarzt befördert, der sie dem Verwalter überreicht, damit dieser entsprechend auf seiner hierarchischen

Stufenleiter sie nach unten weitergeben kann. Ein offenes Kommunikationssystem wie die Therapeutische Gemeinschaft sieht nun vor, daß die betroffenen Mitarbeiter oder Patienten ihre Wünsche und Forderungen wo immer möglich direkt der zuständigen Stelle vortragen bzw. sich gegenüber dem Verwaltungsbereich verantworten. So hatte sich in unserer Klinik mit der Zeit eine Regelung eingespielt, welche Probleme die Abteilungen direkt mit Vertretern des Verwaltungsbereichs lösen konnten und welche in den eigentlichen Verwaltungsrapporten des Kaders entschieden werden mußten. Die permanente Diskussion um das Essen z. B. legte sich erstaunlicherweise recht bald, als dem Küchenchef und Patientenvertretern regelmäßig Gelegenheit geboten wurde, ihre Standpunkte gegenseitig darzulegen. Durch diese vielfältige Verflechtung wurde das gegenseitige Verständnis zwischen Verwaltungs- und medizinischem Bereich erheblich vertieft, und entsprechend entspannte sich auch die Zusammenarbeit von Verwalter und Chefarzt.

Nicht minder wichtig ist die Vermittlerfunktion des Leiters zur vorgesetzten Behörde, die meist den Alltagsablauf der Klinik schlecht kennt, aber als eine Art Über-Ich-Instanz auf kleinste Fehlleistungen – vor allem, wenn sie das Image der Klinik in Mitleidenschaft ziehen – sehr empfindlich reagiert. Die Arbeitsweise der Therapeutischen Gemeinschaft führt bekanntlich dazu, daß "law and order" im äußeren Ablauf gelegentlich zu leiden haben, was einige Angriffspunkte bietet. Hier aufzuklären, Verständnis für den tieferen Sinn der therapeutischen Arbeit auch bei der vorgesetzten Behörde zu wecken, ist eine ganz zentrale Aufgabe des Leiters. Nur so kann er Obstruktion von jenen vermeiden, die politisch die Macht haben, über Wohl und Wehe eines Milieukonzepts zu entscheiden.

2.2.8 „Offenes System" – Partizipierende Führung

Die Zusammenarbeit in einem offenen System unter partizipativer Führung durch Mitarbeiter und Patienten ist wohl das nächste Ziel, das sich der Leiter hinsichtlich der Führungsorganisation stecken kann. Je nach Sachbereich ist aber der Anteil am Entscheidungsprozeß durch die verschiedenen Beteiligten recht unterschiedlich. Es ist wesentliche Aufgabe des Leiters, hier klare Kompetenzbereiche abzustecken, zu beurteilen, wo eigentlicher Mitentscheid und wo nur Mitsprache angebracht ist. Eine falsch oder exzessiv verstandene Demokratisierung führt erfahrungsgemäß zu einem „back lash", der die Führungsstruktur wieder verhärtet.

Auf dem Abteilungsniveau ist wohl das von Jones vertretene "decision making by consensus" richtig, sofern der Entscheid nicht die rein rechtliche Verantwortung des Arztes betrifft. Dort, wo die Klinik als Gesamtes betroffen ist, muß der Leiter akzeptieren und vertreten, daß die letzte Verantwortung und Autorität – gerade im administrativen Bereich – bei ihm liegt. Er muß der Versuchung widerstehen, Entscheide allzu lange offen zu lassen, um nicht wichtige Prozesse zu paralysieren. Er muß die Grenzen der "multiple leadership" sehen, aber leitende Mitarbeiter nach außen und oben ihren Verantwortungsbereich selbst vertreten lassen. Wichtig ist die partizipative Führung in personellen Entscheiden. Wir haben sie im Laufe der Jahre auf allen Niveaus konsequent eingeführt. Selbst bei meinem Rücktritt als Chefarzt war es in komplizierten Prozessen möglich, den

Mitarbeitern ein Mitspracherecht in der Nachfolge zuzugestehen, was gewiß ein Novum im schweizerischen Spitalwesen war.

Ein entscheidender Aspekt des offenen Systems ist die Pflege der Kommunikationsprozesse. Die laufende Orientierung über alle betriebsinternen Belange muß eine Selbstverständlichkeit werden. Es soll nicht möglich sein, durch Informationskontrolle Macht auszuüben, weder den Abteilungschefs im Umgang mit Hilfsschwestern oder Patienten noch dem Verwalter, der einzelne Budgetpositionen verheimlicht. In praxi haben wir uns bemüht, die Kommunikation durch Teamsitzungen auf allen Stufen, durch ein Bulletin der medizinischen Leitung, durch laufende Orientierung aus dem administrativen Bereich (Budget, Verwaltungsratsentscheide etc.) und durch Vollversammlungen der Klinik zu gewährleisten. Von besonderer Bedeutung war hierbei ein jedes zweite Jahr durchgeführtes hausinternes Seminar, das eine Art Supervision der Gesamtklinik darstellte. Unter der kompetenten Anleitung durch einen norwegischen Kollegen wurden jeweils Themen, die die Klinikarbeit als Ganzes betrafen, in Klein- und Großgruppen durchgearbeitet.

In dieser Phase ist der Leiter auch bestrebt, wo immer möglich Kompetenzen zu delegieren. Neben den ja recht autonomen Krankenabteilungen gilt dies für Belange des Personalwesens, für Organisations- und Ausbildungsfragen. So konnten wir auf verschiedenen Stufen Personalvertretungen gegenüber der vorgesetzten Behörde aufbauen und Arbeitsgruppen für Spezialaufgaben (Organisation der laufenden Fortbildung, Pflege von Public Relations und Außenkontakte in verschiedenen Bereichen, Abklärung neuer betrieblicher und therapeutischer Aspekte) initiieren.

Der Leiter muß aber gerade in diesem Stadium der Entwicklung des Milieukonzepts als Gralshüter von dessen eigentlicher Idee wirken. Er muß realisieren, daß nun, wo das Konzept in die Jahre kommt, der ursprüngliche Enthusiasmus nachläßt, daß neue rigide Formen entstehen können und daß vor allem von außen an die Klinik herangetragene Idealisierung oder Kritik bei den Mitarbeitern leicht zu depressiven Reaktionen führt: denn selbst ein offenes System bleibt von Versagern, von Fehlern, Rückschlägen u. a. m. nicht verschont. Wenn der Leiter hier sich nicht korrigierend und stützend einschaltet, wird er Enttäuschung und Resignation gerade bei den jungen und anfänglich begeisterten Mitarbeitern nicht auffangen können.

2.2.9 Öffnung nach außen

In den ersten Jahren des Aufbaus der Therapeutischen Gemeinschaft ist die Selbstabsorption bis zu einem bestimmten Grad unvermeidlich; der Leiter muß aber immer wieder realisieren, wie wichtig therapeutisch und führungsmäßig die Außenkontakte sind; denn der eigentliche Auftrag ist ja die Behandlung der Patienten und deren Wiedereingliederung in die Außenwelt.

Wir waren in der glücklichen Lage, parallel zum internen Aufbau der Therapeutischen Gemeinschaft die psychiatrische Versorgung in einer autonomen Region vorbereiten zu können. Mit den schrittweise aufgebauten sozialpsychiatrischen Einrichtungen (Tabelle 9) konnten die entsprechenden Behandlungsketten hergestellt werden. Zugleich mußte der Kontakt mit den sozialen Organisationen

Tabelle 9. Aufbau der sozialpsychiatrischen Einrichtungen

1972	*Übernahme des Sozialdienstes der Psychiatrischen Klinik Schlössli*
	Je 1971, 1972, 1974, 1981 Sozialarbeiterstelle – total 4 Stellen
1973	*Übernahme der geschützten Werkstatt mit 1 Werkstattleiter*
	1974 Eröffnung der 2. Werkstattgruppe
	1975 Eröffnung der 3. Werkstattgruppe
	Arbeitsplätze total 40–45
1974	*Gründung des Übergangswohnheims in Uster*
	13 Plätze für Pensionäre
	Personal: 1 Leiterin, 2 Praktikanten
1980	*Eröffnung des Wohnheims in Stäfa*
	12 Plätze für Pensionäre
	Personal: 1 Leiterin, 1 Vertretung, 1 Praktikant

der Region hergestellt werden, also mit den somatischen Spitälern, mit den Fürsorgeeinrichtungen und Gemeindebehörden etc. Schließlich wurde intensive Öffentlichkeitsarbeit in Zusammenarbeit mit den Medien, Berufsorganisationen und Dorfgemeinschaften vorgenommen. Die Öffnung nach außen erstrebte also zugleich die Förderung einer gemeindenahen Psychiatrie in der Region.

Es ist Aufgabe des Leiters, diese Bewegung zu steuern, zugleich als Initiator wie als Bremser. Als Initiator bereitet er die Mitarbeiter laufend auf die außenbezogene Tätigkeit vor, ermutigt und unterstützt sie dort, wo diese von ihnen selbst getragen wird. Als Bremser tritt er der Inflation von Außenkontakten entgegen, überwacht er die Auswirkungen der Öffentlichkeitsarbeit auf die Patientenbetreuung und reflektiert die falsche Idealisierung mit ihrer konsekutiven Enttäuschung.

Wie lohnend diese Öffnung sein kann, haben wir ganz besonders auch bei der Organisation und Durchführung eines internationalen Symposiums zu den Aspekten der Milieutherapie erfahren, das uns erlaubte, gemeinsam mit andern die eigene Arbeit kritisch zu sichten und mit andern Kliniken zu vergleichen (Heim 1978).

2.2.10 Wissenschaftliche Evaluation

Diese kritische Sichtung ist schließlich auch Inhalt der bisher letzten Phase. Allerdings ist die wissenschaftliche Evaluation eines hochkomplexen Modells, wie es eine Therapeutische Gemeinschaft sowohl organisatorisch wie medizinisch-therapeutisch darstellt, ein äußerst schwieriges Unterfangen. Eine eigentliche therapeutische Erfolgsforschung im Quervergleich mit traditionellen Institutionen ist wohl kaum oder nur unter größtem Aufwand zu realisieren. Dagegen sind einfachere Forschungsschritte möglich, die zugleich zur Vertiefung der therapeutischen Arbeit beitragen:

— Erhebung und Deskription der effektiv durchgeführten Arbeit im Vergleich mit den postulierten Prinzipien.
— Verfeinerung der Prinzipien als Arbeitshypothesen speziell hinsichtlich des therapeutischen Prozesses.
— Untersuchung des therapeutischen Prozesses.

Es war in den letzten Jahren das Anliegen unserer Klinik, entlang dieser Strategie wissenschaftliche Projekte zur Evaluation durchzuführen (vgl. Allemann H. et al. 1973; Bernstein et al. 1983; Heim et al. 1976/78; Isele u. Schmid 1978; Lilienfeld et al. 1976). Dies geschah teilweise unter dem Legitimationszwang von außen, der durch die Kritik von Kollegen mit traditionellen institutionellen Konzepten ausgeübt wurde. Ebenso sehr war es aber das Bedürfnis der Klinik selbst, die eigene Arbeit zu überprüfen. Hier ist es Aufgabe des Leiters, sich der Kritik zu stellen, die eigene Tätigkeit immer wieder zu hinterfragen, wissenschaftliche Projekte zu ermutigen und anzuleiten, sie gegebenenfalls auch gegenüber den eigenen Mitarbeitern zu vertreten und durchzusetzen. Dies ist nicht immer einfach, wie mich meine eigene Erfahrung lehrte, da viele Mitarbeiter mit ihrer Aufgabe überidentifiziert sind und daher wenig Lust verspüren, sich auf oft komplizierte, aufwendige und teilweise auch störende wissenschaftliche Prozeduren einzulassen.

2.3 Schlußfolgerungen

Die Schilderung der vielfältigen Funktionen des Leiters eines Milieumodells könnte den Anschein erwecken, daß nur ein Übermensch einer solchen Aufgabe gewachsen sei. Dabei ist aber zu bedenken, daß hier nicht ein Pflichtenheft, sondern ein Prozeß dargestellt wird. An diesem Prozeß ist eine Vielzahl von Personen beteiligt, die je in ihrem Verantwortungsbereich Führungsaufgaben wahrnehmen. Somit verteilen sich Lasten und Pflichten auf viele Schultern, wenn auch der spiritus rector immer mit besonderer Verantwortung behaftet ist. Ferner ist wichtig festzuhalten, daß jeder Mitarbeiter, der an der Entwicklung eines Milieukonzepts beteiligt ist, dabei eine persönliche Reifung durchmacht, die ihm erst die Anpassung an die gegebene Situation und die Integration der veränderten Führungsaufgabe ermöglicht.

Was ich hier beschreibe, ist zwar vorwiegend eine Orientierung über eine durchgestandene Erfahrung. Es ist zugleich aber der Versuch zu reflektieren, aufgrund welcher Kriterien die in 10 Jahren geleistete Aufbauarbeit überprüft werden kann. Seit den 60er Jahren ist bekanntlich in der institutionellen Psychiatrie ein enormer Wandel von sich gegangen. Damit verwischen sich auch immer mehr die Grenzen zwischen jenen Institutionen, die sich ursprünglich der Therapeutischen Gemeinschaft oder ähnlichen Milieukonzepten verschrieben hatten, und jenen, die sich nach außen traditionell geben. Auch in den letzteren hat nämlich eine Vielzahl von engagierten jungen Mitarbeitern zu verbesserter und vertiefter Kommunikation, zu mannigfachen Lernprozessen, zu vielfältigen Gruppen- und sozialen Aktivitäten und schließlich zu einer Veränderung der hierarchischen Struktur unter Vermehrung von Mitentscheid und Mitverantwortung beigetragen. Diese wesentlichen Elemente des therapeutischen Milieus scheinen sich also mit einer gewissen Eigengesetzlichkeit durchzusetzen – oder vielmehr mit den sozialen Strömungen unserer Zeit in Verbindung zu stehen.

III Versuch der Integration – Modell einer Milieutherapie

1 Integration von „Was" – „Wozu"?

Die Tatsache, daß das Umfeld der klinisch-psychiatrischen Behandlung vermehrt beachtet, analysiert und in neuer Form integriert wird, hat historisch mehrfache Gründe. Einmal ist unter dem Einfluß der Sozialpsychiatrie die traditionell mehr verwahrende Haltung von einem auf aktive Wiedereingliederung des Kranken ausgerichteten therapeutischen Impetus abgelöst worden. Diese Entwicklung ging zum andern mit der Einsicht einher, daß das Behandlungsmilieu wohl kaum je neutral ist, sondern praktisch immer mehr oder weniger günstig (oder ungünstig) auf die therapeutischen und administrativen Prozesse einwirkt. Schließlich kam gesellschaftlich noch ein anderer, ökonomischer Grund dazu, die psychiatrischen Versorgungsinstitutionen radikal zu überdenken. Der Großteil der traditionellen Krankenhäuser war in der zweiten Hälfte des 19. Jahrhunderts für die Bedürfnisse bis zur Jahrhundertwende gebaut worden. Parallel zum starken Bevölkerungswachstum in der ersten Hälfte des 20. Jahrhunderts wuchs linear bis Ende der 50er Jahre die Patientenpopulation unerwartet stark an. Dies führte einerseits zur unzumutbaren Überfüllung der Institutionen und andererseits zu Kosten, die gesellschaftlich nur noch schwer tragbar waren. Neue Behandlungsformen im Sinne der Sozialpsychiatrie drängten sich deshalb auf.

Eine Aktivierung des Behandlungsmilieus war somit aus verschiedenen Gründen notwendig geworden. Eine wesentliche Voraussetzung, die soziotherapeutische Betreuung zu aktivieren, war der Durchbruch der Psychopharmakologie, speziell der neu entdeckten Neuroleptika Mitte der 50er Jahre. Sie erlaubten die rasche Sedierung und Stabilisierung auch schwierigster Patienten, so daß sie psycho- und soziotherapeutischen Verfahren erst eigentlich zugänglich wurden. Milieuveränderungen sind seither vielerorts festzustellen, auch wenn in den meisten psychiatrischen Institutionen „Milieutherapie" als eigenständige Behandlungsform nicht besonders hervorgehoben, überdacht und implementiert wurde. So gibt es bereits heute ein außerordentlich breites, aber verteiltes Wissen über all das, was zur Milieubehandlung beitragen kann. Nur ausnahmsweise wird dabei versucht, dieses Wissen in einem geschlossenen Konzept zu integrieren. In Anbetracht der Komplexität ist dies nicht überraschend, da die Integration aller Aspekte in ein umfassendes Behandlungskonzept kaum je gelingt. Auch die folgenden Überlegungen sind deshalb als Versuch zu werten, der außer der durchgestandenen Erfahrung und einigen empirischen Untersuchungen wenig zum Bestätigen oder Verwerfen des Modells anzubieten hat.

Integration der milieubezogenen Vorgänge muß m. E. simultan in vier verschiedenen Bereichen erfolgen:

1. Systemische Ebenen: Integration der therapeutischen und administrativen Abläufe von der kleinsten Einheit, der Grundzelle „Patient" über die „Zellverbände" der Gruppen, Abteilungen zum „Organismus" der Institution, der in starker Wechselbeziehung zur Außenwelt seht.

2. Organisatorisch-administrative Strukturen: Sie stellen die betrieblichen Abläufe sicher, soweit diese personelle, konzeptuelle, administrative und ökonomische Gesichtspunkte betreffen. Die Integration dieser Abläufe muß sich einerseits an der gegebenen Infrastruktur (politisch, geographisch, baulich etc.), andererseits an der vorgegebenen hierarchischen Gliederung orientieren und dafür sorgen, daß äußere oder tradierte Strukturen die Krankenversorgung nicht behindern.

3. Bereich der Therapien: Die Vielzahl der therapeutischen Prozesse, die parallel oder überlappend auf den einzelnen Kranken oder auf Gruppen von Kranken bezogen laufen, müssen aufeinander abgestimmt werden. Das therapeutische Milieu bietet den geeigneten Rahmen dazu. Ein norwegischer Kollege (Vaglum et al. 1982) hat zutreffend von einem "meeting place" gesprochen, wo sich die Therapeuten mit ihren unterschiedlichen Therapien (psycho- und soziodynamisch; lerntheoretisch; biologisch etc.) treffen können und sollen.

4. Die Milieutherapie im eigentlichen Sinn: Was ursprünglich als Rahmenbedingung oder Adjuvans verstanden wurde, hat sich immer mehr zu einer eigenständigen Behandlungsmethode entwickelt. Die von mir in den verschiedenen Prinzipien vertretenen Dimensionen als therapeutische Wirkfaktoren sind eklektisch begründet und müssen innerhalb des jeweils definierten therapeutischen Milieus immer wieder neu aufeinander abgestimmt werden.

Die in Kap. II geschilderte klinische Erfahrung ist nichts anderes als das Bemühen, die Phasen eines solchen integrierenden Prozesses aufzuzeigen. Grundlage waren die, wie erwähnt, laufend weiterentwickelten und verfeinerten Prinzipien der Milieutherapie. Ich möchte nun versuchen, gewissermaßen den Längsschnitt (Phasen des Aufbaus) mit dem Querschnitt (vertretene Prinzipien) zu integrieren, um so ein mögliches Konzept der Milieutherapie zu postulieren. Die Komplexität des Milieumodells ist sowohl durch ihre vertikale wie durch ihre horizontale Strukturierung gegeben. Mit vertikal meine ich die verschiedenen Ebenen des „Handlungsraums" und damit die unterschiedlichen Ansätze der therapeutischen Aktion: Von den intrapsychischen Prozessen der individuellen Konfliktverarbeitung über die interpersonellen Beziehungen in der Kleingruppe zu den Interaktionen sowohl zwischen Individuen wie zwischen Kleingruppen in der Großgruppe und schließlich zu den organisatorischen Gegebenheiten in der Gesamtklinik. Die horizontale Strukturierung meint die verschiedenen therapeutischen Wirkfaktoren, wie sie eben in den Grundprinzipien abgehandelt wurden.

2 Vertikale Integration: Systemebenen und Organisationsstrukturen

2.1 Systemebenen der Institution

Ich hatte kurz erwähnt, daß hier nicht nur ein eklektisches, sondern ein pragmatisches, d. h. praxisbezogenes Konzept vertreten wird, das der konsistenten theoretischen Begründung erst noch bedürfe. Trotzdem dränge es sich jetzt auf, ein einheitliches übergeordnetes Konzept, das die vielfältigen Systemebenen auf unterschiedlichen hierarchischen Stufen zu integrieren versucht, zu prüfen:
— Auf der individuellen Ebene mit intrapsychischen Prozessen bieten sich psychoanalytische, lerntheoretische, kommunikationstheoretische und humanistische Erklärungen an (vgl. Abschn. I/2.1–2.3).
— Auf der Gruppenebene kommen zur Erklärung der interpersonellen und intragruppalen Prozesse die interaktiven Modelle der Kleingruppentherapie zum Zuge, die vorwiegend psychoanalytisch, kommunikationstheoretisch und lerntheoretisch orientiert sind (vgl. Abschn. I/2.4).
— Auf der höchsten Stufe der Organisation mit den intra- und intergruppalen Prozessen genügt nur noch ein systemischer Ansatz, wie er von Soziologen und Betriebswissenschaftlern wie etwa Rice (1969), Lievegoed (1974) und Argyris (1973) vertreten wird.

Bevor wir uns für ein integrierendes Modell entscheiden, möchte ich anhand eines Beispiels auf die klare Interdependenz der Strukturebenen aufmerksam machen.

Bei dem Vorfall, auf den im folgenden immer wieder verwiesen werden soll, handelt es sich um eine schmerzliche Erfahrung, die in ähnlicher Art vermutlich den wenigsten Kliniken erspart bleibt. Ein hochgeschätzter, differenzierter Patient A, der unmittelbar vor der Entlassung aus der Psychotherapieabteilung stand, hatte sich in der Nacht in grausamer sadomasochistischer Weise umgebracht. Die Erschütterung von Mitpatienten und Teammitgliedern war enorm und hielt trotz gruppentherapeutischer Anstrengungen über Monate an. Verschiedene der zuvor stabilisierten neurotischen Patienten wurden erheblich depressiv bis suizidal, ein Patient B mußte wegen präpsychotischem Zusammenbruch verlegt werden. Alle waren sie individuell in ihrem intrapsychischen Erleben von diesem Vorfall sehr betroffen. Zugleich setzte eine besondere Gruppendynamik ein, die das Abteilungsteam auch einmal überforderte: Wie immer in Krisensituationen wurde vorerst versucht, die Verleugnung des Verlustes von Patient A und seiner Konsequenzen aufzuheben, die Affekte der aggressiven Selbstbeschuldigung zur Entlastung der Patienten auf das Team umzulenken, was zur erwarteten Kritik am Teamverhalten führte; nur zögernd wurden schließlich die Patienten innerlich frei, um eigentliche Trauerarbeit zu leisten. Zugleich wurde ihre Verunsicherung gegenüber eigenen Suizidimpulsen wie auch gegenüber denen der Mitpatienten durch Betonung der Gruppenkohäsion aufgefangen (z. B. durch ausgiebige Aktivitäten).

Der erwähnte präpsychotisch dekompensierte Patient B vermochte aber trotz individueller Stützung diesen Krisenprozeß nicht durchzustehen. Es kam zu bedrohlichen aggressiven Ausbrüchen, mit Zerstören von Mobiliar und Fenstern, so daß der Patient zu seiner eigenen und zur Sicherheit der andern auf eine geschlossene Abteilung versetzt werden mußte. Er verursachte nun nicht nur auf der neuen Abteilung viel Unruhe, sondern ließ in der Manier des narzißtisch Gekränkten ein ganzes Feuerwerk agierender und intrigierender Aktivitäten los, so daß auch die zuvor kompetente, gut funktionierende geschlossene Abteilung unter seinen Spaltungstendenzen Fronten bildete und an den eigenen Spannungen zu leiden anfing. Schließlich erreichte er, daß der ihm sonst wenig gewogene Vater ihn auf eigene Verantwortung nach Hause holte.

Dieser hielt die Belastung aber nicht lange aus und verlangte einige Tage später, Patient B müsse wieder auf die ursprüngliche Psychotherapieabteilung aufgenommen werden. Der Chefarzt verweigerte dies, da auf dieser Abteilung inzwischen gerade wieder ein prekäres Gleichgewicht hatte geschaffen werden können. Das Angebot, den Patienten B auf eine akute geschlossene Abteilung mit dem für ihn geeigneten equilibrierenden Milieu aufzunehmen, wiesen Patient und Vater als narzißtische Kränkung energisch ab. In der Folge intervenierte der Vater bei der Krankenhausverwaltung, und als dies nichts brachte, beim Verwaltungsrat und schließlich bei der Gesundheitsbehörde als Aufsichtsinstanz. Nachdem er überall abgeblitzt war, verweigerte er schließlich die Zahlung der Rechnung für die Behandlung seines Sohnes – obwohl dieser vor dem erwähnten tragischen Zwischenfall nach jahrelanger Krankheit und trotz seiner schweren Borderline-Struktur hatte stabilisiert und auf die soziale Reintegration vorbereitet werden können. Schließlich kam es sogar zu einem gerichtlichen Nachspiel, weil der Vater sich widersetzte, seinen finanziellen Verpflichtungen nachzukommen. Erst als auch das Gericht sich weigerte, auf seine Klagen einzugehen, ließ er von weiteren Aktivitäten gegen das Krankenhaus und seine Mitarbeiter ab.

Dieses Beispiel zeigt eindrücklich, wie ein Einzelereignis induktiv quer durch verschiedene Systeme hindurch Individuen, Gruppen, Abteilungen, die Klinikorganisation und Außeninstanzen in eine dynamische Interaktion verwickeln kann. Die Bearbeitung eines solchen komplexen Problems kann nicht auf *eine* hierarchische Ebene – z. B. die intrapsychische des Patienten oder die interpersonelle seiner Gruppe – beschränkt bleiben. Sie erfordert vielmehr koordinierte Aktionen auf allen Stufen.

Kernberg (1973, 1974) denkt vorerst an ein konzentrisches Modell, aus dem heraus die verschiedenen Beziehungssysteme im Sinne der psychoanalytischen Objektbeziehungstheorie zu erklären wären. Kernstück dieses konzentrischen Systems wären die intrapsychischen Repräsentanzen der Selbst-Objektbeziehungen, umgeben von den übrigen psychischen Strukturen, gefolgt von der Kleingruppe, dann der Abteilungsgemeinschaft und schließlich der Klinikorganisation in dem sie umgebenden sozialen Feld. Er verwirft dann dieses Modell zugunsten eines komplexeren, nichtkonzentrischen Bildes. Das konzentrische Modell erweckt den Eindruck, als ob jeder Prozeß sich vom einen Bereich in den andern hinein fortsetze und nur an den Übergängen (Grenzen) zwischen den jeweiligen Schichten vom Therapeuten entsprechend gesteuert werden müsse. Tatsächlich überlappen aber die hierarchischen Ebenen mit den entsprechenden Subsystemen nur zu einem beschränkten Teil und weisen trotz Interdependenz voneinander unabhängige Funktionen und Regulationen aus.

In unserem Beispiel wurde durch den Selbstmord des Patienten in der Alpha-Position der Borderlinekranke derart gestört, daß er aus der Gamma- in die Omega-Position geriet. Seine Störung war so schwerwiegend, daß das an sich schon erschütterte Gruppensystem ihn nicht länger tragen konnte und ihn deshalb ausstoßen mußte. Die geschlossene Abteilung als unabhängiges Subsystem wurde eingeschaltet, versuchte ihn in ihrem Setting zu integrieren, wurde darin aber ge-

stört, bevor die Equilibrierung erreicht werden konnte: Es schaltete sich nämlich das Außensystem der Familie ein, die formal-administrative Schritte einleitete, die (leider) wiederum nicht therapeutisch, sondern ebenfalls administrativ beantwortet werden mußten. In seiner Rolle als Klinikleiter war der Chefarzt an mehreren dieser Prozesse beteiligt, die jeweils andere Entscheidungsgrundlagen anboten und andere Gewichtungen verlangten. Er mußte gleichzeitig oder sukzessiv die folgenden Aspekte berücksichtigen:
1. Das menschliche und fachliche Wertsystem, das die adäquate Pflege des Patienten hochhält (Wohl des Einzelpatienten).
2. Administrative Gesichtspunkte, die den optimalen Einsatz der personellen, materiellen und räumlichen Mittel betreffen (Wohl der Psychotherapieabteilung bzw. der geschlossenen Akutabteilung).
3. Politische Kräfte, die auf den Klinikorganismus einwirken (z. B. gesetzlich vorgeschriebene Aufnahmepflicht; drohende finanzielle Schädigung durch agierende Patienten und deren Angehörige; Beeinflussungsversuche vorgesetzter Behörden etc.).

Wie das zitierte Beispiel zeigt, kollidieren diese Aspekte im Aufgabenbereich des Gruppen- oder Klinikleiters recht häufig. Sie sind nie in völlige Übereinstimmung zu bringen, da ihnen jeweils andere Wertsysteme zugeordnet sind.

Ein soziologisches Modell, das vom Betriebswissenschaftler Rice (1969) entwickelt wurde, hilft uns weiter. Er bezeichnet soziale Organisationen als offene Systeme mit folgenden Charakteristika:

Die Verantwortlichen der sozialen Organisation haben die Aufgabe, das Überleben des Systems zu garantieren und bestimmte Funktionen zu erfüllen. Die eine wesentliche Funktion ist die Kontrollfunktion, wo es die Umwelt zu analysieren und die interne Realität zu erkennen gilt. Die andere, die Grenzfunktion, meint, wie die Grenzen des Systems zur Umwelt kontrolliert und der Austausch reguliert werden muß.

Ich möchte im folgenden z. T. tabellarisch, z. T. in Diskussion darstellen, wie die einzelnen vertikal integrierten hierarchischen Ebenen als offene Systeme verstanden werden können; ich lehne mich dabei an die Objekttheorie Kernbergs an (1973).

2.1.1 Individuum als offenes System (vgl. Tabelle 10)

Im intensiven Milieugeschehen (wie etwa in der Therapeutischen Gemeinschaft) wird durch die Aktivierung intrapsychischer Prozesse mit entsprechend primitiven Objektbeziehungs-Repräsentanzen und die gleichzeitige Bearbeitung der interpersonellen Dynamik in Gruppenprozessen die Grenzfunktion des Individuums stark gefordert. Wird dies therapeutisch abgewogen, kann eine Ich-Stärke erwartet werden. Dazu tragen etwa die Dimensionen Autonomie, Valorisieren im persönlichen Ausdruck, eigenständige Aktivitäten etc. bei. So wird die reife Ich-Funktion, zwischen innerer und äußerer Welt zu vermitteln, laufend gefördert, indem der Patient erlernt, die Kontrollfunktion im Grenzbereich erfolgreich auszuüben.

Versagt dagegen unter übermäßiger Belastung die Kontrollfunktion, wie in unserem Beispiel bei dem Borderline-Patienten B, so kann es zum psychotischen

Tabelle 10. Individuum

Hauptaufgabe	Kontrollinstanz	Grenzfunktion
— Befriedigen von Triebbedürfnissen und Objektbeziehungen in Interaktion mit Umwelt — Adaptieren an Umwelt und entweder interpersonelle Beziehung derart gestalten, daß intrapsychische Bedürfnisse befriedigt oder intrapsychische Wünsche so gestalten, daß sie mit der Realität im Einklang stehen	Ich mit seinen Funktionen	Erhalten der Ich-Grenzen und indirekt der Identität Aufrechterhalten der inneren Welt mit Objektrepräsentanzen als Abbild der äußeren Realität innerhalb des Systems

Zusammenbruch kommen. Als Folge der mangelnden Ich- und Über-Ich-Integration werden nun personifizierte Über-Ich-Kerne projiziert und das Ich mit primitiven Triebanteilen infiltriert. Der Patient muß in pathologische Abwehrformen ausweichen wie etwa Projektion, projektive Identifikation, Splitting, Bilden eines Größenselbst; bei tiefer Kränkung mit entsprechender Selbstentwertung kann narzißtische Wut auftreten.

Diese Art der Dekompensation ist in der Klinik bei unvorsichtiger Handhabung des Milieus schwer zu verhindern, da viele der laufenden pathologischen Prozesse bei schwerer gestörten Patienten die introjizierten primitiven Objektbeziehungen mobilisieren können. Dies früh genug zu erkennen, ist Aufgabe des therapeutischen Teams, da durch entsprechende Stützung einem solchen Patienten vorübergehend ein „Hilfs-Ich" angeboten werden muß, das es ihm erlaubt, im Gruppenprozeß zu bestehen und davon schrittweise zu profitieren. Damit habe ich bereits auf die nächsthöhere Systemebene hingewiesen.

2.1.2 Gruppe als offenes System (vgl. Tabelle 11)

Der Überblick zeigt drei verschiedene Gruppentypen auf, die wir schon diskutiert haben (vgl. Abschn. I/2.4):
— die Arbeitsgruppe als „funktionszentriert"
— die dynamische Gruppe als „personalzentriert"
— die therapeutische Gruppe als „patientenzentriert".

Die Bedeutung der therapeutischen Gruppe wurde schon an unserem Beispiel mit der hochgespannten Situation nach dem Suizid des Patienten A aufgezeigt. Es war die Hauptaufgabe des Gruppenleiters, die Existenz der Gruppe zu sichern und die Sequestration des störenden Gruppenmitglieds B – trotz therapeutischem Verständnis für dessen individuelle Not – zuzulassen. So konnte er die Abgrenzungsfunktion der Gruppe garantieren und zugleich das intrapsychische Gleichgewicht der übrigen Gruppenmitglieder stabilisieren helfen. Eine Abgrenzung erfolgte aber auch in der intergruppalen Beziehung zu der anderen betroffenen Abteilung, der geschlossenen Aufnahmestation, die den mißliebigen Patienten B zu

Tabelle 11. Gruppe

Hauptaufgabe	Kontrollinstanz	Grenzfunktion
— Aufrechterhalten der Gruppenexistenz — Aktivieren von primit. Objektbeziehung in Gruppe (i. S. der Grundannahme von Bion)	Gruppenleiter (funktional)	Abgrenzen vs. Nachbar-Grp. Regulieren der regr. „Grundannahmen"
1. Arbeits-Grp. (funktionszentriert) — Funktionelle Aufgaben, inkl. ihr Planen und Durchführen — inkl. Delegation — Regulieren des emotionalen Gleichgewichts (Grundannahme Bion) vs. Führung, Kooperation, Realitätsbezug	Gruppenleiter	wie oben
2. Dynam. Grp. (personalzentriert) — Erfahren und Klären von interakt. Prozessen (i.S. von Bion Grundannahme)	Supervisor	wie oben Abfangen von regr. Grp.-Prozessen
3. Therap.-Grp. (patientenzentriert) — analog — zusätzlich Erkennen von intrapsychischen Konflikten anhand interaktion. Prozesse	Therapeut	wie oben

einem bestimmten Zeitpunkt aus ihrer eigenen verständlichen Dynamik heraus wieder an die Psychotherapieabteilung abschieben wollte. Obwohl er seine Abweisung sachlich begründen konnte, mußte der Gruppenleiter zugleich die entstehende „gruppendynamische Grundannahme" der Gruppe im Sinne Bions als aggressive Kampf-Flucht-Gruppe erkennen und so verhindern, daß er sich von der Gruppe zu ungeeigneten Aktionen drängen ließ.

2.1.3 Institution bzw. therapeutisches Milieu als offenes System
(vgl. Tabelle 12)

Auf dieser Systemebene potenzieren sich die intrapsychischen und intergruppalen dynamischen Prozesse, so daß die Kontrollfunktion des Leiters in ganz besonderem Maße gefordert wird. Nicht selten sind Milieukonzepte, etwa im Sinne der Therapeutischen Gemeinschaft schließlich als Systeme zusammengebrochen, wenn die Verantwortlichen diese Zusammenhänge nicht erkannten oder unterschätzten. Meist lag es daran, daß eine modellhaft aufgebaute Abteilung im Sinne der Therapeutischen Gemeinschaft ihre Grenzfunktion unter dem anhaltenden Druck von außen nicht mehr wahrnehmen konnte, wobei es zur internen Destabilisierung und Systemauflösung kam (vgl. auch Abschn. II/2.2 und II/2.2.2).

In unserem Beispiel der Psychotherapieabteilung noch stattgehabtem Suizid breitete sich die Krise von der betroffenen auf eine zweite (und später durch einen induzierten weiteren Suizidversuch gar noch auf eine dritte Abteilung) aus. Die Abgrenzungsfunktion der Klinik mußte aber auch als Gesamtes wahrgenommen werden, da der Vater des erwähnten Borderline-Patienten B aufgrund seines be-

Tabelle 12. Institution, Allgemein

Hauptaufgabe	Kontrollinstanz	Grenzfunktion
— Betreuung der Patienten — Lehre und Forschung — Optimales soziales Klima durch Ermöglichen und Anleiten von intrapsych., interperson. und Inter-Grp.-Prozessen — Prioritäten und Kompromisse	Leiter durch — Wahrnehmen seiner Autorität — Delegieren, auf funkt. Grundlage	Repräsentation nach außen Vermitteln nach innen
Therapeutisches Milieu im besonderen — Analog oben; zusätzlich: — Implementieren der Prinzipien, unter Einbezug aller soz. Prozesse im therapeutischen Ablauf — Realitätskontrolle der verschiedenartigen Interaktionen	Leiter durch — Analyse und Verteilen der Selbstkontrolle in Indiv., Grp. und Gem. — Analyse und Modifikation der Objekt-Beziehungen	— Realitätsbezug sicherstellen — Vermitteln von Wechselbeziehung zur Umwelt

deutenden sozialen Status' nun durch vielfältige agierende Einflußnahme der Klinik allgemein, dem Chefarzt insbesondere, zu schaden versuchte. Absprachen mit den vorgesetzten Behörden und Kooperation mit der Verwaltungsdirektion wurden wichtige Maßnahmen zur Wahrung der Kontrollfunktion, die zur Stabilisierung der Klinikgrenzen beitrugen.

Daß es dem Leiter dennoch nicht immer gelingen kann, innerhalb der verschiedenen von ihm mitgesteuerten Systeme die Kontrollfunktion verläßlich auszuüben, liegt nicht zuletzt an seiner eigenen menschlichen Beschränkung. Er muß als Vertreter eines Milieukonzepts, etwa desjenigen der Therapeutischen Gemeinschaft, gleichzeitig über solide psychopathologische und psychodynamische Kenntnisse verfügen, damit er aufgrund seiner klinischen Kompetenz hinsichtlich Diagnostik und Behandlung kollegial respektiert wird; er muß aber auch über gruppendynamische ebenso wie über administrative und/oder betriebswirtschaftliche Kenntnisse verfügen. Dies alles muß er in sich so integrieren, daß der "observing part of the Ego", [der beobachtende Teil seines Ichs (Kernberg)], ihm erlaubt, die in ihm ausgelösten intrapsychischen Prozesse und deren Wechselwirkungen mit den verschiedenen Bezugssystemen zu beobachten, zu erkennen und zu steuern!

Die vertikale Integration der verschiedenen Prozeßebenen in einem therapeutischen Milieu ist nur möglich, wenn die Verantwortlichen ein ausreichendes Verständnis für deren unterschiedliche Dynamiken aufbringen. Dies ist eine anspruchsvolle Aufgabe, die nicht nur von einem Leiter, z. B. dem Leiter der Gesamtinstitution allein wahrgenommen werden kann. Auf jeder Stufe ist vielmehr zu erwarten, daß die für die Grenzfunktion verantwortlichen Mitarbeiter Verständnis für die Mehrschichtigkeit der Vorgänge aufbringen und diese entsprechend zu steuern versuchen. Das setzt natürlich eine gute Schulung der zuständigen Therapeuten voraus, die nicht nur individualpsychologische, psychopathologische Phänomene verstehen und handhaben können müssen, sondern auch gruppendynamische Vorgänge regulieren und administrative, ja gesundheitspolitische Prozesse berücksichtigen sollten. Allzuoft geschieht es leider, daß gerade engagierte jüngere Mitarbeiter, die sich bemühen, auf der Ebene der Krankenhausabteilung milieutherapeutische Konzepte einzuführen, stark patientenbezogen handeln und systemische Aspekte außer acht lassen. Sie erleben dann böse Überraschungen, wenn die psychopathologische Erklärung eines agierenden Patienten im sozialen Umfeld wenig Verständnis findet oder wenn ihre Milieuaktivität auf Widerstand von außen stößt. Dies hat schon manch gut gemeinten Einsatz für Milieuveränderungen gerade bei ideologisierter Interpretation der Therapeutischen Gemeinschaft scheitern lassen (vgl. Abschn. II/1.2).

Die Konsequenz ist die, daß Probleme auf jeder Systemebene mit den dieser eigenen Kriterien angegangen werden müssen. Trotz der unbestreitbaren Interdependenz der verschiedenen Ebenen läßt sich die Erklärung eines sozialen Systems von der Art eines psychiatrischen Krankenhauses nicht auf einen einzelnen Modus reduzieren – oder in den Worten Kernbergs: „Das System ist nichtkonzentrisch. Es setzt sich vielmehr aus Subsystemen zusammen, die zeitweise nicht vereinbar sind und Interessenkonflikte mit einschließen: Neben den vertrauten psychotherapeutischen Werten ist auch den vielfältigen administrativen, technischen, sozialen kulturellen und politischen Kräften, die auf das therapeutische Milieu einwirken, Rechnung zu tragen."

2.2 Organisatorisch-administrative Strukturen

Wie schon früher erwähnt (vgl. Abschn. I/2.1 und II/2.1) befaßt sich dieses Buch primär mit therapeutischen Prinzipien. Es berücksichtigt organisatorische und administrative Strukturen nur insofern, als sie den therapeutischen Ablauf wesentlich beeinflussen. Wie bedeutsam die Wechselwirkung vom therapeutischen Konzept mit organisatorischen Strukturen sein kann, haben wir in einer durch das betriebswissenschaftliche Institut der Universität Bern an unserem Krankenhaus durchgeführten Untersuchung feststellen können (Allemann et al. 1973). Bei gleichbleibendem Versorgungsauftrag hatte sich unsere Krankenhausorganisation im Vergleich zu sechs andern psychiatrischen Krankenhäusern stark in Richtung eines offenen Systems verändert, während die übrigen Institutionen administrativ traditionelle Organisationsformen aufwiesen. Diese Konsequenz war von uns nicht beabsichtigt worden, sondern war Folge der Umgestaltung des therapeutischen Milieus. Diese Erfahrung ist in der einschlägigen betriebswissenschaftlichen Literatur mannigfach belegt. Die organisatorisch-administrativen Strukturen und das therapeutische Konzept sind eng miteinander gekoppelt. Um Milieutherapie im eigentlichen Sinn zu praktizieren, müssen somit gleichzeitig organisatorische Voraussetzungen geschaffen werden. Die mehr traditionelle Haltung geht davon aus, daß organisatorische Strukturen nur mehr oder weniger geeignete Rahmenbedingungen für das therapeutische Feld zu schaffen haben, von denen der therapeutische Prozeß aber weitgehend unabhängig sei. Dem ist entgegenzuhalten, daß z. B. schon von der Infrastruktur her (ungeeignete Räume, bescheidene finanzielle Ressourcen und damit z. B. schlechter Quotient Pflegepersonal/Pa-

Tabelle 13. Gegenüberstellung von mechanistischem und organischem Organisationssystem (nach Hunt)

Mechanistisches Organisationssystem:
1. Die Aufgaben sind stark differenziert und das Personal hochgradig spezialisiert.
2. Das Personal neigt dazu, sich methodisch auf bestimmte Aufgaben zu beschränken, anstatt die übergeordneten Ziele der Organisation gebührend zu beachten.
3. Der hierarchische Aufbau ist rigoros auf Aufgabenüberwachung ausgerichtet.
4. Rechte und Pflichten sind ebenso wie Methoden und funktionale Rollen genau definiert; die Verantwortung für ihre Zuordnung und Definition liegt bei einigen wenigen Organisationsteilen.
5. Die hierarchische Kontrolle und die entsprechenden Kommandolinien werden ausdrücklich betont.
6. Ebenso überwiegen die vertikalen Interaktionsmuster (Vorgesetzte versus Untergebene) gegenüber den horizontalen.
7. Das Monopol der Organisationspolitik liegt praktisch bei der höchsten hierarchischen Stufe, verbunden mit der Tendenz, Information sehr restriktiv zu handhaben.
8. Es besteht eine genaue Überwachung auf jeder hierarchischen Stufe und eine strenge Leistungskontrolle durch vielfältige Anordnungen und Instruktionen.
9. Die Mitarbeiter der Organisation sind mit Fragen der Loyalität und der Anpassung präokkupiert.
10. In der Beurteilung der Mitarbeiter werden primär lokal ausgerichtete – und nicht universell gültige – Standards und Wertsysteme eingesetzt.

Organisches Organisationssystem:
1. Gemeinsame Zielsetzungen überwiegen innerhalb der Organisation gegenüber einer rigiden technischen Spezialisierung. Unabhängig davon, wie die jeweiligen Aufgaben entstehen, wird ihre Erfüllung zugleich als Möglichkeit gesehen, Fertigkeiten zu fördern und Erfahrungen zu erwerben.
2. Die individuelle Aufgabe wird, unter Berücksichtigung des Gesamtsystems, realistisch und verhältnismäßig festgelegt.
3. Die Ausformulierung der Aufgaben erfolgt flexibel und dynamisch; sie wird laufend neuen Erfahrungen und Abläufen angepaßt.
4. Entscheidungsprozesse werden womöglich dezentralisiert und an den Ort der Handlung delegiert.
5. Führung, Kommunikation und Kontrolle sind strukturell vernetzt; die Mitarbeiter sind nicht primär vertraglich, sondern durch Motivation mit dem Gesamtsystem verbunden.
6. Wissen, Information und Organisationspolitik sind breit über das ganze System verteilt.
7. Die horizontalen und lateralen Interaktionen überwiegen deutlich die vertikalen Abläufe.
8. Kommunikation wird eher durch gegenseitige Information und Vorschläge als durch Anordnungen und Instruktionen gesichert.
9. Der Grad der Zugehörigkeit zum System wird vor allem durch die Qualität der erbrachten Leistung und die Identifikation mit der gestellten Aufgabe, als am Grad des Gehorsams und der Anpassung ermessen.
10. Es gelten weitgefaßte, universelle Standards und Wertkriterien

tienten etc.), aber auch durch rigide administrative Abläufe (z. B. Fehlen von Freiraum für therapeutische Initiativen) das Entwickeln eines therapeutischen Milieus verunmöglicht werden kann. Die Geschichte der Psychiatrie hat dies mit dem jahrhundertelangen ökonomischen Primat in der Versorgung ausreichend belegt.

Ich bin unter Führungsaspekte (vgl. Abschn. II/2.1) auf die Bedeutung von betriebswissenschaftlichen Konzepten schon etwas eingegangen. Betriebswissenschaftler vertreten allgemein die Ansicht, daß betriebliche Abläufe im wesentlichen von den folgenden Faktoren abhängig sind:
1. Die Aufgaben, die zu erfüllen der Institution aufgetragen sind (z. B. Qualität der Patientenversorgung versus Anstellungsbedingungen des Personals versus Kosten-Nutzen-Kriterien).
2. Die Priorisierung in der Zuteilung der Mittel, um die Aufgaben zu erfüllen (z. B. zeitgerechte Entlöhnung des Personals versus Kostenbewußtsein i. S. finanzieller Belastung von Patient und Öffentlichkeit).
3. Die gegebenen Methoden, die zur Erfüllung der Aufgaben vorgeschrieben sind (z. B. autonome Arbeitsweise von Funktionseinheiten versus zentrale Steuerung des Betriebsablaufs).
4. Verfahren der Kontrolle des Betriebsablaufs (imperativer versus partizipativer Führungsstil).

Ich kann hier diese Einflußgrößen nur skizzieren, um darauf hinzuweisen, wie sie die Integration der therapeutischen Konzepte mitbestimmen. Ausführlich hat sich Hunt (1983) mit Organisationssystemen in der Psychiatrie befaßt. Er zitiert Burns u. Stalker, deren Gegenüberstellung zweier polarer Systeme er auf psychiatrische Institutionen überträgt. Einerseits das sog. mechanistische Organisationssystem: Es ist typisch für bürokratische Systeme, die wiederholbare Daten mit detaillierten Spezifikationen, Gliederungen und Programmabwicklungen zu bearbeiten haben. Andererseits das organische Organisationssystem: Es wird dem mechanistischen als offenes System gegenübergestellt, das vielfältigere, unvorhersehbare Elemente in dynamischen Strukturen zu bearbeiten hat und deshalb ganz anderer Abläufe bedarf.

Der genauere Vergleich anhand von Tabelle 13 macht verständlich, warum ein Organisationskonzept, das als offenes oder organisches System umschrieben wird, der Zielsetzung der Milieutherapie viel mehr entgegenkommt. In manchem sind die Voraussetzungen und Abläufe ähnlich, wenn nicht sogar identisch mit jenen der Milieutherapie. Dies bedeutet praktisch, daß nicht nur der therapeutischen, sondern auch der organisatorisch-administrativen Kommunikation große Bedeutung zukommt. Die unter Abschn. III/2.1 geschilderten Subsysteme sind in einer als offenes System konzipierten Organisation eng miteinander verknüpft. Ihre Grenzfunktionen werden besonders geachtet. Administrativ bedeutet dies ein Management "by delegation", wenn nicht sogar "by exception", da die Verantwortung für die praktischen Abläufe bei jenen liegt, die sie auch unmittelbar zu steuern haben: z. B. für ärztliche Routine beim Abteilungsarzt; für die tägliche Menüplanung beim Küchenchef etc. Analog der therapeutisch begründeten Partizipation gibt es somit auch administrativ eine Mitverantwortung, gekoppelt mit Mitsprache und Mitentscheid.

Was hier beispielhaft skizziert wird, bedeutet nichts anderes, als daß die vor allem therapeutisch begründeten Prinzipien der Milieutherapie cum grano salis auch im organisatorischen Bereich eines offenen Systems ihre sinnvolle Anwendung finden.

3 Horizontale Integration

Noch vor wenigen Jahren (van Putten u. May 1976) wurde die Meinung vertreten, als Behandlungsrahmen sei ein traditionelles Krankenhausumfeld mit Betonung von Ruhe, Medikamenten und einfachem Alltagsgespräch ausreichend. Seither haben sich die Vorstellungen über Milieutherapie wesentlich entwickelt. Selbst die beiden ursprünglich bedeutsamsten Konzepte, jenes der Therapeutischen Gemeinschaft und jenes der Verhaltensmodifikation wurden immer weiter differenziert. Noch ist unser Wissen über die Wirksamkeit der Milieutherapie beschränkt, aber die bisherige Forschung belegt, daß es jeweils spezielle Formen der Milieubehandlung sind, die bei den verschiedenartigen Patientengruppen wirksam sind.

Wir müssen uns also von der Vorstellung lösen, daß es nur *ein* wirksames Milieukonzept geben könne. Ähnlich den Schulgründern der individuellen Psychotherapie gingen auch die Pioniere der Milieutherapie davon aus, daß das von ihnen postulierte Programm für alle Kranken gültig sei. Die entscheidende Frage, die es aber heute zu stellen gilt, lautet: Welches Milieu ist für welche Patienten in welcher Situation am besten geeignet?

Die horizontale Strukturierung umschreibt die verschiedenen Wirkfaktoren, wie wir sie z. B. in den „Prinzipien" bzw. deren „Dimensionen" kennengelernt haben (s. Abschn. I/2).

Vermutlich liegt es am Respekt vor der Komplexität der Milieuabläufe, daß sich nur relativ wenige Autoren mit der Integration von verschiedenen Wirkfaktoren zu geeigneten Milieutypen eingehend auseinandergesetzt haben. Sie ist z. T. von jenen Autoren diskutiert worden, die unter Abschn. I/1.1 schon erwähnt wurden, vor allem von Gunderson (1978) und von Moos (1975) Price u. Moos (1975) haben sich gemeinsam bemüht, sechs unterschiedliche Milieutypen zu differenzieren, von denen angenommen werden kann, daß sie bei näher definierten Patientengruppen besonders wirksam sind. Die von ihnen zugeordneten Wirkfaktoren sind großteils gängigen individuellen und Gruppentherapiekonzepten entlehnt. Ähnlich wie bei Gunderson (1978) ist auch bei Price u. Moos (1975) die Konsequenz die, daß zu den jeweils definierten Milieutypen entsprechende schulisch ausgerichtete Therapeuten und passende Patienten gefunden werden müssen. Die Einheit und Integration einer psychiatrischen Institution wird so verhindert. Es müßte nämlich erwartet werden, daß den unterschiedlichen Behandlungsbedürfnissen der Patienten mit zwar verschiedenartigen aber einheitlich konzipierten Milieutypen entsprochen werden könnte. Nur so kann innerhalb einer Institution die notwendige Durchlässigkeit für Patienten (Behandlungskontinuität über ver-

Tabelle 14. Pathologische und therapeutische Milieueinflüsse (zit. nach Ciompi 1981)

Pathologisches Milieu (z. B. Familie, Institution)	Psychopathologische Störungen bei Patient	Optimal therapeutisches Milieu
Spannung, Angst, Unruhe zuviel Stimuli	Spannung, Angst, Erregung, produktiv-psychotische Symptome	Entspannung, Ruhe, Sicherheit, Gelassenheit, Reduktion von Stimuli
Komplexe, unklare, unübersichtliche Umgebung	Derealisation	Einfache, klare, übersichtliche Umgebung
Anonymität, zuviel Wechsel, Großgruppe	Verwirrung	Personifizierung, wenig Wechsel, Kleingruppe
Labilität, Diskontinuität, Unberechenbarkeit	Labilität, Sprunghaftigkeit, Inkonsistenz	Stabilität, Kontinuität, Verläßlichkeit
Unfähigkeit, Aufmerksamkeitsfokus zu teilen	Unaufmerksamkeit, Zerstreutheit	Klare Fokalisierung der Aufmerksamkeit
Mißtrauen, Devalorisierung Intoleranz	Mißtrauen, Spannung, Ärger, Wut, niedriges Selbstwertgefühl	Vertrauen, Validierung von Wahrnehmungen, Gedanken, Gefühlen, Toleranz
Verständnislosigkeit, Kälte, Gleichgültigkeit, fehlendes Engagement	Enttäuschung, Dysphorie, affektiver Rückzug, Verflachung	Verständnis, Wärme, Unterstützung, Engagement, Dialog, Erklärungen
Symbiotisch-narzißtische Beziehung, erzwungener Consensus, Verleugnung von Unterschieden, „Pseudomutualität"	Unscharfe Ich-Grenzen, Überempfindlichkeit, Konfliktunfähigkeit, Verneinung, Verleugnung	Klare Demarkation der Personen, Anerkennung von Unterschieden in Meinungen, Gefühlen, Verhalten
Irrationalität, Mystifizierung, Vagheit, Zweideutigkeit, Unklarheit	Irrationalität, Unklarheit, Vagheit, Verzerrung	Rationalität, Klarheit, Eindeutigkeit
Widersprüchliche Ge- und Verbote (double-bind), „unmögliche Mission", widersprüchliche, implizite Erwartungen	Ambivalenz, Denk- und Fühlstörungen, Inkohärenz, Wahn, Halluzinationen	Eindeutigkeit von Ge- und Verboten, realistische, eindeutige, explizite Erwartungen
Infantilisierung, Abhängigkeit, mangelnde Verantwortung	Regression, Infantilismus, Abhängigkeit, Inkompetenz	Autonomisierung, Verantwortlichkeit, Vertrauen
Rigidität, stereotype Rollen	Rigidifizierung, Stereotypien, Manierismen	Beweglichkeit, Rollenflexibilität
Stimulationsarmut, Geschlossenheit, intellektuelle und affektive Enge	Gleichgültigkeit, Passivität, affektiver Rückzug, Verflachung, Einengung	Intellektuelle und affektive Stimulation, Offenheit, Weite

schiedene Abteilungen) und Therapeuten (einheitliche Schulung) gewahrt werden.

In dieser Forderung sehe ich mich mit Mosher (1980) und Ciompi (1982) einig, die zur Betreuung unterschiedlicher Patiententypen (vorwiegend Schizophrene) ein in sich geschlossenes Konzept vorschlagen. Tabelle 14 faßt dieses Behandlungskonzept zusammen.

In dem unten vertretenen Vorschlag eines geeigneten integrierten Milieukonzepts möchte ich über die von Mosher (1980) und Ciompi (1982) vertretene Gegenhaltung zum pathogenen Milieu hinausgehen. Alle Elemente des pathologischen Milieus zu eliminieren, ist vermutlich nur eine notwendige, aber noch nicht hinreichende Bedingung, um die Patienten der Heilung zuzuführen. Die verschiedenen therapeutischen Elemente müssen auf das Aktivitätsniveau des Kranken, seine noch erhaltenen gesunden Funktionen und den fortbestehenden Einfluß seiner pathologischen Strukturen gleichzeitig Rücksicht nehmen. Das anzubietende Milieu ist idealerweise ganz auf jeden individuellen Patienten ausgerichtet, aber in praxi kommen wir um Kompromisse nicht herum. Wir müssen uns auf eine umschriebene Zahl von überschaubaren wirksamen therapeutischen Schritten beschränken. Wir müssen dabei, in Anbetracht der an sich aufwendigen Milieugestaltung, ökonomische Verhältnisse mit folgenden Voraussetzungen anstreben:

1. Die eingesetzten therapeutischen Wirkfaktoren müssen auf jene abgestimmt sein, die auch in der Individual- und Gruppentherapie angewandt werden. Nur so kann erreicht werden, daß diese Therapieformen nicht konkurrenziert, sondern sinnvoll ergänzt werden.
2. Die Wirkfaktoren müssen inhaltlich und zahlenmäßig umschrieben sein (operationalisiert und limitiert), um sie für die einzelnen Milieutherapeuten überhaupt handhabbar zu machen.
3. Ferner sollen sie allen eingesetzten Therapeuten einsichtig sein, um die konsistente Anwendung zu garantieren.
4. Sie müßten in der Anwendung variabel sein, um je nach Abteilungstypus dem zu behandelnden Patienten gerecht zu werden.

Die Milieutherapie mit ihren Wirkfaktoren ist eine Art Amalgamierung von Psychotherapie und Soziotherapie. Sie enthält also Elemente aus verschiedenen Bereichen, ist aber weder identisch mit Gruppenpsychotherapie noch mit individueller Psychotherapie. Die bekannten Wirkfaktoren der Gruppenpsychotherapie habe ich oben (s. Abschn. I/2.4.2) erwähnt, jene der individuellen Therapie immer wieder zitiert (s. Abschn. I/2). Ein wesentliches Ergebnis der bisherigen Forschung ist, daß es zu unterscheiden gilt zwischen den sog. unspezifischen Wirkfaktoren, die vor allem Aspekte der Beziehung hervorheben und den spezifischen, mehr schulbezogenen Interventionen. Die Forschung hat belegt, daß beide Arten Wirkfaktoren von Bedeutung sind, wobei gegenüber dem ursprünglich stark schulorientierten Denken heute die unspezifischen Beziehungsaspekte vermehrt beachtet werden. Es hat sich auch erwiesen, daß keine Psychotherapieschule konsistent einer andern überlegen ist. Jene Therapieformen gelten als optimal, die die wirksamen Elemente (oder Wirkfaktoren) verschiedener Schulrichtungen am besten zu vereinen vermögen.

Das hier vertretene Modell ist im wesentlichen eklektisch und enthält Elemente der Psychoanalyse, der Lerntheorie, der humanistischen Therapien (Gestalt, Gesprächstherapie nach Rogers) und der Kommunikations- und Systemtheorie. Die angeführten Dimensionen (Mitentscheid, Mitverantwortung, Autonomie, Informationsaustausch, Informationsklarheit, individueller Ausdruck, Reflexion, Lernen am Modell, Aktivierung sowie Gemeinschaftsleben) entsprechen den postulierten Wirkfaktoren. Ich vereinfache dabei bewußt und vernachlässige die Tatsa-

Tabelle 15. Prinzipien und Dimensionen als therapeutische Wirkfaktoren in Milieutherapie

I. *Partizipation*
1. Mitentscheid:
   Partizipieren am Entscheidungsprozeß innerhalb eines definierten Entscheidungsraumes
2. Mitverantwortung:
   Wahrnehmen der therapeutischen Bedürfnisse des einzelnen und der Gemeinschaft
   Erarbeiten und Respektieren der Grundregeln
3. Autonomie:
   Möglichkeit und Ermutigung zu selbständigem Denken, Fühlen und Handeln im Sinne von Selbstverantwortung und Selbstverwirklichung

II. *Offene Kommunikation*
1. Informationsaustausch:
   Adäquates, situationsgerechtes Vermitteln von Informationen – von Informationsträger zu Informationsempfänger
2. Informationsklarheit:
   Qualitativ wie quantitativ ausreichende Information, die sowohl dem Bedürfnis wie der Verarbeitungsfähigkeit des Informationsempfängers angepaßt ist
3. Individueller Ausdruck:
   Möglichkeit, sich persönlich einem oder mehreren Gesprächspartnern gegenüber (inhaltlich und emotional) adäquat mitteilen zu können

III. *Soziales Lernen*
1. Reflexion:
   Grundsätzliches wie situationsbezogenes Überdenken von Strukturen, Prozessen und Rollenverhalten von Patienten und Teammitgliedern
2. Lernen am Modell:
   Bewußtes oder unbewußtes identifikatorisches Übernehmen von geeignetem Verhalten eines Modells (Mitpatient und/oder Teammitglied)
3. Aktivierung:
   Erhalten und Unterstützen von gesunden Ich-Funktionen durch Beteiligen des Patienten an Milieuprozessen

IV. *Leben in der Gemeinschaft*
   Lösen individueller wie kollektiver Aufgaben in dem dazu geeigneten Gruppenverband:
1. *Patientenzentrierte therapeutische Gruppen:*
   Kleingruppen mit umschriebenem therapeutischen Ziel (z. B. psychoanalytische Gruppen, Gestaltgruppen)
2. *Gemeinschaftszentrierte Gruppen:*
   Großgruppen mit der Zielsetzung, das Gemeinschaftsleben zu garantieren (z. B. Abteilungsversammlung); Arbeitsgruppen, auf das Gemeinschaftsleben ausgerichtet (z. B. „Programmgruppen", „Verschönerungsgruppen")
3. *Funktionszentrierte Gruppen:*
   Auf das Lösen umschriebener betrieblicher Aufgaben ausgerichtet (z. B. Teamsitzung eines Abteilungsteams, einer Berufsgruppe etc.)
4. *Koordinative Gruppen:*
   Besprechungen, die funktionsübergreifend verschiedene Funktions- und/oder Berufsbereiche zur Abstimmung bringen (z. B. täglicher Klinikrapport; Rapporte mit Verwaltungszweigen etc.)
5. *Personalzentrierte Gruppen:*
   Primär auf Bedürfnisse des Personals ausgerichtet (z. B. Weiterbildungsveranstaltungen; Selbsterfahrungsgruppen etc.)

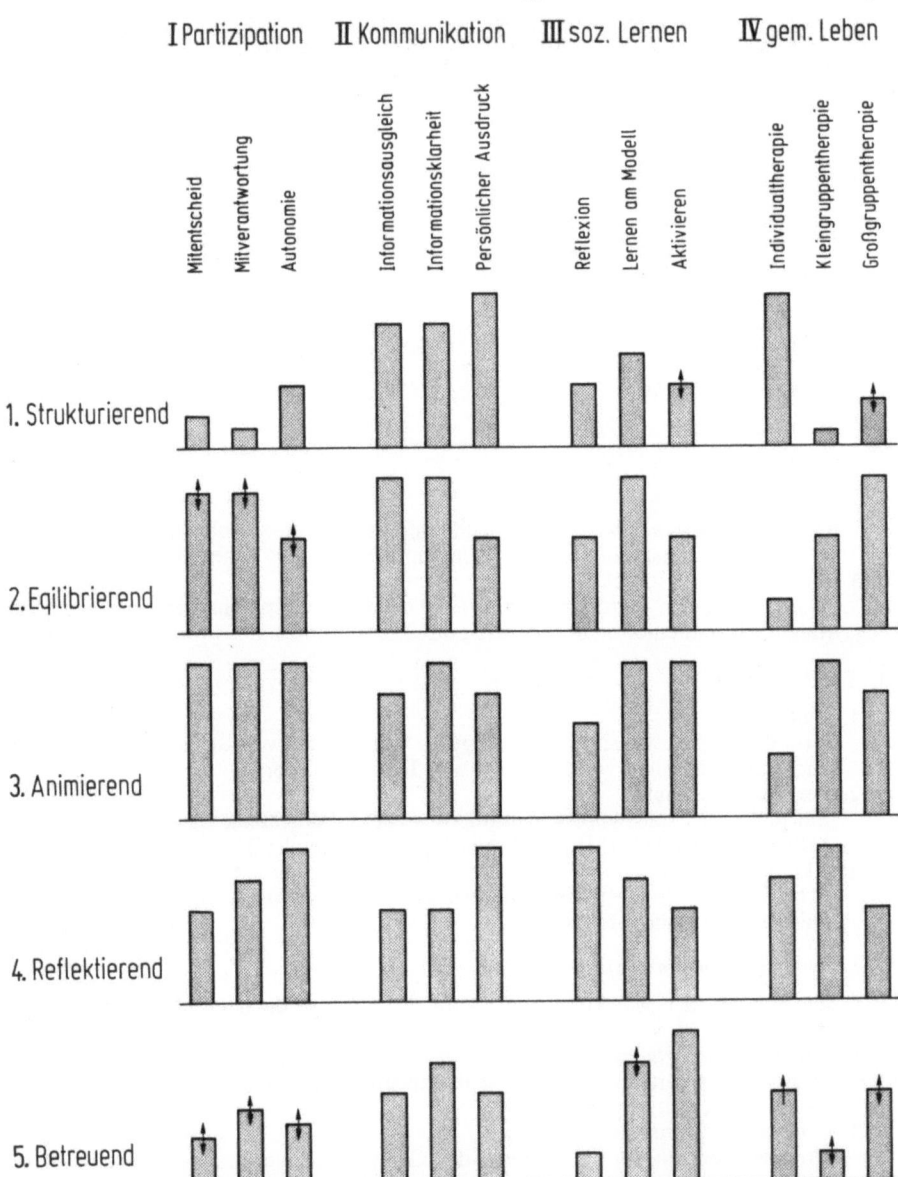

Abb. 1. Gewichtung der Wirkfaktoren in unterschiedlichen Milieutypen

che, daß jede dieser Dimensionen als Wirkfaktoren wiederum in Teilelemente gegliedert werden kann, die erst den nuancierten Behandlungsbedürfnissen der einzelnen Situation gerecht werden. Die vielen unter Abschn. I/2 angeführten Beispiele versuchten dies zu belegen. Tabelle 15 faßt die postulierten Grundprinzipien mit den dazugehörigen Dimensionen als Wirkfaktoren nochmals zusammen.

Wenn wir von der umfassenden institutionellen Versorgung einer bestimmten Region ausgehen, dann scheinen mir im vollstationären wie teilstationären Bereich fünf Milieutypen zur ausreichenden Differenzierung des Betreuungsangebots notwendig:

1. Strukturierendes Milieu
2. Equilibrierendes Milieu
3. Animierendes Milieu
4. Reflektierendes Milieu
5. Betreuendes Milieu.

Die postulierten Milieutypen möchte ich mit Hilfe der in den Grundprinzipien angeführten Dimensionen als Wirkfaktoren näher charakterisieren. Das 4. Grundprinzip des „Leben in der Gemeinschaft" (d. h. ein Optimum an gruppenbezogenen Veranstaltungen) läßt sich nicht gleich wie die übrigen in bestimmte Dimensionen gliedern. Entsprechend habe ich in der folgenden Zusammenstellung diesem Prinzip situative Unterscheidungen subsumiert, also ob der Großteil der Milieuvorgänge in der Zweierbeziehung (Individualtherapie), in der Klein- oder Großgruppe erfolgt. Es handelt sich bei meinen Aussagen ja nicht um validierte Konzepte, sondern um ein Postulat, wie aufgrund der klinischen Praxis und unter Berücksichtigung der oben erwähnten Voraussetzungen die Gewichtung von verschiedenartigen Milieutypen vorgenommen werden kann. Dem Überblick über die Verteilung und relative Gewichtung der Dimensionen in den fünf Milieutypen diene Abb. 1.

3.1 Strukturierendes Milieu

Das strukturierende Milieu dient der Behandlung perakuter Erkrankungen und ihrer Triage. Es ist notwendig zur Behandlung erregter, maniform angetriebener, schwer suidizaler und anderer Patienten, die der unmittelbaren Überwachung und Kontrolle bedürfen.

Abteilungstypen wie Notfall- oder Krisenintervationsabteilung sensu strictu, Triageabteilung, akute (meist geschlossene) Aufnahmestation etc. bedürfen bevorzugt eines strukturierenden Milieus.

Entsprechend der Zielgruppe von perakut psychisch Kranken, die meist der Notfall- oder Krisenintervention bedürfen, ist der Milieuprozeß als Hintergrundgeschehen aufzufassen. Der diagnostische und der Triageprozeß stehen ganz im Vordergrund. Als wichtigste therapeutische Maßnahme gelangen meist sedierende Medikamente zum Einsatz, z. T. gepaart mit speziellen psychotherapeutischen Interventionen. Die Begegnung findet fast ausschließlich zwischen den individuellen Patienten und den verschiedenen zuständigen Therapeuten (Arzt und/oder Schwester und/oder Sozialarbeiter etc.) statt, womöglich ergänzt durch ein gemeinsames Gespräch mit Angehörigen. Das *Gemeinschaftsleben* kann in der Regel noch gar nicht oder nur rudimentär gepflegt werden. Es hat dort seinen Sinn, wo die Patienten bis zu einigen Tagen verweilen und der äußere Tageslauf ein Aufeinandereingehen erfordert. Bei der Gestaltung des Milieus steht die Pflege der *Kommunikation* im Vordergrund, wobei das Primat beim „persönlichen Ausdruck" liegt. Sofern der Patient kognitiv und/oder affektiv dazu in der Lage ist, wird er der Aufforderung der für das Milieu verantwortlichen Therapeuten nachkommen und ausreichend über die krisenauslösenden Ereignisse reden und ihre affektive subjektive Bedeutung ausdrücken. Der therapeutische Stellenwert ist z. B. für einen akut suizidalen Patienten ebenso einsichtig wie für einen durch die Wahnstimmung ängstlich gespannten Paranoiden. Entsprechend ist der klare und umfassende Informationsaustausch für alles, was die akute Krisensituation, das momentane Setting und das weitere Prozedere angeht, äußerst wichtig. Er dient zugleich der Optimierung der Mitarbeit bei den nachfolgenden therapeutischen Schritten. *Soziale Lernvorgänge* sind in dieser Krankheitsphase um so bedeutsamer, je bewußtseinsklarer, je kognitiv präsenter, je reflektiver und kooperativer ein Patient ist. Ob der ärztliche Therapeut oder die betreuende Schwester als Milieutherapeut sich in eine intensive Beziehung zum Patienten einlassen, sie dienen immer gleichzeitig als Modell dafür, wie die Problemlösung angegangen werden kann. Je nach dem Grad der Inaktivierung des Patienten und je nach den geplanten weiteren therapeutischen Schritten, kann auch die Aktivierung jetzt schon bedeutsam werden. Zum Beispiel ist es von jeder Notfallstation bekannt, daß sie zu einer Art Auffangnetz für chronisch psychisch Kranke wird, deren Beziehungsgefüge im übrigen schwach ist. Um zu vermeiden, daß sich der Kranke dem regressiven Sog der Institution ergibt, ist es naheliegend, ihn optimal zu aktivieren. Dies kann es ermöglichen, daß der Patient nach der Nofallintervention recht bald in ein ihm gerecht werdendes anderes, z. B. teilstationäres Setting hinüberwechselt.

In der hier gemeinten psychiatrischen Einrichtung steht, wie erwähnt, die Eindämmung der perakuten Störung im Vordergrund. Gleichzeitig findet die Triage statt, die es erlaubt, den Patienten so rasch als möglich in jene Verhältnisse zu verlegen, die optimal auf ihn abgestimmt sind. Es liegt somit im therapeutischen Interesse, daß das vorerst angebotene Milieu gerade nicht zuviel Geborgenheit und jene Vorzüge aufweist, die sonst von einem therapeutischen Milieu erwartet werden. Sowohl von der äußeren Struktur her wie im Organisationsablauf hat das hier zweckmäßige Milieu relativ starke Ähnlichkeit mit Akuteinrichtungen der somatischen Medizin. Wie dort, darf dem einsichtigen Kranken nicht mehr von seiner Autonomie vorenthalten werden, als es seine Krankheit erfordert. Seine Mitsprache an allen Dispositionen ist zu ermutigen, wenn dadurch die Kooperation gefördert wird.

3.2 Equilibrierendes Milieu

Dieses Milieu wird bevorzugt der Behandlung akut Kranker mit relativ hohem Aktivitätsniveau wie erregte Schizophrene, maniform Kranke, akute Suchtpatienten, agierende Persönlichkeitsstörungen etc. zu Grunde gelegt. Dies gilt für die folgenden Abteilungstypen: akute Aufnahmeabteilung; Tagesklinik; Nachtklinik; Station für akute Drogen- und/oder Alkoholkranke.

Das meiste, was ich an klinischer Illustration zur Erläuterung der Milieuprinzipien angeführt habe, bezieht sich auf unsere Erfahrung mit Kranken in akuten Aufnahmeabteilungen. Nach unserem Behandlungskonzept verweilen die Patienten während einigen Tagen bis mehreren Wochen auf der gleichen Abteilung, damit die Kontinuität und Konstanz der Betreuung gewährleistet ist. Dadurch hat der Patient ausreichend Gelegenheit, sich mit der Umgebungsgestaltung vertraut zu machen, und die Milieutherapie wird für ihn zu einem wichtigen Anteil der therapeutischen Prozesse überhaupt. Die Ausführungen zu den einzelnen Prinzipien der Milieutherapie beziehen sich vorwiegend auf diesen Milieutyp.

Das Milieuprofil (vgl. Abb. 1) zeigt, daß das *gemeinsame Leben* eine zentrale Stellung einnimmt. Fast alle entsprechenden Dimensionen sind bei diesem Milieutypus stark gewichtet. Das strategische Hauptanliegen besteht darin, das meist erhöhte Aktivitätsniveau dieser agilen bis angetriebenen, überstimulierten Patienten sinnvoll zu senken, ohne durch einseitige pharmakologische Dämpfung die enthaltenen gesunden Funktionen ebenfalls zu beeinträchtigen. Der geeignete Milieutyp muß daher eine recht lebhafte, abwechslungs- und beziehungsreiche Umgebungsgestaltung zulassen. Dabei kommt den bereits stabilisierten Mitpatienten als Bezugspersonen wie als Lernmodellen eine bevorzugte Stellung zu. Nicht geeignet auf einer solchen Station sind Patienten mit geringem Aktivitätsniveau, da sie vor der Überstimulation in einen pathologischen Rückzug ausweichen.

In der *Partizipation* wird der Kranke aufgefordert, das erhöhte Aktivitätsniveau so weit einzudämmen, daß er das Gemeinschaftsleben nicht länger stört, sondern dazu konstruktiv beizutragen lernt. Während er in der Regel nur allzu gerne bereit ist, jede Gelegenheit zur Mitsprache und zum „Mitentscheid" wahrzunehmen, muß sein Bewußtsein für „Mitverantwortung" gefördert werden. Wenn eine erste Stabilisierung des Zustands erreicht ist, kann autonomes und aktives Handeln einem eventuellen Umkippen in regressive Abhängigkeit bereits entgegenwirken. Gestörte *Kommunikationsvorgänge* sind meist Teil der auf solchen Stationen behandelten Krankheiten, so daß der Informationspflege große Bedeutung zukommt. Entsprechend dem hohen Antriebsniveau ist das Informationsbedürfnis dieser Patienten meist recht groß, ihre Fähigkeit, klar und einsichtig zu kommunizieren, dagegen meist noch beschränkt. Der Kommunikationsfluß muß deshalb strukturiert werden, und zwar hinsichtlich der inhaltlichen Verständigung („Informationsklarheit") wie auch des persönlichen und affektiven Ausdrucks. *Soziales Lernen* hat große Bedeutung, vor allem wenn es sich an bereits stabilisierten Patienten orientiert. „Reflexion" kann entsprechende Schritte vorbereiten, zumal dann, wenn der Patient Einsicht in sein aktuelles Verhalten gewinnt. Wie gesagt sind auch multiple Lernschritte durch Orientieren an einem geeigneten Vorbild („Lernen am Modell") zu ermutigen, wozu sich die intensive Interaktion innerhalb einer solchen lebhaften Station besonders gut eignet.

3.3 Animierendes Milieu

Das animierende Milieu dient der Behandlung subakut bis chronisch Kranker mit geringem Aktivitätsniveau, wie z. B. passive Schizophrene, Patienten mit depressivem Syndrom, regressiv chronifizierte Neurotiker oder Persönlichkeitsstörungen. Erfahrungsgemäß eignen sich dazu die folgenden Abteilungstypen: Rehabilitationsabteilung, Übergangswohnheim, geschützte Wohngemeinschaft, geschützte Werkstätte, Rehabilitationseinrichtung für Suchtkranke etc.

Eine gewisse Analogie dieses Milieuprofils zum equilibrierenden ist erkennbar. Dies darf uns nicht überraschen, wenn wir bedenken, daß die beiden Milieutypen sich auf den Hauptteil der über einige Zeit intensiv in institutionellen Verhältnissen betreuten Kranken beziehen. Die Hauptunterscheidung, die eine Differenzierung nicht nur ermöglicht, sondern aufdrängt, liegt im Aktivitätsniveau. Die klinische Erfahrung, wonach vergleichbare Krankheitszustände mit Vorteil gemeinsam angegangen werden, konnten wir indirekt empirisch bestätigen. In zwei Untersuchungen zum Interaktionsverhalten von Schizophrenen im Milieu (Heim et al. 1978; Bernstein et al. 1983) stellten wir fest, daß Kranke mit beschränktem Aktivitätsniveau in einem relativ betriebsamen Abteilungsmilieu einer Aufnahmestation überfordert sind und zu regressiver Abkapselung neigen – nicht selten unbemerkt von Teammitgliedern und Mitpatienten. Mit andern Worten: Diese Kranken wählen eine Scheinanpassung, die sie gegen Milieuüberforderung schützt, die zugleich aber auch viele konstruktive therapeutische Prozesse an ihnen ungenutzt verpuffen läßt.

Einmal in ein ihnen gemäßeres Milieu versetzt, entsprechen die Gesamtaktivitäten viel eher dem, was ihnen möglich ist. Eine beruhigende, entspannte, übersichtliche und beschützende Atmosphäre bildet die optimale Ausgangslage, aus der heraus diese Kranken zu der ihnen gemäßen Aktivität schrittweise zu animieren sind. Sie integrieren sich unter diesen Verhältnissen leichter und bringen Interesse und Engagement für das Milieugeschehen auf. Viele dieser Kranken können nur in überschaubaren Verhältnissen zu ihrer Umgebung Vertrauen finden. Vom *Gemeinschaftsleben* profitieren sie am meisten auf einer Abteilung von optimaler Größe (12–15 Patienten); andernfalls ist ihnen die Kleingruppenarbeit besonders gemäß, ergänzt durch sozial stimulierende Prozesse der Großgruppe im Sinne der Abteilungsversammlung mit ausreichender *Partizipation*. Hier erfolgt die komplementäre Aktivierung und Vorbereitung auf die soziale Integration, wie sie auch durch das intensive *soziale Lernen* unterstützt wird. Neben der Aktivierung steht das Lernen am Modell im Vordergrund, ist an der Pathogenese dieser Krankheiten doch recht häufig soziale Deprivation beteiligt. *Kommunikationsabläufe* sind oft weniger qualitativ gestört als vielmehr quantitativ gehemmt oder verkümmert, so daß sie im interaktionellen Geschehen vielfältiger Anregung bedürfen. Der Gesamteindruck ist der, daß gerade diese meist in Rehabilitation begriffenen Kranken vom Milieuprozeß besonders zu profitieren vermögen – unabhängig davon, ob sie nun voll hospitalisiert oder in einer der vielfältigen Übergangseinrichtungen untergebracht sind. Die Grundelemente dürften überall dieselben sein, ihre Gewichtung ungefähr dem hier Vorgeschlagenen entsprechen (vgl. Abb. 1). Idealerweise sollte die Umgebungsgestaltung jene ganz besondere Note gewinnen, wie sie der Vertrautheit des familiären Zusammenlebens eigen ist.

3.4 Reflektierendes Milieu

Die Behandlung akut bis subakut kranker Patienten mit vorwiegend reaktiven und/oder neurotischen Störungen oder stabilisierten psychotischen Krisen erfolgt mit Vorteil in einem reflektierenden Milieu. Dieses wird auf folgenden Abteilungstypen angeboten: psychotherapeutisch orientierte Akutstation; Psychotherapieabteilung; therapeutische Wohngemeinschaft (speziell für Suchtkranke).

Das geeignete Milieu für die zugleich sehr sensiblen und anspruchsvollen psychisch Kranken zu schaffen, ist meist heikel und aufwendig. Gegenüber den vorgenannten Milieutypen hat hier die Beziehung in der Dyade (Patient zu Patient, Patient zu Therapeut) wieder mehr Gewicht. Das *Gemeinschaftsleben* spielt sich mehrheitlich in der Kleingruppe ab, die nach unserer Erfahrung durchaus unterschiedliche, aber aufeinander abgestimmte Methoden einschließen kann. Die Großgruppe ist soziotherapeutisch eine notwendige Ergänzung und darauf angelegt, den geeigneten Rahmen für die Partizipation abzugeben. Gerade bei diesen Kranken muß das Bewußtsein der sozialen Verpflichtungen und der Solidarität der Gemeinschaft gegenüber immer wieder geweckt werden. Mitverantwortung, Autonomie als Selbstverantwortung müssen ebenso gefördert werden wie jene Aspekte des *sozialen Lernens*, die den regressiven Neigungen entgegenwirken, denen die Patienten in ihrer Selbstabsorption gelegentlich erliegen können. Der Akzent auf intensiver individueller und gruppenorientierter Psychotherapie bringt es mit sich, daß Patienten einer Psychotherapiestation stark auf Eigenerfahrung ausgerichtet sind – mit entsprechend starker Betonung von „persönlichem Ausdruck" und „Reflexion". Formale *Kommunikationsstörungen* liegen weniger vor, so daß Informationsaustausch und Informationsklarheit zwar gepflegt, aber nicht besonders gefördert werden müssen. Die Gewichtung der angeführten Dimensionen variiert natürlich je nach Arbeitsweise. Ich stelle mir ein Spektrum vor, das von rein introspektiv-reflektiven Prozessen mit Rekonstruktion verdrängter Anteile hinüberreicht bis zu einem lerntheoretischen Modell, wo Reflexion das Hier und Jetzt meint und der Patient in sozialen Lernschritten einer Neuanpassung zugeführt wird.

3.5 Betreuendes Milieu

Ein betreuendes Milieu zur Behandlung von chronisch Kranken, die nicht länger der Rehabilitation zugänglich sind, wie geriatrische Patienten, psychoorganisch Kranke, chronisch Kranke mit therapierefraktärem Hospitalismus, Oligophrene etc., ergibt sich meist von der Aufgabe her. Es wird auf folgenden Abteilungstypen gepflegt: geriatrische Abteilung, Abteilung für Langzeitpatienten, Dauerwohnheim etc.

Die Patientengruppen, um die es hier geht, sind ihrem Wesen und damit auch ihren therapeutischen Bedürfnissen nach sehr verschiedenartig. Gemeinsam ist ihnen der invalidisierende Schweregrad ihrer Krankheit und die deshalb erforderliche besondere Betreuung. Vordergründig könnte vermutet werden, daß die traditionell kustodiale Haltung ihnen noch am ehesten gemäß sei. Diese Vorstellung ist aber selbst bei diesen, oft progredient Kranken, überholt. Auch sie weisen immer bestimmte, wenn auch limitiert erhaltene gesunde Fähigkeiten auf, die es zu pflegen und zu stimulieren gilt. Dies geschieht mit Vorteil sowohl im individuellen Kontakt wie im *Gemeinschaftsrahmen*. Vorwiegend nonverbale Aktivitäten bringen der Abteilungsgruppe ein Gefühl der Zusammengehörigkeit, des Vertrautwerdens und der Gemeinsamkeit der Interessen. Viele Erfahrungsberichte der letzten Jahre haben belegt, wie durch geduldige Gemeinschaftsarbeit auch eine stark von Hospitalismus geprägte Gruppe mit chronischen Patienten schrittweise so weit aktiviert werden kann, daß ein nicht geringer Teil von ihnen schließlich rehabilitiert und entlassen wird. Selbst mit geriatrischen Patienten durften wir – mit der nötigen Geduld und Zuwendung – in Gesprächsgruppen erstaunlich geordnete und entspannende Sitzungen erleben. Wenn auch der Inhalt von Mal zu Mal vergessen wurde, blieb von der Stimmung ein wichtiger Anteil übrig, der dann auf der Gesamtabteilung auch für Betreuer und Besucher spürbar wurde.

Auch diese Kranken sind mannigfachen Formen des *sozialen Lernens* zugänglich. Zum Beispiel kann der geriatrische Patient dazu gebracht werden, die vor der Hospitalisation vernachlässigte Körperpflege wieder aufzunehmen; der Oligophrene entwickelt im strukturierten Lernprogramm erhebliche soziale Fertigkeiten: der chronisch autistische psychisch Kranke findet nach und nach zu erstaunlich kreativen Aktivitäten zurück, die verschüttet schienen. Gleiches gilt für die *Kommunikationsprozesse*, die ja erst die adäquate kognitive Stimulierung zulassen. Der Informationsfluß innerhalb der Abteilung, im Rahmen der gesamten Klinik oder auch im weiteren sozialen Feld muß immer wieder angeregt werden, sollen diese Kranken den Außenbezug nicht völlig verlieren. Das Rekonstruieren der eigenen Krankengeschichte kann für einzelne chronisch psychisch Kranke geradezu ein Stück Identitätsfindung werden, das zugleich dem „persönlichen Ausdruck" dient und den kranken Menschen anregt, sich selber weiter zu verwirklichen. Einzig das vierte Prinzip, die *Partizipation*, hat für diese Kranken geringere Bedeutung. Das Ausmaß der Störung, z. B. bei geriatrischen oder oligophrenen Patienten, ist derart, daß autonome Funktionen verloren gingen oder nie entwickelt waren. Hier hat die Betreuung stellvertretend einzusetzen. Der Umgang mit diesen Kranken darf aber nicht dermaßen protektiv sein, daß man sie jeglicher Selbständigkeit beraubt (Kleidung, persönliche Gegenstände etc.) oder ihnen überhaupt keine persönlichen Entscheide mehr zugesteht (Mahlzeiten, persönliche Interessen, Besuche etc.). Auch der gestörte Mensch hat seine Würde. Er kann sie aber nur dann bestätigen, wenn man ihm dies zugesteht!

Diese Bemerkungen sind eher als Illustration denn als Begründungen zu verstehen. Die verschiedenen Typen von chronisch Kranken, ihre unterschiedliche Unterbringung und die ungleichen Aussichten, ihren derzeitigen Aufenthalt verändern zu können, sind nicht dazu angetan, ein bestimmtes Milieu als optimal hervorzuheben. Gerade hier hängt es stark von der kreativen Fantasie und dem persönlichen Engagement der Betreuer ab, ob sie aus einer „Spitalabteilung" ein „Zuhause" zu schaffen vermögen.

3.6 Der Milieutherapeut

Dies ist denn auch der Ort, ein paar Bemerkungen über die persönlichen Voraussetzungen des *Milieutherapeuten* zu machen, also über die Eignung von Schwestern, Ergotherapeuten, Sozialarbeitern, Psychologen und Ärzten zu einer entsprechenden Tätigkeit. Die wünschenswerten Fähigkeiten sind ja nicht nur kognitiv-intellektueller Art, sondern liegen ebenso sehr im Bereich der Emotionalität und Kreativität. Jørstad (1978) hat über Auswahl und Training der in den skandinavischen Ländern sinnvollerweise „Milieutherapeuten" genannten Mitarbeiter Grundsätzliches ausgesagt. Dem interessierten Leser sei diese Arbeit ebenso empfohlen wie diejenige von Mosher et al. (1973), der die Kriterien der rekrutierten Laienhelfer in dem von ihm vertretenen Soteria-Projekt aufgeführt hat. Sie beide und viele andere unterstreichen die Eignung von Persönlichkeitstypen, die gewissermaßen als Voraussetzung die *unspezifischen* Wirkfaktoren mitbringen; es sind dieselben, die in jeder reichen und befriedigenden zwischenmenschlichen Beziehung ausgemacht werden können: Solche Menschen sind offen, geduldig, tolerant, vertrauensvoll, empathisch, sensibel, konsistent, authentisch, verläßlich – kurz fähig und bereit zu einem echten zwischenmenschlichen Engagement, das auch einen Schuß idealistischer Vorstellungen einschließen kann. Es ist wohl in der Psychiatriegeschichte als besonderer Schritt zu bezeichnen, daß als Folge der 68er-Bewegung viele begabte junge Menschen Sozialberufen ohne Statusgewinn zustrebten und nun beginnen, das Ihre zur Veränderung der Gesichter unserer Institutionen beizutragen. Es wäre aber unverantwortlich, wollten wir zum Aktivieren der Milieuprozesse ausschließlich dieses wichtige Kapital an unverbrauchtem Idealismus einsetzen; dies müßte bald zu Enttäuschungen und Rückschlägen führen. Die gezielte Ergänzung durch eine Ausbildung, die Wissen und kognitive Strukturen vermittelt, ist unabdingbar. Im Milieubereich müssen diese Strukturen – wie dargelegt – überschaubar, handhabbar, einsichtig und variierbar sein. Den von uns aus der Praxis heraus bestimmten Dimensionen sollen als *spezifische* Wirkfaktoren genau diese Bedeutung zukommen.

Es läßt sich nicht ändern, daß nicht jeder Milieutherapeut für jede Situation die gleich guten Voraussetzungen mitbringt. Individuelle persönliche Erfahrungen und Talente wirken sich ebenso aus wie die verschiedenartige Schulung. Das Team als Kollektiv vermag diese Unterschiede etwas auszugleichen. Außerdem sind nicht auf allen Abteilungstypen dieselben Fähigkeiten gleich gefragt. Im „strukturierenden" Milieu z.B., wo es oft gilt, erregte bis bedrohliche Kranke zu beruhigen, sind Entschlossenheit, Ruhe, aber auch eine gewisse körperliche Robustheit von Vorteil. Das „equilibrierende" Milieu verlangt meist jüngere Therapeuten, die im Gemeinschaftsleben voll engagiert sind, deren maßvolle Spontaneität ein natürliches Modell für soziales Lernen zuläßt und die mit der nötigen Konsequenz auf klare Kommunikation drängen. Ähnliche Forderungen werden an den Milieutherapeuten des „animierenden" Abteilungstypus gestellt, hier aber gepaart mit viel Geduld und Festigkeit, um die in Rückzug befangenen Kranken schrittweise wieder in das Gemeinschaftsleben zurückzuführen. Das psychotherapeutische Setting des „reflektierenden" Milieus verlangt mehr noch als die übrigen, daß die Milieutherapeuten sich als Persönlichkeit der direkten Begegnung stellen können, um zugleich empathisch und klärend das Beziehungsgefüge wo notwendig zu entwirren. Im „betreuenden" Milieu fühlen sich Pflegende am wohlsten, die – schon älter – die stabilen Verhältnisse dieser Abteilungen vorziehen und ihre reiche Erfahrung in beschützender Weise für diese Kranken einsetzen.

Dies sind nur einige von vielen möglichen Akzenten. Sie sollen darauf aufmerksam machen, daß jeder, der engagiert im therapeutischen Milieu tätig ist, selbst auch gefordert wird und damit seine Persönlichkeit im Wechselspiel mit dem Umfeld sich entwickeln und ändern kann.

Veränderungen streben wir aber nicht primär für die Betreuer, sondern für die Kranken an. Ungelöst bleibt das Problem des Wandels der therapeutischen Bedürfnisse des individuellen Kranken. Dieser sollte nach der vorläufigen Stabilisierung im Akutstadium zu immer mehr reflektivem Handeln gebracht werden, bevor er abschließend gezielt auf den Prozeß der sozialen Reintegration zugeführt wird. Anders ausgedrückt: Zur optimalen Behandlung benötigt der Kranke nicht nur *ein* bestimmtes Milieu, sondern das Milieu müßte mit fortschreitendem Genesungsprozeß sich ständig mit ihm zusammen wandeln, um ihm jenen Gegenpart zu bieten, den er gerade am meisten braucht. Es ist leicht einzusehen, daß dies nicht restlos zu verwirklichen ist; aber innerhalb eines definierten Milieus ist dem verantwortlichen Team doch ein gewisser Spielraum gegeben. Akzente lassen sich so setzen, daß die gegebenen Wirkfaktoren entsprechend dem sich wandelnden Bedürfnis der Kranken „dosiert" werden. Der optimale Milieutherapeut entwickelt dafür ein besonderes Geschick – nicht unähnlich dem Psychotherapeuten, der ja in der individuellen Behandlung empathisch die jeweils geeignete Intervention herausspüren muß.

Das hier vorgeschlagene Modell der Milieutherapie unterscheidet sich in einer Hinsicht von denjenigen, die z. B. Gunderson (1978) oder Moos (1975) erwähnen. Diesen beiden Autoren geht es vor allem darum, hervorzuheben, was für grundsätzlich verschiedenartig konzipierte Milieumodelle es gibt, die unter sich aber keine oder minimale Gemeinsamkeiten aufweisen. Meine Absicht ist es dagegen, innerhalb eines Gesamtmodells verschiedene Milieutypen zu entwerfen, die praktisch wie theoretisch in das übergeordnete Milieumodell integriert werden können. Sie näher herauszuarbeiten ist um so naheliegender, als sie zwar in der Praxis häufig ähnlich angelegt sind, jedoch nicht konsequent durchgesetzt werden. Kurz, es müßten Verhältnisse geschaffen werden, die sowohl eine horizontale, wie auch eine vertikale Integration zulassen.

4 Grenzen und Ausblick:
Was ist von Milieuforschung zu erwarten?

4.1 Grenzen der Milieutherapie

Die Medizingeschichte belegt es: Viele anfänglich begeistert aufgenommene, mehr oder weniger erfolgreiche Behandlungsmethoden sind letztlich an den eigenen Versprechungen, die sie nicht zu halten vermochten, gescheitert.

Die Rezeption der Therapeutischen Gemeinschaft im Laufe der vergangenen Dezennien zeigte den bekannten Zyklus, wonach ein anfänglich von einigen Pionieren mit Begeisterung vorgetragenes neues Behandlungskonzept allmählich in Routine überging, eine gewisse Verbreitung fand und sich nun – nicht zuletzt unter dem Druck der Außenkritik – dem Test der wissenschaftlichen Evaluation unterziehen muß. Mir scheint, daß wir mitten in der letzten Phase stecken. Es darf dabei nicht nur darum gehen, die Therapeutische Gemeinschaft zu verwerfen oder neu zu bestätigen. Vielmehr scheint mir der Zeitpunkt gekommen, die Ideologie der Therapeutischen Gemeinschaft zu überwinden. Jene Elemente, die sich als wirkungsvoll erweisen, müssen erhalten bleiben, jene, die rein ideologisch begründet waren, sollen als Spreu vom Weizen getrennt werden. Die Vorstellung, daß es *die* Therapeutische Gemeinschaft gebe, ist durch die Praxis längst überholt – verschiedenste Formen wurden oder werden derzeit im europäischen und angelsächsischen Bereich praktiziert. Offenbar sind ihnen bestimmte positive Charakteristika eigen und gemeinsam, sonst hätten sie sich nicht entwickeln und halten können. Aber für welche Patienten unter welchen Umständen mit welcher Zielsetzung das jeweils praktizierte therapeutische Milieu geeignet ist, darüber wissen wir nach wie vor wenig. Mit Überwindung der Ideologie der Therapeutischen Gemeinschaft meine ich die Beantwortung genau dieser Frage. Es geht darum, die Elemente, die in einem bestimmten Krankenhausmilieu wirksam sind, zu isolieren, zu analysieren, um sie dann als Ingredienzen zu einem optimalen Milieu mischen zu können. Wir dürfen nicht länger erwarten, daß das Gemeinschaftsleben alleine therapeutische Kraft hat. Ja, für einen Teil der Kranken kann es bei allzu großer Betriebsamkeit auch schädlich wirken. Speziell passive Schizophrene, ältere Depressive oder verletzbare Neurotiker können durch übersteigerte Forderungen nach Partizipation verwirrt, überfordert oder traumatisiert werden. Sie bedürfen eher eines auch individuell tragenden, stützenden Milieus, das ihnen in geeigneter Form schrittweise ermöglicht, am Gemeinschaftsleben teilzunehmen (Heim et al. 1976).

Aber auch die Grenzen der stark strukturierenden Formen der Verhaltensmodifikation sind in den letzten Jahren klarer geworden. Das ursprünglich für chronisch Schizophrene erfolgreiche System der Münzvergütung ("token economy") hat sich als zu mechanistisch erwiesen (Ayllon u. Azrin 1965). Deshalb geht die

Forderung, auch bei chronisch Kranken, mehr in Richtung eines Ich-stärkenden Milieus, das die Bedingungen der realen Umwelt berücksichtigt (Ciompi 1982, S. 345 ff.).

Unsere Kenntnis darüber, wie Milieufaktoren psychisch Kranke beeinflussen, sind stark auf die traditionell wichtige Gruppe der Schizophrenen bezogen (Gunderson 1980). Wir wissen aber erstaunlich wenig über das wirksame Milieu für Suchtkranke oder schwerer neurotisch gestörte Kranke. Auch die zunehmend wichtige Gruppe der Alterspatienten ist bislang forschungsmäßig vernachlässigt, obwohl gerade hier einzelne prospektive Studien bereits darauf hinweisen, wie das Behandlungsmilieu Morbidität und Mortalität signifikant beeinflussen kann (Langer u. Rodin 1976).

Kaum beachtet wurden bisher auch die personellen Voraussetzungen der Milieutherapie. Ich habe oben (s. Abschn. III/3.6) mögliche Qualitätskriterien erwähnt, die den geeigneten Milieutherapeuten umschreiben. Jeder, der selbst in einem intensiven psychiatrischen Milieu tätig ist oder war, oder seine Mitarbeiter hautnah begleitet hat, weiß was für harte Anforderungen an die psychische Stabilität der Betreuer gestellt werden. Krisen in der Teamzusammenarbeit, Vermischung von arbeitsbezogener Überforderung mit persönlicher Lebenskrise bis hin zur psychischen Dekompensation können die Folge sein, wenn die Psychohygiene der Mitarbeiter nicht ausreichend beachtet wird. Es mag zwar beeindrucken, daß in einzelnen Studien (z. B. Mosher et al. 1973) Laien sich vorzüglich bewähren. Man muß aber sehen, daß dies fast immer nur ein Einsatz auf Zeit ist. Die Professionalisierung der Helferberufe schließt eben ein, daß eine gewisse selbstschützende Distanz gewahrt werden kann, die es einem ermöglicht, den Beruf über längere Zeit auszuüben. Sonst kommt es leicht zu dem, was neuerdings auch in der Fachliteratur beachtet wird, zum "burn-out-syndrom" (Chernys 1982).

All diese Grenzen dessen, was wir über Milieutherapie wissen, oder was Milieutherapie leisten kann, gilt es zu beachten. Eine weitere Schwierigkeit hat auch mit dem „Zeitgeist" zu tun. Bekanntlich wurde unter dem Einfluß der Sozialpsychiatrie die psychiatrische Versorgung immer mehr vom stationären in den teilstationären oder ambulanten Bereich verlagert. Wenn auch die Illusion von Basaglias (1971) „negierter Institution" überwunden ist, so wird mancherorts – und aus vordergründigen Kostenüberlegungen, nicht zuletzt in Kreisen der Politiker – mit der Idee kokettiert, die klinische Versorgung weiter auf das Allernotwendigste zu reduzieren. Schon die bisherige Entwicklung hat auf Akutabteilungen zwei qualitative Veränderungen bewirkt, die der Milieubehandlung nicht förderlich sind: zum einen die stark verkürzte Aufenthaltsdauer, die Verfahren der Notfall- und Krisenintervention bedingt. Die in der Folge aufgetretene hohe Rotation hat auf den Krankenabteilungen das Gestalten einer milieutherapeutischen Kultur kaum mehr zugelassen. Zum andern ist die Verschiebung im Patientengut selbst zu erwähnen, die aus ähnlichen Gründen der Kosten- und Bettenknappheit entstanden ist. Immer mehr sind es vorwiegend schwer bis schwerst Kranke, die hospitalisiert werden und die nicht selten asoziale Züge aufweisen, was das Zusammenleben in der Gemeinschaft weiter erschwert. Es stellt sich somit jetzt schon die Frage, was auf Dauer therapeutisch wirksamer und kostenmäßig günstiger sein wird: die fortgesetzte Reduktion an Betten und Behandlungsdauer mit den soeben geschilderten Konsequenzen oder die selektive und intensive klinische

Therapie ausgewählter Patienten, die so dem Teufelskreis der Drehtür-Psychiatrie entzogen werden können. Persönlich neige ich dazu anzunehmen, daß das Pendel eher wieder in die letztere Richtung zurückschlagen wird.

Eines ist aus dieser Entwicklung jetzt schon zu schließen: Milieutherapie muß konzeptuell flexibel sein, damit sie je nach Versorgungsbedürfnissen die geeigneten Behandlungsverfahren integrieren kann. Sie ist ja nicht eine Therapieform, die mit andern therapeutischen Verfahren in Konkurrenz steht. Anders ausgedrückt: Jede individuelle oder kollektive Behandlungsform – sei sie primär biologisch oder psychologisch begründet – braucht einen geeigneten Behandlungsrahmen. Milieutherapie als Behandlungsrahmen – oder wie oben erwähnt als "meetingplace" – muß flexibel gehandhabt werden. Dies möchte ich kurz an zwei aktuellen Beispielen illustrieren: Dank den sich abzeichnenden großen Fortschritten der biologischen Psychiatrie ist mit immer präziseren und erfolgreicheren medikamentösen Behandlungen zu rechnen. Die prompte Besserung einerseits, geringere Nebenwirkungen andererseits, werden die Kranken rascher für soziotherapeutische Maßnahmen zugänglich machen. Ihre Integration in das Milieu wird erleichtert, Milieuverfahren werden sich dem veränderten Zustand anpassen müssen. Ein zweites Beispiel aus dem Bereich der Psychotherapie: Erste kontrollierte Ergebnisse bestätigen die Bedeutung der Familientherapie in der ambulanten Praxis. Zunehmend wird nun versucht, Familientherapie auch stationär einzusetzen, was unvermeidlich Auswirkungen auf die dort praktizierten soziotherapeutischen Methoden und somit indirekt auf das therapeutische Milieu hat. Wiederum muß geklärt werden, wie wirksame Familientherapie stationär mit einem geeigneten Milieurahmen komplementiert wird. Auch in Zukunft wird es also an offenen Fragen nicht fehlen!

4.2 Erfordernisse der Milieutherapie

Wie müßte aber Milieuforschung beschaffen sein, damit sie gültige Aussagen machen kann? Dies ist eine außerordentlich komplexe Frage, deren Antwort hier nur angedeutet werden kann. Eldred (1983) erwähnt drei Bereiche, die es bei sinnvoller evaluativer Milieuforschung zu beachten gilt:
1. Erklärende Aussagekraft der zugrunde liegenden Theorie und des Wissensstands, auf dem die zu prüfenden Hypothesen beruhen.
2. Der wissenschaftliche Vertrauensgrad, mit dem eventuelle Aussagen gemacht werden können. Dieser ist abhängig von ausreichender Kontrolle der eingesetzten Methodik, der statistischen Verfahren und des Settings, in dem die Forschung durchgeführt wird.
3. Die klinische Nutzanwendung der zu überprüfenden Aussagen, also ihr Beitrag zum besseren Verständnis der psychischen Krankheiten und deren Behandlung.

An diese grundsätzlichen Überlegungen schließt sich die Frage an, welche Elemente Milieuforschung notwendiger- und sinnvollerweise in die Beobachtung einbeziehen muß. Dies umfaßt eine ganze Palette von Variablen, die erstens den zu untersuchenden Patienten, zweitens das Setting der Behandlung, drittens den

Behandlungsprozeß und viertens das Ergebnis der Behandlung charakterisieren. Gehen wir kurz näher darauf ein:

1. Patientenvariablen: Sie betreffen einerseits die bekannten demographischen Daten wie Alter, Geschlecht, Zivilstand, soziökonomische Schicht etc. Andererseits sind es die jeweils interessierenden Charakteristika der Krankheit, die zu gewichten sind, z. B. psychopathologischer Zustand, Auslösung und Dauer der Krankheit, frühere Hospitalisationen, psychosoziale Anpassung vor Behandlung etc.

2. Charakteristika des Settings: Hierbei handelt es sich um die Variablen, die den Milieurahmen ausmachen: Größe; Anzahl und Art der Patienten nach Krankheitstypus; Geschlecht und Alter; Betreuer, nach Berufsgruppen, Erfahrung und fachlicher Kompetenz gefächert; räumliche und architektonische Verhältnisse. Wenn einmal diese Einflußgrößen bekannt sind, kommen jene hinzu, die wir als konstituierend für eine Milieutherapie erachten: Also die Prinzipien therapeutischer Wirkfaktoren. Doch selbst dieser Gesichtspunkt ist nicht abschließend. Die Einflußgrößen der Institution als solcher müssen ebenfalls berücksichtigt werden: Größe des Krankenhauses, bauliche Gestaltung, geographische Lage; personelle Dotierung; Trägerschaft; Organisationsstruktur; finanzielle Ressourcen und – besonders wichtig – der Versorgungsauftrag.

3. Behandlungsvariablen: Hierzu gehört das Erfassen aller möglichen Einflußgrößen in der Behandlung, sei dies durch Medikamente, durch Psychotherapie oder insbesondere durch Milieuverfahren. Wenn es z. B. gilt, die Wirksamkeit einer bestimmten Milieuaktivität zu überprüfen – was eine naheliegende Fragestellung ist –, dann müßte dieser Einfluß entsprechend variiert und durch Vergleich mit einer nichtbeeinflußten Patientengruppe kontrolliert werden.

4. Erfolgskriterien: Diese werden meist so gewählt, daß sie relativ klar beurteilt werden können. Nicht wenige Forscher nehmen z. B. die Zahl der vorangegangenen Hospitalisationen oder Rehospitalisationen als Kriterium, andere dagegen Merkmale der sozialen Wiedereingliederung, der sozialen Anpassung, des psychopathologischen Status. Dabei müßte bei einer Erfolgsstudie vorausgesetzt werden, daß prospektiv, d. h. schon vor der Hospitalisation, die gleichen Kriterien angewandt und beachtet würden. Während der Hospitalisation müßte ihre Veränderung erfolgen und im Anschluß daran in bestimmten Abständen nach der Entlassung wiederholt überprüft werden.

Alles in allem gibt es also keine einfachen Antworten auf die Frage, ob und wie das „Milieu" auf die Gesundung des Patienten Einfluß nehme. Dies darf uns auch nicht überraschen, wenn wir bedenken, wie aufwendig es schon ist, in sauberer Methodik z. B. die Wirksamkeit zweier Schmerzmittel oder zweier Antidepressiva miteinander zu vergleichen.

Fragen stehen aber am Anfang einer jeden Forschung, meist als Hypothese formuliert. Um nicht einfach unbeantwortbare Fragen im Sinne eines heuristischen Glasperlenspiels zu stellen, müssen diese an den Methoden orientiert werden, die zu ihrer Beantwortung geeignet sind. Die folgenden Forschungsstrategi-

en mit den ihnen jeweils eigenen Methoden kommen in der Milieuforschung hauptsächlich zur Anwendung:
1. Rückblickende, historische Schilderungen in der Art einer "case study", die der Frage nachgehen, wie sich ein Spital entwickelt hat. Dies wurde etwa von Martin (1964) für das Claybury Hospital, von Greenblatt et al. (1955) für drei Bostoner Kliniken vorgenommen. Das vorliegende Buch geht teilweise von einer ähnlichen Zielsetzung aus. Dabei bleibt immer fraglich, wieweit sich die entwickelten Hypothesen und Ergebnisse generalisieren lassen.
2. Soziometrische Verfahren, welche mit bestehenden Skalen (z. B. Bales 1970; Moos 1972) oder mit neu entwickelten Instrumenten (Gunderson et al. 1983; Engel et al. 1983) bestimmte Interaktionsprozesse erfassen. Diese ermöglichen zwar, eine umschriebene Prozeßanalyse vorzunehmen, die sich aber selektiv nach der vorhandenen Skala richten muß.
3. Exploratives Interview mit Teilnehmern des sozialen Feldes: Das Interview vermittelt interessante subjektive Interpretationen des Feldes durch dessen verschiedene Teilnehmer, kann aber die Diskrepanz zwischen Real- und Verbalverhalten nicht kontrollieren. Das Ergebnis des Interviews ist zudem stark von der sprachlichen Ausdrucksfähigkeit der Interviewten abhängig. Diese Methode wurde vor wenigen Jahren im Zusammenhang mit einer betriebswissenschaftlichen Studie der Therapeutischen Gemeinschaft an unserer Klinik angewandt (Allemann et al. 1973) (vgl. auch Cohen u. Struening 1966).
4. Aktionsforschung: Sie ist in einer psychiatrischen Institution nur schwierig durchzuführen, da sie als Langzeitprojekt angelegt ist, das auf die Modifikation der bestehenden Institution ausgeht (Haag et al. 1972). Rapoport (1967) hat in Zusammenarbeit mit Jones in der "Social Rehabilitation Unit" des Belmond Hospital während 4 Jahren diese Methode verfolgt.
5. Teilnehmende Beobachtung: Sie scheint mir besonders geeignet, die wichtigsten Interaktionsformen und Gruppenprozesse eines therapeutischen Milieus zu erfassen. Die teilnehmende Beobachtung bietet die Möglichkeit, an den typischen Vorgängen und spezifischen Gruppierungen im ausgewählten Feld teilzuhaben. Diese direkte Teilnahme an alltäglichen Situationen verhindert eine Veränderung der Klinikstruktur durch die Beobachtung. Diese hat jedoch systematisch zu erfolgen, d. h. es muß ein systematisch geplanter Verfahrensansatz gewählt werden, um den Einsatz mehrerer Beobachter und damit eine intersubjektive Überprüfung der Daten zu ermöglichen (Heller u. Rosemann 1974). Die systematische teilnehmende Beobachtung hat weitgehend den Charakter einer explorativen Technik. Sie dient zur Hypothesenfindung und zur Deskription eines weiten Feldes, z. B. einer psychiatrischen Institution. Wir haben dieses Verfahren in einer unserer Studien (Heim et al. 1976, 1978) erfolgreich eingesetzt.
6. Evaluative Forschung: Sie ist bestimmt die aufwendigste, aber auch aussagekräftigste Strategie der Milieuforschung. Ihre Bedingungen bzw. Kriterien habe ich oben skizziert. Es liegt am großen Aufwand, daß sie nur in relativ wenigen Studien konsequent und mit Gewinn eingesetzt worden ist. Beispielhaft sind die Studien von Mosher et al. (1975) und Mosher u. Keith (1979) sowie von Paul u. Lentz (1977). Mosher hat es im Soteria-Projekt unternommen, ein ausgesprochen milieuorientiertes Behandlungskonzept mit einem klassischen

institutionellen Behandlungsprogramm nach stringenten Kriterien zu vergleichen. Paul u. Lentz haben in einer aufwendigen Studie an chronisch Schizophrenen zwei Milieukonzepte miteinander verglichen – das eine im Sinne einer Therapeutischen Gemeinschaft gestaltet, das andere nach verhaltenstherapeutischen Gesichtspunkten ausgerichtet. Auf die Ergebnisse beider Studien habe ich wiederholt hingewiesen.

Schon diese Aufzählung der verschiedenen Forschungsstrategien weist darauf hin, daß Milieuforschung durchaus möglich und aussagekräftig ist. Dies widerspricht gelegentlichen oberflächlichen Einwänden, die glauben machen wollen, Forschung im Milieu sei eine Contradictio in adjecto. Die vorgebrachten Argumente haben Braff et al. in einer originellen Arbeit: "The Therapeutic Community as Research Ward" (1979), als Mythen entlarvt: Der Mythos etwa, daß in einem gegebenen Milieu entweder die Behandlungsaspekte oder die Bedingungen der Forschung überwiegen müßten, beide gleichzeitig sich aber nicht vertragen könnten, oder der Einwand, Patienten und Mitarbeiter würden durch Forschung derart belastet, daß sie überfordert seien; der Mythos, das Forschungsvorhaben dränge den Patienten in eine passive Rolle – als ob Passivität nicht die Gefahr eines jeden Krankenhaussettings wäre; der Einwand, unter Forschungsaspekten würde der Patient vom therapeutischen Ziel der Resozialisation abgehalten; schließlich diffuse Vorbehalte, Forschung vermöge an sich nichts auszusagen.

Manning und Rapoport (vgl. Manning 1979) haben, im Anschluß an ihre mehrjährige Aktionsforschung am Henderson Hospital (damals Belmont), beschrieben, wie und unter welchen Bedingungen Forschungsergebnisse schließlich dem Kliniker nutzbar gemacht werden können. Da Milieuforschung in den seltensten Fällen als Grundlagenforschung aufgefaßt werden kann, muß sie auf künftige praktische Anwendung ausgerichtet bleiben. Die von den Autoren angestellten Überlegungen möchte ich hier wörtlich zitieren:

1) The utilization and diffusion of social research are sensitive to different but interrelated processes.
2) The chances that there will be direct utilization by subjects of an applied research study will be enhanced if the research formulation is collaboratively arrived at, and the research results are fed back interactively.
3) If, for any reason, collaborative formulation and interactive feedback are incompletely achieved, a defensive rejection phenomenon may be expected.
4) Overt rejection does not preclude covert acceptance of many aspects of the research, particularly if there are mediating individuals in the action group.
5) Diffusion of the research on a broader basis may bring about a reincorporation process within the action group at a later date, achieving a greater degree of ultimate utilization.

Zusammenfassend möchte ich die folgende Charakteristika der Milieuforschung hervorheben:

1. Milieuprozesse sind multidimensional, d.h. sie reichen von intrapsychischen bis zu soziodynamischen Vorgängen.
2. Oft ist deshalb deskriptiv-exploratives Vorgehen den Verhältnissen besser angepaßt als ein z.B. in der Naturwissenschaft üblicher reduktionistischer Ansatz, der alle einwirkenden Variablen unter Kontrolle halten möchte.

3. Prozeßforschung (Gruppenvorgänge unter verschiedenen Bedingungen, unterschiedliches Rollenverständnis, Team etc.) ist ebenso notwendig wie die aufwendige, nur beschränkt zu kontrollierende evaluative Forschung.
4. Milieuforschung findet stets im Feld statt und ist somit nicht nur auf die Lebensbedingungen der darin wirkenden Patienten und Betreuer ausgerichtet, sondern auch von deren Kooperation abhängig. Mit Vorteil werden deshalb die Verantwortlichen des Milieus in die Forschungsplanung und -auswertung einbezogen.

4.3 Ergebnisse evaluativer Forschung

Der Großteil evaluativer Forschung bezieht sich, wie erwähnt, auf schizophrene Patienten. Während frühere Ergebnisse nicht besonders vorteilhaft waren, da sie auf traditionell gestaltete, wenig aktive Behandlungsmilieus ausgerichtet waren, sind neuere Untersuchungen schlüssiger. Die beiden erwähnten Studien von Paul u. Lentz (1977) einerseits, Mosher u. Keith (1979) andererseits beziehen sich auf Settings, die spezifisch auf Milieuforschung angelegt waren. Entsprechend sind ihre Ergebnisse überzeugend. Eine zweite Einschränkung der bisherigen Milieuforschung bezieht sich auf die Auswahl der Patienten. Überwiegend waren es chronische Patienten, deren Milieubehandlung (oder oft eher „Nichtbehandlung") der Prüfung unterzogen wurden. Viele neuere, überzeugendere Studien befassen sich mit akut Erkrankten (vgl. Gunderson 1980).

Ellsworth (1983) verdanken wir die z. Z. wohl vollständigste Übersicht über kontrollierte Milieuprojekte. Er konnte 23 Studien identifizieren, die wissenschaftlichen Kriterien standhalten. Etwa die Hälfte davon bezieht sich auf natürliche Beobachtungen des Milieus, deren Auswertung meist mit Hilfe von multiplen Regressionsanalysen erfolgte. Die andere Hälfte umfaßt experimentell angelegte multivariate Untersuchungen, die zwei bis mehrere Settings hinsichtlich ihrer Behandlungsprogramme vergleichen. Ellsworth hat diese Untersuchungen nach ihren Datenquellen einerseits, nach bestimmten Erfolgskriterien (Entlassungs- und Rehospitalisationsquote, poststationäre psychosoziale Anpassung) andererseits, analysiert.

Die besten Aussagen sind hinsichtlich der Entlassungsquoten möglich: Diese ist um so höher, je gezielter und aktiver das Behandlungsprogramm auf Kurztherapien bzw. auf Rehabilitation chronischer Patienten angelegt war. Die gute Dotierung von Mitarbeitern zur Versorgung der Patienten (Quotient Staff/Patienten) trägt ebenfalls zur hohen Entlastungsquote bei. Dies wirkt sich um so mehr aus, je aktiver die Interaktion von Betreuer und Patienten war. Ähnliches gilt, wenn man die Zahl der späteren Rehospitalisationen als Erfolgskriterium nimmt. Sie ist um so tiefer, je besser die kommunikativen Prozesse gepflegt wurden und je aktiver das Milieubehandlungsprogramm gestaltet war. Auch die nachstationäre psychosoziale Anpassung ist von diesen milieutherapeutischen Einflüssen abhängig. Ein aktives Milieu mit hoher Interaktion und entsprechender Erfolgserwartung des behandelnden Personals wirkt sich wiederum positiv auf die psychosoziale Anpassung nach Entlassung aus.

Insgesamt mögen diese Ergebnisse bescheiden wirken. Dies ist in Anbetracht der äußerst komplizierten und aufwendigen Methodik nicht überraschend. Um so gespannter bin ich persönlich – und vielleicht mit mir der interessierte Leser –, was eine große von Ellsworth angelegte und z. Z. noch laufende Multi-Center-Studie ergeben wird: 104 verschiedene Behandlungsprogramme (je ca. zur Hälfte mit aktiven bzw. mehr verwahrenden Charakteristika) werden nach strengen Kriterien analysiert. Die eingeplante multiple Regressionsanalyse wird auch Aussagen hinsichtlich interferierender Faktoren zulassen. Dies ist besonders wichtig hinsichtlich unserer Kenntnisse über die Interaktion von medikamentösen mit Milieubehandlungsformen. Die Interpretation der bisherigen Schizophreniestudien hat bekanntlich ergeben, daß die Kombination beider Verfahren das bestmögliche Ergebnis bringt (Gunderson 1980).

Das nach wie vor bescheidene gesicherte Wissen über die Wirksamkeit des therapeutischen Milieus steht zumindest nicht im Widerspruch zu den in diesem Buch vertretenen Prinzipien. Im Gegenteil, es wird bestätigt, daß aktive Partizipation am Milieu, die geeignete Pflege der Kommunikationsvorgänge und vielfältiges soziales Lernen in der Gemeinschaft wesentlich zur Besserung und Heilung unserer Kranken beitragen können. Darf uns dies überraschen, wenn es sich doch um Annahmen handelt, die das menschliche Zusammenleben allgemein erleichtern und sinnvoll machen?

Literatur

Adams R (1981) Paper presented at Windsor Conference on Therapeutic Communities. Oxford
Alden L (1978) Factor analysis of the ward atmosphere scale. J Cons Clin Psychol 46:175–176
Allcorn MH (1972) Starting a therapeutic community in an admission ward. In: Shoenberg E (ed) A hospital looks at itself – Essays from Claybury. Cassirer, Plymouth, pp 110–112
Allemann H, Bigler P, Durrer W, Imbach R, Wenk C (1973) Aspekte der Führung und Organisation ausgewählter Psychiatrischer Kliniken der Schweiz. Eine Standortbestimmung. Gruppenarbeit des Betriebswirtschaftlichen Instituts der Universität Bern unter Leitung von Prof. P. Tlach
Almond R (1971) The therapeutic community. Sci Am 224/3:34–42
Almond R (1975) Issues in milieu treatment. Schizophr Bull 13:12–26
Argyris C (1973) Intervention theory and method. A behavioral science view. Addison-Wesley, Menlo Park, California/London, p 136
Arieti S (1961) The loss of reality. Psychoanal Rev 3:3–24
Arieti S (1974) Interpretation of schizophrenia. Crosby Lockwood Staples, London
Arons BS (1982) Effective use of community meetings on psychiatric treatment units. Hosp Community Psychiatry 33/6:480–483
Artiss KL, Schiff SB (1968) Education for practice in the therapeutic community. Curr Psychiatr Ther 8:233–248
Ayllon T, Azrin NH (1965) The measurement and reinforcement of behavior of psychotics. J Exp Anal Behav 8:357–383
Bales RF (1950) Interaction process analysis Addison Wesky, Cambridge
Bales RF (1965) Die Interaktionsanalyse. In: König R (Hrsg) Beobachtung und Experiment in der Sozialforschung. Prakt. Sozialforschung, Bd. 2. Kiepenheuer & Witsch, Köln
Bales RF (1970) Personality and interpersonal behavior. Holt, Rinehart & Winston, New York
Bandura A (1969) Principles of behavior modification. Holt, Rinehart & Winston, New York
Barrabee P (1955) A normative social adjustment scale. Am J Psychiatry 112:252–259
Basaglia F (1971) Die negierte Institution oder die Gemeinschaft der Ausgeschlossenen. Ein Experiment der Psychiatrischen Klinik Görz (Goriza). Suhrkamp, Frankfurt a. M.
Bateson G, Jackson DD, Laing RD, Lidz T et al. (1969) Schizophrenie und Familie. Suhrkamp, Frankfurt a. M.
Battegay R (1976) Der Mensch in der Gruppe. Bd I. Huber, Bern
Baumann U, Ditrich A (1975) Konstruktion einer deutschsprachigen Psychotizismusskala. Z Exp Angew Psychol 32/3:421–443
Becker WC (1959) The process-reactive distinction: A key to the problem of schizophrenia? J Nerv Ment Dis 129:442–449
Beese F (1971) Das Modell der Therapeutischen Gemeinschaft und seine Anwendung auf psychotherapeutischen Kliniken. Gruppenpsychother Gruppendyn 4:282–294
Bernstein E, Heim E, Ballinari P (1983) Milieuinteraktion Schizophrener. Nervenarzt 54:590–597

Berzon B et al. (1963) The therapeutic event in group psychotherapy. A study of subjective reports by group members. J Indiv Psychol 19:204–212 oder Yalom ID (1974) Gruppenpsychotherapie – Grundlagen und Methoden. Kindler, München S 82–83
Bion WR (1959) Experience in groups. Basic Books, New York
Blake R (1981) Analytic groups in therapeutic communities. Function process and implications. Paper presented at Windsor Conference on Therapeutic Communities
Blevens K (1974/75) Judgmental impairment in paranoid and nonparanoid schizophrenics. (Unveröffentlichtes Dissertationsmanuskript.) VA-Hospital, Waxo, Texas
Bloch S, Crouch E, Reibstein J (1981) Therapeutic factors in group psychotherapy. Arch Gen Psychiatry 38:519–526
Böker W (1978) Konzeptwandel eines milieutherapeutischen Rehabilitationsprogramms für jüngere Schizophrene. In: Heim E (Hrsg) Milieu-Therapie. Huber, Bern
Boothe H, Scholler WR, Goldberg S (1972) Brief social history of studies in schizophrenia: An announcement of new data collection instrument. Psychopharmacol Bull 8:23–44
Bosch G (1967) Psychotherapie und Soziotherapie. Soc Psychiatr 2:111–124
Braff DL, Bachman J, Glick ID, Jones R (1979) The therapeutic community as a research ward. Arch Gen Psychiatry 36:355–360
Brown GW, Birley JLT, Wing JK (1972) Influence of family life on the course of schizophrenic disorders: A replication. Br J Psychiatry 121:241–258
Bursten B, Fontana AF, Dowds BN, Geach B (1980) Ward polity and therapeutic outcome: II. Ratings of patient behavior. Hosp Community Psychiatry 31/1:33–37
Chernys C (1982) Staff burnout. Job stress in the human services. Sage studies in community mental health, Vol 2, Sage Publ., London
Ciompi L, Agué C, Dauwalder JP (1977) Ein Forschungsprogramm über die Rehabilitation psychisch Kranker. Nervenarzt 48:12–18
Ciompi L (1981) Wie können wir die Schizophrenen besser behandeln? – Eine Synthese neuer Krankheits- und Therapiekonzepte. Nervenarzt 52:506–515
Ciompi L (1982) Affektlogik. Klett, Stuttgart
Clark DH (1964) Administrative therapy. Tavistock, London
Clark DH (1977) The therapeutic community. Br J Psychiatry 131:553–564
Cohen J, Struening EL (1966) Opinions about mental health, social atmosphere profiles and their relevance to effectiveness. J Consult Psychol 28:291–299
Cornfield RB, Fielding SD (1980) Impact of the threatening patient on ward communications. Am J Psychiatry 137/5:616–619
Corsini R, Rosenberg B (1955) Mechanisms of group psychotherapy: Processes and dynamics. J Abnorm Soc Psychol 51:406–411 oder Yalom ID (1974) Gruppenpsychotherapie – Grundlagen und Methoden, Kindler, München, S 80
Craggs D (1972) A short-stay doctor and some long-stay patients. In: Shoenberg E (ed) A hospital looks at itself. Essays from Claybury. Cassirer, Plymouth, pp 138–151
Cumming E, Cumming J (1956) The locus of power in a large mental hospital. Psychiatry 19:361–369
Cumming J, Cumming E (1962) Ego and milieu. Atherton, New York
Cumming E (1969) "Therapeutic community" and "Milieu-therapy" strategies can be distinguished. Int J Psychiatry 7:204–208
Dahl G (1972) WIP – Reduzierter Wechsler-Intelligenztest. Hain, Meisenheim am Glan
Darbrowski S, Sek H (1976) Cognitive aspects of physicians' and psychologists' attitudes to the traditional psychiatric medical service and to the therapeutic community. Polish Psychol Bull (Warszawa) 7:257–261
Darley VE (1972) Matron through two decades of change. In: Shoenberg E (ed) A hospital looks at itself. Essays from Claybury. Cassirer, Plymouth, pp 87–97
Dauwalder J-P, Chabloz D, Chappuis JH (1978) L'échelle de l'atmosphère dans les services psychiatriques (EAS). Soc Psychiatr 13:175–186
de Haan B (1980) Persönliche Mitteilung
Depue RA, Dubicki MD (1974) Hospitalization and premorbid characteristics in withdrawn and active schizophrenics. J Consult Clin Psychol 42/5:628–632
Dörner K (1975) Bürger und Irre. Zur Sozialgeschichte und Wissenschaftssoziologie der Psychiatrie. Fischer, Stuttgart

Eckardt W (1973) Planungsstrategie für psychiatrische Institutionen. Bethel im Umbruch – ein Planungsmodell. Nervenarzt 44/9:460–470

Eichhorn H, Busch K-T, Stern G (1978) Erfahrungen über die Einrichtung einer Therapeutischen Gemeinschaft für Psychotherapie im Bereich eines großstädtischen Klinikums. Z Ärztl Fortbild 72:653–655

Eldred SH, Bell NW, Sherman LJ, Longabaugh RH (1963) Hospital factors, associated with maintenance of chronicity in schizophrenia. In: American Psychiatric Association, Annual Meeting, St. Louis, Missouri

Eldred SH (1983) Evaluating research on milieus. In: Gunderson JG, Will OA, Mosher LR (eds) Principles and practice of milieu therapy. Aronson, New York

Ellsworth RB, Maroney R, Klett W, Gordon H, Gunn R (1971) Milieu characteristics of successful psychiatric treatment programs. Am J Orthopsychiatry 41: 427–441

Ellsworth RB, Maroney R (1972) Characteristics of psychiatric programs and their effects on patients' adjustment. J Consult Clin Psychol 39:436–447

Ellsworth RB (1983) Characteristics of effective treatment milieus. In: Gundersohn JG, Will OA, Mosher LR (eds) Principles and practice of milieu therapy. Aronson, New York

Engel GL (1977) The need for a new medical model: A challenge for biomedicine. Science 296:129–136

Engel RR, Knab B, von Doblhoff C (1983) Stationsbeurteilungsbogen „SBB". Beltz, Weinheim

Engesser E, Huber W, Lorenzen D (1979) Die therapeutische Atmosphäre auf psychiatrischen Stationen – eine Einstellungsuntersuchung. Psychiatr Prax 6:14–21

Erikson KT (1957) Patient role and social uncertainty, a dilemma of the mentally ill. Psychiatry 20:263–275

Ernst K (1973) Armut der Psychiatrie. Neue Zürcher Zeitung, 5, 8, Nr. 357, S. 33, oder in Psychiatrieschwester und Psychiatriepfleger SVDP 49:53–61, 1974

Ernst K (1981) Praktische Klinikpsychiatrie für Ärzte und Pflegepersonal. Springer, Berlin Heidelberg New York

Etzioni A (1973) Interpersonal and structural factors in the study of mental hospitals. In: Rossi JJ, Filstead WJ (1973) The therapeutic community, Chap 6. Behavioral Publ., New York, pp 78 ff

Fairweather G et al. (1969) Community life for the mentally ill. An alternative to institutional care. Aldine, Chicago

Farquharson G (1980) Some thoughts on the question of small group psychotherapy in the therapeutic community. Windsor Conference on Therapeutic Communities

Fischer A, Weinstein MR (1971) Mental hospitals, prestige, and the image of enlightenment. Arch Gen Psychiatry 25:41–48

Fischer AA (1972) Therapeutic milieu in the treatment of schizophrenia. In: Rubinstein D, Alanen Y (eds) Psychotherapy of schizophrenia. Excerpta Medica, Amsterdam, pp 261–272

Flegel H (1965a) Therapeutische Gemeinschaft; Theorie, Technik und sozialer Kontext. Prax Psychother 6:245–257

Flegel H (1965b) Das Therapiegemeinschafts-Hospital. Bericht über einen Studienaufenthalt am Claybury-Hospital, London-Woodford, England. Nervenarzt 36:105–113

Flegel H (1966) Die psychiatrische Krankenabteilung als Therapeutische Gemeinschaft. Nervenarzt 37:160–164

Flegel H (1969) Conversation of a psychiatric hospital into a modern therapeutical institute. In: Petrilowitsch N, Flegel H (Hrsg) Bibliotheca Psychiatrica et Neurologia, Bd 9, No 142, Sozialpsychiatrie II, Spez. Teil. Karger, Basel New York, S 19–32

Folsom JC (1965) Attitude therapy and the team approach. J Hosp Commun Psychiatry 16:307–323

Fontana AF (1971) Patient reputations. – Manipulator, helper and model. Arch Gen Psychiatry 25/1:88–91

Foster B (1978) The psychiatric milieu combined with psychotherapy in an open hospital. In: Gunderson JG et al. (eds) The therapeutic milieu. Aronson, New York

Foudraine J (1973) Wer ist aus Holz? Piper, München
Foulkes SH (1964) Therapeutic group analysis. Int Univ Press, New York
Franzke E (1977) Der Mensch und sein Gestaltungserleben. Huber, Bern
Friedrichs J, Lüdtke H (1973) Teilnehmende Beobachtung. Beltz, Basel
Friis S (1981) Some preliminary notes on cross cultural properties of the Ward Atmosphere Scale (WAS) based on samples from four different countries. Oslo
Gillis JS, Davis KE (1971) The effects of psychoreactive drugs on complex thinking in paranoid and nonparanoid schizophrenics: An application of the multiple-cue-model to the study of disordered thinking. In: Rappoport L, Summers DA (eds) Human judgment and social interaction. Holt, Rinehart & Winston, New York
Gillis JS, Blevens K (1978) Sources of judgmental impairment in paranoid and nonparanoid schizophrenics. J Abnorm Psychol 87/6:587–596
Goffman E (1972a) Asyle. Suhrkamp, Frankfurt a. M.
Goffman E (1972b) Das psychiatrische Krankenhaus als „totale Institution". In: Cranach M von, Finzen A (Hrsg) Sozialpsychiatrische Texte. Springer, Berlin Heidelberg New York
Goldstein AP (1973) Structured learning therapy. Toward a psychotherapy for the poor. Academic Press, New York London
Goldstein MJ, Held JM, Cromwell RL (1968) Premorbid adjustment and paranoid – nonparanoid status in schizophrenia. Psychol Bull 70/5:382–396
Goldstein MJ (1977) Premorbid adjustment survey (1975). Schiz Bull 4:212–213
Goldstein MJ (1978) Further data concerning the relation between premorbid adjustment and paranoid symptomatology. Schiz Bull 4/2:236–243
Greenblatt M, York RH, Brown EL (1955) From custodial to therapeutic patient care in mental hospitals. Russell Sage Foundation, New York
Greenblatt M (1979) Special problems facing the psychiatrist-administrator. Hosp Commun Psychiatry 30/11:760–762
Greenley JR (1973) Types of authority and two problems of psychiatric wards. Psychiat Quart 47/2:191–202
Greiner LE (1972) Evolution and revolution as organizations grow. Harvard Business Review, July/August, pp 37–46
Gunderson JG (1974) The cost of being therapeutic. Presented at McLean Hospital, Clinical Case Series, May 10
Gunderson JG, Mosher LR (1975) Psychotherapy of schizophrenia. Aronson, New York
Gunderson JG (1976) Recent research on psychosocial treatments of schizophrenia. In: Jørstad J, Ugelstad E (eds) Schizophrenia 75. Psychotherapy, family studies, research. Proceedings of the Vth International Symposium on the Psychotherapy of Schizophrenia, Oslo 1975. Universitetsforlaget Oslo
Gunderson JG (1978) Defining the therapeutic processes in psychiatric milieus. Psychiatry (Wash) 41:327–335
Gunderson JG (1980) A reevaluation of milieu therapy for nonchronic schizophrenic patients. Schiz Bull 6:64–69
Gunderson JG, Will OA, Mosher LR (1983) Principles and practice of milieu therapy. Aronson, New York
Haag F, Krüger H, Schwärzel W, Wildt J (1972) Aktionsforschung. Juventa, München
Haan N (1977) Coping and defending. Processes of self-environment organisation. Academic Press, New York
Häfner H (1968) Rehabilitation bei Schizophrenen. Nervenarzt 39/9:385–389
Häfner H (1977) Antipsychiatrie. Neue Wege zur Heilung der Seele? Kontroverse. Bild der Wissenschaft 14/2:104–118
Häfner-Ranabauer W (1974) Gruppendynamik in einer soziotherapeutischen Station. Eine soziometrische Längsschnittuntersuchung. Social Psychiatry 9:13–29
Heftner E, Hoeller H (1978) Sozial-ökologische Untersuchung des therapeutischen Milieus in einem modernen Rehabilitationszentrum. Rehabilitation 17:216–224
Heiberg A (1976/77) Indications for psychotherapy in a psychiatric clinic population. Reliability and validity of evaluations. Psychother Psychosom 27:18–25

Heigl-Evers A (1978) Konzepte der analytischen Gruppenpsychotherapie. Vandenhoeck & Ruprecht, Göttingen
Heilbrun AG (1973) Aversive mental control: A theory of schizophrenic development. Wiley, New York London
Heim E, Widmer E, Walther K (1969) Psychiatrie der Gemeinschaft – eine Forderung unserer Zeit. Prakt Psychiatr 48:314–322
Heim E (1973) Therapeutische Gemeinschaft. I. Prinzipien und Anwendung. II. Erfahrungsbericht über den Aufbau der Therapeutischen Gemeinschaft. Prakt Psychiatr 1 und 2:3–29
Heim E (1974) Die Zukunft der Psychotherapie in psychiatrischen Institutionen. Schweiz Arch Neurol Neurochir Psychiatr 115/1:77–87
Heim E, Johnsen E, Lilienfeld C, Stauffacher H, Wirz P (1976) Application of the principles of the therapeutic community with the participation of schizophrenics. In: Jørstad J, Ugelstad E (eds) Schizophrenia 75 – Psychotherapy, family studies, research. Universitetsforlaget, Oslo
Heim E (1976a) Therapeutische Gemeinschaft: verändertes Rollenverständnis. Psychiatr Prax 3/1:15–31
Heim E (1976b) Das Rollenverständnis von Patienten und Team auf einer Aufnahme- und Rehabilitationsstation. Psychiatr Prax 3/1:31–36
Heim E, Johnsen E, Lilienfeld C, Stauffacher H, Wirz P (1978) Die Anwendung der Prinzipien der Therapeutischen Gemeinschaft in der Praxis. Nervenarzt 49:468–474
Heim E (Hrsg) (1978) Milieu-Therapie. Erlernen sozialer Verhaltensmuster in der psychiatrischen Klinik. Huber, Bern Stuttgart Wien
Heim E, Bernstein E (1978) Interaktionsprozesse im therapeutischen Milieu. Vortrag am 7. Internationalen Congress of Group Psychotherapy, Copenhagen
Heim E (1980) Notfallpsychiatrie. Praxis Schweiz Rdsch Med 69 (Nr 37):1296–1301
Heim E (1981) Konsequenzen für die Praxis aus der Psychotherapieforschung der letzten Jahre. Z Psychother Psychosom Med Psychol 5:144–150
Heim E (1984) Die Abteilungs- oder Stationsversammlung als gemeinschaftsorientierte Gruppe. Gruppenpsychother Gruppendyn (im Druck)
Heller K, Rosemann B (1974) Planung und Auswertung empirischer Untersuchungen. Klett, Stuttgart
Hemprich RD, Kisker KP (1968) Die „Herren der Klinik und die Patienten". Erfahrungen aus der teilnehmend-verdeckten Beobachtung einer psychiatrischen Station. Nervenarzt 39:433–441
Heron M (1972) Therapeutic community practice in an admission unit. In: Shoenberg E (ed) A hospital looks at itself – Essays from Claybury. Cassirer, Plymouth, pp 15–35
Herron W (1962) The process – Reactive classification of schizophrenia. Psychol Bull 59: 321–343
Herz M, Wilenski H, Earle A (1966) Problems of role definition in the therapeutic community. Arch Gen Psychiatry 14:270–276
Herz M (1969) The therapeutic milieu: A necessity. Int J Psychiatry 7:209–212
Herz M (1981) The therapeutic community re-examined. Hosp Commun Psychiatry 32/2:81–94
Higgins J (1964) The concept of process – Reactive schizophrenia: Criteria and related research. J Nerv Ment Dis 138:9–25
Higgins J, Peterson JC (1966) Concept of process – Reactive schizophrenia: A critique. Psychol Bull 66:201–206
Higgins J (1969) Process. Reactive Schizophrenia: Recent developments. J Nerv Ment Dis 149:450–472
Hilpert H, Schwarz R, Beese F (1981) Psychotherapie in der Klinik. Von der Therapeutischen Gemeinschaft zur stationären Psychotherapie. Springer, Berlin Heidelberg New York
Homans GC (1965) Theorie der sozialen Gruppe. Westdeutscher Verlag, Köln-Opladen
Honigfeld G, Gillis R, Klett CJ (1966) Nurses' observation scale for inpatient evaluation: NOSIE-30. J Psychol Reports 19:180–192

Hopkins DHG (1972) Communication – True or false? In: Shoenberg E (ed) A hospital looks at itself – Essays from Claybury. Cassirer, Plymouth

Hopson RF (1979) The messianic community. In: Hinshelwood RD, Manning N (eds) Therapeutic communities. Routledge & Kegan, London

Hunt RG (1983) Design of psychiatric milieus. In: Gunderson JG, Will OA, Mosher LR (eds) Principles and practice of milieu therapy. Aronson, New York

Isele RW, Schmid E (1978) Ward Atmosphere Scale: Versuch der Anwendung eines Fragebogens zur Erfassung von Milieufaktoren in einer psychiatrischen Klinik. Lizentiatsarbeit Fak. Phil. I, Zürich, unter Anleitung von Prof. E. Heim

Jackson J (1964) Toward a comparative study of mental hospitals: Characteristics of the treatment environment. In: Wessen A (eds) The psychiatric hospital as a social system. Thomas, Springfield/Ill.

Jackson J (1969) Factors of the treatment environment. Arch Gen Psychiatry 21:39–45

Johnsen E et al. (1978) Die Entwicklung der Therapeutischen Gemeinschaft auf einer akuten Aufnahmestation und die damit verbundenen Rollenprobleme des einzelnen Mitarbeiters. In: Heim E (Hrsg) Milieu-Therapie. Huber, Bern Stuttgart Wien

Jones M (1952) Social psychiatry. A study of therapeutic communities. Tavistock, London

Jones M (1953) The therapeutic community – A new treatment method in psychiatry. Basic Books, New York

Jones M (1956) The concept of a therapeutic community. Am J Psychiatry 112:647–650

Jones M, Rapoport RN (1957) The absorption of new doctors into a therapeutic community. In: Greenblatt M et al. (eds) The patient and the mental hospital. The Free Press, Glencoe/Ill.

Jones M (1959) Toward a classification of the therapeutic community concept. Br J Med Psychol 32:200–205

Jones M (1962) Training in social psychiatry at ward level. Am J Psychiatry 118:705

Jones M (1968) Beyond the therapeutic community. Social learning and social psychiatry. Yale University Press, New Haven London

Jones M (1976) Prinzipien der Therapeutischen Gemeinschaft. Soziales Lernen und Sozialpsychiatrie. Huber, Bern

Jones M (1978) Maturation of the therapeutic community. (An organic approach to health and mental health.) Human Science Press, New York

Jones M (1982) The process of change. Therapeutic communities series. Routledge & Kegan, Boston London Melbourne

Jørstad J (1966) An introduction to Ward Lien, Dikemark Hospital. In: Oestberg B (ed) The therapeutic community. Report and comments on the Seminar at Dikemark Hospital, April 28 and 29. Asker, Dikemark Hospital, pp 66–69

Jørstad J (1971) Some reflections about ego-weakness and attitudes in a therapeutic community. In: Socialmedicinsk Tidsskrift, Vol 6, Stockholm

Jørstad J, Ugelstad E (eds) (1976) Schizophrenia 75. Psychotherapy, Family Studies, Research. Proceedings of the Vth International Symposium on the Psychotherapy of Schizophrenia, Oslo, August 13–17, 1975. Universitetsforlaget, Oslo

Jørstad J (1978) Die Ausbildung von Milieu-Therapeuten, ein kontinuierlicher Prozeß. In: Heim E (Hrsg) Milieu-Therapie. Huber, Bern

Kahne M (1959) Bureaucratic structure and impersonal experience in mental hospitals. Psychiatry 22:363–377

Kanfer FH, Goldstein AP (1977) Möglichkeiten der Verhaltensänderung. Urban & Schwarzenberg, München Wien Baltimore

Karasu TB, Plutchik R, Conte HR, Siegel B, Hertzman M (1977) The therapeutic community in theory and practice. Hosp Commun Psychiatry 28/6:436–440

Kayser H (1965) A therapeutic community with chronic schizophrenics. 6th Congress of Psychotherapy, London 1964. Karger, Basel New York, pp 52–59

Kayser H et al. (1973) Gruppenarbeit in der Psychiatrie. Erfahrungen mit der Therapeutischen Gemeinschaft. Thieme, Stuttgart

Kayser H (1974) Die verschiedenen Formen der Therapeutischen Gemeinschaft und ihre Indikationen für die Praxis. Psychother Psychosom Med Psychol 24:80–94

Kellam G, Schmelzer J, Berman A (1966) Variations in the atmosphere of psychiatric wards. Arch Gen Psychiatry 14:561–570

Kennard D (1979) Thinking about research in a therapeutic community. In: Hinshelwood RD, Manning N (eds) Therapeutic communities. Routledge & Kegan, London

Kernberg OF (1973) Psychoanalytic object-relations theory, group processes and administration: Toward an integrative theory of hospital treatment. Ann Psychoanal 1:363–387

Kernberg OF (1974) Leadership, personality and organizational functioning. (A psychoanalytic study of some emotional conflicts of leaders in organizations.) Part I: Regressive pressures within the Organization. Presented at the 31 Annual Conference, American Group Psychotherapy Assoc., New York. Part II: Regressive pressures within the personality of the leader. Presented at the Sterling Forest Conference, New York

Kernberg OF (1978) Leadership and organizational functioning: Organizational regression. Int J Group Psychother 28/1:3–25

Kernberg OF (1981) The therapeutic community: A Re-Evaluation. J Natl Assoc Private Psychiatr Hosp 12/2:46–55

Kincheloe M (1973) Democratization in the therapeutic community. Perspect. Psychiatric Care 11/2:75–79

Kisch J, Kroll J, Gross R, Carey K (1981) In-patient community meeting: Problems and purposes. Br J Med Psychol 54:35–40

Klerman GL (1977) Better but not well: Social and ethical issues in the deinstitutionalization of the mentally ill. Schiz Bull 3/4:617–631

Klorman P, Strauss JR, Kokes RF (1977 a) The relationships of demographic and diagnostic factors to measure of premorbid adjustment in schizophrenia. Schiz Bull 3/2:214–225

Klorman R, Strauss JR, Kokes RF (1977 b) Some biological approaches to research on premorbid functioning in schizophrenia. Schiz Bull 4/2:226–239

Kreeger L (1975) The large group. Dynamics and therapy. Constable, London

Krüger H, Petersen P (1972) Gruppenarbeit in der Sozialpsychiatrie. Gruppenpsychother Gruppendyn 6/1:69–84

Krüger H (1979) Therapeutische Gemeinschaft – ein sozialpsychiatrisches Prinzip. Enke, Stuttgart

Laing RD (1964) Is schizophrenia a disease? Int J Social Psychiatry 10:184–193

Laing RD (1969) Phänomenologie der Erfahrung. Suhrkamp, Frankfurt a. M.

Lamb HR (1980) Structure: The neglected ingredient of community treatment. Arch Gen Psychiatry 38:1224–1228

Lang P, Buss A (1965) Psychological deficit in schizophrenia, II: Interference and activation. J Abnorm Psychol 70:77–106

Langer EJ, Rodin J (1976) The effects of choice and enhanced personal responsibility for the aged: A field experiment in an institutional setting. J Pers Soc Psychol 34:191–198

Lapenna LM (1963) Delineating the therapeutic community. In: Foudraine J (1973) Wer ist aus Holz? Piper, München, S 223

Leighton AH (1960) An introduction to social psychiatry. Thomas, Springfield/Ill.

Lienert GA (1969) Testaufbau und Testanalyse. Beltz, Weinheim

Lievegoed BCJ (1974) Die praktische Führung sozialer Systeme in der Zukunft. Haupt, Bern

Lilienfeld C, Stauffacher H, Wirz P (1976) Die Therapeutische Gemeinschaft in ihrer praktischen Anwendung – empirische Untersuchung in einer psychiatrischen Klinik. Lizentiatsarbeit Fak. phil. I, Zürich, unter Anleitung von Prof. E. Heim

Linden D van der (1982) Persönliche Mitteilung

Loeventhal R (1979) Gesellschaftswandel und Kulturkrise. Fischer, Stuttgart

Maller I-O (1971) The therapeutic community with chronic mental patients. In: Bibliotheca Psychiatrica, Bd 146. Karger, Basel

Main T (1977) The concept of the therapeutic communities: Variation and vicitudes. Group Analysis (Suppl) 10:1–16

Main TF (1946) The hospital as a therapeutic institution. Bull Menninger Clin 10:66

Main TF (1957) The Ailment. Br J Med Psychol 30:129–145

Manning N (1976) Values and practice in the therapeutic community. Human Relations 29:125–138
Manning N (1979) The politics of survival: The role of research in the therapeutic community. Chapter 27. Evaluating the Therapeutic Community. Chapter 29. In: Hinshelwood RD, Manning N (eds) Therapeutic Communities, Reflections and Progress. Routledge & Kegan, London
Martin DV (1964) Gemeinschaftsmethoden im psychiatrischen Spital (Claybury-Hospital). Prakt Psychiatr 43/8:146–156
Martin DV (1962/1968) Adventure in psychiatry. Social change in a mental hospital. Cassirer, Oxford
McReynolds P, Ferguson JT (1953) Clinical manual of the hospital adjustment scale: HAS. Consulting Psychologist Press, Palo Alto
Meichenbaum D (1977) Cognitive-behavior modification. An integrative approach. Plenum Press, New York
Miller SC (1972) Panel discussion: The therapeutic community and psychotherapeutic treatment of schizophrenia. In: Rubinstein D, Alanen YD (eds) Psychotherapy of schizophrenia. Excerpta Medica, Amsterdam, pp 331–332
Mills VH (1977) Mutuality in nursing leads to vulnerability for patient and nurse in a psychotherapeutic community. J Adv Nurs 2:21–28
Moos RH, Houts PS (1968) Assessment of the social atmosphere of psychiatric wards. J Abnorm Psychol 73:595–604
Moos RH (1972) Size, staffing, and psychiatric ward treatment environments. Arch Gen Psychiatry 26:414–418
Moos RH (1974a) Evaluating treatment environments. A social ecological approach. Wiley, New York London
Moos RH (1974b) Ward atmosphere scale manual. Consulting Psychologist Press, Palo Alto
Moos RH (1975) Evaluating correctional and community settings. Wiley, New York London
Morrice JKW (1972) Myth and the democratic process. Br J Med Psychol 45:327–331
Mosher LR, Reifman A, Menn A (1973) Characteristics of nonprofessionals serving as primary therapists for acute schizophrenics. Hosp Commun Psychiatry 24/6:391–396
Mosher LR, Menn A (1975) Soteria: An alternative to hospitalization for schizophrenia. Curr Psychiatr Ther 15:287–296
Mosher LR, Menn A, Matthews SM (1975) Soteria: Evaluation of a home-based treatment for schizophrenia. Am J Orthopsychiatry 45/3:455–467
Mosher LR, Keith SJ (1979) Research on the psychosocial treatment of schizophrenia: A summary report. Am J Psychiatry 136/5:623–631
Mosher LR (1980) Persönliche Mitteilung, Oxford Conference of Psychotherapy
Müller C (1981) Psychiatrische Institutionen. Ihre Möglichkeiten und Grenzen. Springer, Berlin Heidelberg New York
Murray HA (1959) Explorations in personality. Oxford University Press, New York
Norman A (1972) Double messages in a therapeutic community. Psychother Psychosom 20:143–147
Oestberg B (ed) (1966) The therapeutic community. Report and comments on the seminar at Dikemark Hospital, April 28–29. Asker, Dikemark Hospital
Pace C, Stern G (1958) An approach to the measurement of psychological characteristics of college environments. J Educat Psychol 49:269–277
Parsons T (1951a) Illness and the role of the physician, a sociological perspective. Am J Orthopsychiatry 11:452–461
Parsons T (1951b) The social system. The Free Press of Glencoe, New York
Paul G, Lentz RJ (1977) Psychosocial treatment of chronic mental patients. Milieu versus social-learning programs. Harvard University Press, London Cambridge/Mass.

Petersen P (1973) Überblick über die Gruppenarbeit in der Psychiatrie. In: Kayser H et al.: Gruppenarbeit in der Psychiatrie. Erfahrungen mit der therapeutischen Gemeinschaft. Thieme, Stuttgart, S 33–63
Pflanz M (1962) Sozialer Wandel und Krankheit. – Ergebnisse und Probleme der medizinischen Soziologie. Enke, Stuttgart
Philips L (1953) Case history data and prognosis in schizophrenia. J Nerv Ment Dis 117:512–525
Pines M (1975) Overview. In: Kreeger L (ed) The large group. Constable, London, p 291
Pitt B (1972) A new deal for old patients. In: Shoenberg E (ed) A hospital looks at itself – Essays from Claybury. Cassirer, Plymouth, pp 122–128
Ploeger A (1971) Therapeutische Gemeinschaft und Institution, Ergänzung oder Widerspruch? Psychother Med Psychol 21/5:194–197
Ploeger A, Bassyouni C, Bonzi A, Markovic A, Wolf E (1972) Die Anwendung der „Therapeutischen Gemeinschaft" bei kleinen Psychotherapie-Gruppen. Gruppenpsychother Gruppendyn 6/1:85–90
Ploeger A (1972) Die Therapeutische Gemeinschaft in der Psychotherapie und Sozialpsychiatrie – Theorie und Praxis. Thieme, Stuttgart
Ployé PM (1981) Über einige Schwierigkeiten bei der psychoanalytisch orientierten Einzeltherapie von Klinikpatienten. In: Hilpert H, Schwarz R, Beese F (1981) Psychotherapie in der Klinik. Springer, Berlin Heidelberg New York
Price RH, Moos RH (1975) Toward a taxonomy of inpatient treatment environment. J Abnorm Psychol 84:181–188
Putten van T, May PRA (1976) Milieu therapy of schizophrenias. In: West LJ, Flinn DE (eds) Treatment of schizophrenia. Grune & Stratton, New York
Quekelberghe van R (1979) Systematik der Psychotherapie. Vergleich und kognitiv-psychologische Grundlegung psychologischer Therapien. Urban & Schwarzenberg, München
Querido A (1969) The shaping of community mental health care. Int J Psychiatry 7:300–311
Racamier PC (1970) Le psychanalyste sans divan. Payot, Paris
Rapoport RN (1963) Principles for developing a therapeutic community. Curr Psychol Ther 3:244
Rapoport RN (1960/1967) Community as a doctor. Travistock, London
Raskin DE (1971) Problems in the therapeutic community. Am J Psychiatry 128/4:492–493
Reese WG (1972) An essay on administration. Am J Psychiatry 128/10:1249–1256
Reiss D, Costell R, Almond R (1976) Personal needs, values and technical preferences in the psychiatric hospital. Arch Gen Psychiatry 33:797–804
Rice AK (1969) Individual, group and intergroup processes. Human Relations 22/6:565–584
Rice C, Berger DG, Klett SL, Lemkau PV (1963) The ward evaluation scale. J Clin Psychol 19:251–255
Rose HK (1981) In: Kayser H et al.: Gruppenarbeit in der Psychiatrie. Kap. 2.4.3: Rollenverständnis. Kap. 3.3.2: Grundfragen therapeutischer Teamarbeit in der Psychiatrie. Thieme, Stuttgart
Rosenthal R (1964) Experimenter out-come orientation and the results of the psychological experiment. Psychol Bull 61(6):405–412
Rossi JJ, Filstead WJ (1973) The therapeutic community. Behavioral Publ., New York
Rubin RS (1979) The community meeting: A comparative study. Am J Psychiatry 136/5:708–712
Rubinstein D, Alanen YO (eds) (1972) Psychotherapy of schizophrenia. Excerpta Medica, Amsterdam
Saetness P (1966) Individual therapy in a therapeutic community approach. Some experiences from the Staff meetings. In: Oestberg B (ed) The therapeutic community. Report and comments on the Seminar at Dikemark Hospital, April 28–29. Asker, Dikemark Hospital, p 70–76
Samuels L (1978) Sex differences in concordance rates for schizophrenia: Finding or artefact? Schiz Bull 4/1:14–15

Sauer E (1974) Ziele und Aufgaben der innerbetrieblichen Schulung des mittleren Kaders in der Industrie. Ringvorlesung „Das Krankenhauswesen". Zürich
Scheff TJ (1962) Perceptual orientation and role performance of Staff-members in a mental hospital ward. Int J Soc Psychiatry 8:113-122
Schindler R (1957/58) Grundprinzipien der Psychodynamik in der Gruppe. Psyche 11:308-314
Schmidt JP, Wakefield DS, Andersen CK (1979) Ward atmosphere: A longitudinal and factorial analysis. J Soc Psychiatry 14:119-123
Schulberg HC, Baker F (1969) Unitization: Decentralizing the mental hospitalopolis. Int J Psychiatry 7:213-223
Schulz SC, Kammen DP, Balow JE, Flye MW, Bunney WE (1981) Dialysis in schizophrenia: A double-bind evaluation. Science 211:1066-1068
Schwartz A, Waldrom R (1963) Overprotection in a mental hospital. Psychiatr Q 37:282-296
Senge P (1982) System dynamics aids intuition. Leading Edge Bull 2:13
Shakow D (1962) Segmental set: A theory of the formal psychological deficit in schizophrenia. Arch Gen Psychiatry 6:275-305
Shoenberg E (ed) (1972a) A hospital looks at itself - Essays from Claybury. Cassirer, Plymouth.
Shoenberg E (1972b) The anti-therapeutic team in psychiatry. In: Shoenberg E (ed) A hospital looks at itself - Essays from Claybury. Cassirer, Plymouth.
Silverman J (1964) Scanning control mechanism and „cognitive filtering" in paranoid and nonparanoid schizophrenia. J Consult Psychol 28:385-393
Silverman J (1967) Variations in cognitive control and psychophysiological defence in the schizophrenias. Psychosom Med 29:225-251
Simon FB, Albert B, Klein C (1977) Gefahren paradoxer Kommunikation im Rahmen der „Therapeutischen Gemeinschaft". Psychiatr Prax 4:38-43
Spiegel D, Keith-Spiegel P (1971) Perception of ward climate by nursing personnel in a large NP hospital. J Clin Psychol 27:390-393
Spielman R (1975) A new application of closed group psychotherapy in a public psychiatric hospital. Aust NZ J Psychiatry 9(3)193-199
Stanton AH, Schwartz MS (1954) The mental hospital. A study of institutional participation in psychiatric illness and treatment. Basic Books, New York
Stanton AH (1962) There is no patient "untreated", by his environment - only patients "treated" well or ill. In: Cumming I, Cumming E (eds) Ego and Milieu. Atherton Press, New York
Steinfeld GF (1970) Parallels between the pathological family and the mental hospital, a search for a progress. Psychiatry 33:36-56
Stern G (1970) People in context: Measuring person environment in education and industry. Wiley, New York
Stierlin H (1974) Psychoanalytische Ansätze zum Schizophrenieverständnis im Lichte eines Familienmodells. Psyche 28:116-134
Strauss JS, Carpenter WT (1974) The prediction of outcome in schizophrenia. II. Relationships between predictor and outcome variables: A report from the WHO International Pilot Study of Schizophrenia. Arch Gen Psychiatry 31:37-42
Strauss JS, Carpenter WT (1977) Prediction and outcome in schizophrenia. III: Five years outcome and its predictors. Arch Gen Psychiatry 34:159-163
Strauss JS, Kokes RF, Klorman R, Sacksteder JL (1977) The concept of premorbid adjustment. Schiz Bull 3:182-185
Strupp HH, Hadley SW (1977) A tripartite model of mental health and therapeutic outcomes. With special references to negative effects in psychotherapy. Am Psychol 32:187-196
Süllwold L (1977) Symptome schizophrener Erkrankungen. Monographien aus dem Gesamtgebiet der Psychiatrie, Bd 13. Springer, Berlin Heidelberg New York
Talbot E, Miller SC (1964) Some antitherapeutic side effects of hospitalization and psychotherapy. Psychiatry 27:170-176

Talbot E, Miller SC (1968) The struggle to create a sane society in the psychiatric hospital. Psychiatry 29:65–172
Thompson R (1976) The concept of therapeutic community: A critical reappraisal. Mimeographed manuscript
Trasher JH, Smith HI (1964) Interactional contacts of psychiatric patients: Social roles and organizational implications. Psychiatry 27:389–399
Vaglum P, Friis S, Jørstad J, Karterud S, Lorentzen S (1982) From a panacea to a special treatment method. Int J Ther Commun 3:24–32
Vaughn CE, Leff JP (1976) The influence of family and social factors on the course of psychiatric illness. Br J Psychiatry 129:125–137
Veltin A (1966) Die Einstellung und Aufgaben des Behandlungsteams in der Therapeutischen Gemeinschaft. In: Dokumentation der medizinischen Literatur aus Kliniken, Instituten und Landeskrankenhäusern, Bd 1, 1966/67, Landschaftsverband Westf.-Lippe, S. 139–155; und: Deutsches Zentralbl Krankenpflege 11:485
Venables PH (1957) A short scale for "Activity-Withdrawal" in schizophrenics. J Mental Sci 103:197–199
Venables PH, Wing JK (1962) Level of arousal and subclassification of schizophrenia. Arch Gen Psychiatry 7:114–119
Verinis JS, Flaherty JA (1978) Using the ward atmosphere scale to help change the treatment environment. Hosp Commun Psychiatry 29:238–240
Wagemaker H, Cade R (1977) The use of hemodialysis in chronic schizophrenia. Am J Psychiatry 134/6:684–685
Watzlawick P (1979) Kommunikation und Interaktion in psychiatrischer Sicht. In: Kisker KP et al. (Hrsg) Psychiatrie der Gegenwart. 2. Aufl, Bd I/1. Springer, Berlin Heidelberg New York, S 599
Welldon R (1972) The staff have their problems, too,... In: Shoenberg E (ed) A hospital looks at itself – Essays from Claybury. Cassirer, Plymouth, pp 116–121
White R, Talbot E, Miller SC (1964) A psychoanalytic therapeutic community. Curr Psychiatr Ther 4:199–212
Wilmer HA (1958) Social psychiatry in action – A therapeutic community. Thomas, Springfield/Ill.
Wilmer HA (1966) Free association of people: Observation on the changing constellations in large group meetings. Int J Social Psychiatry 12:1
Wilmer HA (1969) Using therapeutic community principles. In: Lamb HR, Heath D, Donning JV (eds) Handbook of community mental health practice, Chapter 3. Jossey Bass, San Francisco, p 62–81
Wilmer HA (1981) Defining and understanding the therapeutic community. Hosp Commun Psychiatry 32:95–99
Wing JK, Brown GW (1970) Institutionalism and schizophrenia: A comparative study of three mental hospitals, 1960–1968. Cambridge University Press, Cambridge
Wing JK, Cooper JE, Sartorius N (1974) Measurement and classification of psychiatric symptoms: An introduction manual for the PSE and Catego program. Cambridge University Press, London
Wing JK, Cooper JE, Sartorius N (1978) Present State Examination – PSE. Beltz, Weinheim Basel
Winkler WT (1972) Psychotherapie und Strukturwandel der psychiatrischen Institution. Psychother Psychosom 20:18–27
Yalom ID (1969) Practice and theory of group-therapies. Academic Press, New York
Yalom ID (1974) Gruppenpsychotherapie. Kindler, München
Yalom ID, Tinklenberg J, Gilula M (1974) Curative factors in group therapy. (Unveröffentlichte Studie)
Zeitlyn BB (1969) The therapeutic community – fact or fantasy? Int J Psychiatry Med 7:195–200
Zeldow PB (1977) Outline for a seminar in milieu therapy: A blind spot in clinical training. Professional Psychology 8:109–115

Zerssen von D, Vogt B (1969) Schwierigkeiten und Gefahren bei der Rehabilitation Schizophrener. Z Psychother Med Psychol 19:126–134

Ziegenfuss JT (1977) The therapeutic community as a model for implementing patients' rights in psychiatric treatment programs. J Clin Psychol 33/4:1105–1106

Ziegenfuss JT (1980) The therapeutic community: A plan for continued international development. Int J Ther Commun 1/2:100–110

Ziegler E, Levine J (1973) Premorbid adjustment and paranoid-nonparanoid status in schizophrenia: A further investigation. J Abnorm Psychol 82:189–199

Ziegler E, Levine J, Ziegler B (1976) The relation between premorbid competence and paranoid-nonparanoid status in schizophrenia: Methodological and theoretical critique. Psychol Bull 83:303–313

Ziegler E, Levine J, Ziegler B (1977) Premorbid social competence and paranoid-nonparanoid status in female schizophrenic patients. J Nerv Ment Dis 164/6:333–339

Namenverzeichnis

Adams R   143, *189*
Agué C   *190*
Alanen YO   *197*
Albert B   *198*
Alden L   *189*
Alexander F   50, 56
Allcorn MH   113, *189*
Allemann H   124, 154, 165, 185, *189*
Almond R   3, 4, 123, *189, 197*
Andersen CK   *198*
Argyris C   133, 159, *189*
Arieti S   *189*
Arons BS   74, *189*
Artiss KL   110, *189*
Ayllon T   42, 181, *189*
Azrin NH   42, 181, *189*

Bachman J   *190*
Baker F   95, 124, *198*
Bales RF   185, *189*
Ballinari P   *189*
Balow JE   *198*
Bandura A   43, 47, *189*
Barrabee P   *189*
Basaglia F XII   105, 120, 181, *189*
Bassyouni C   *197*
Bateson G   29, 40, *189*
Battegay R   58, *189*
Baumann U   *189*
Becker WC   *189*
Beese F   113, *189*
Bell NW   *191*
Berger DG   *197*
Berman A   *195*
Bernstein E   52, 154, 176, *190, 193*
Berzon B   63, *190*
Bigler P   *189*
Bion WR VII   61, 62, 78, 163, *190*
Birley JLT   *190*

Blake R   68, 69, *190*
Blevens K   *190, 192*
Bloch S   64, 65, 66, *190*
Böker W   113, 146, *190*
Bonzi A   *197*
Boothe H   *190*
Bosch G   119, *190*
Braff DL   186, *190*
Brown EL   *192*
Brown GW XIV   51, 52, *190, 199*
Bunney WE   *198*
Burns NN   167
Bursten B   26, *190*
Busch KT   *191*
Buss A   *195*

Cade R XI   *199*
Cahn T   114, 118, 141
Carpenter WT   *198*
Carey K   *195*
Chabloz D   *190*
Chappuis JH   *190*
Chernys C   182, *190*
Ciompi L   169, 170, 182, *190*
Clark DH   4, 10, 39, 42, 58, 70, 105, 112, 119, 120, 123, 127, 128, 131, 146, *190*
Cohen J   185, *190*
Conolly J XI
Conte HR   *194*
Cooper JE   *199*
Cooper RD   38
Cornfield RB   41, *190*
Corsini R   63, *190*
Costell R   *197*
Craggs D   124, *190*
Cromwell RL   *192*
Crouch E   *190*
Cumming E   4, 24, 25, 42, 105, 120, 124, 132, *190*

Cumming J   42, 105, 124, 132, *190*

Dahl G   *190*
Dauwalder JP   *190*
Davis KE   *192*
Darbrowski S   24, *190*
Darley VE   123, 131, *190*
Depue RA   52, *190*
Ditrich A   *189*
Dix D XI
Doblhoff C von   *191*
Dörner K XII   *191*
Dowds BN   *190*
Dubicki MD   52, *190*
Durrer W   *189*

Earle A   *193*
Eckhardt W   124, *191*
Eichhorn H   110, *191*
Eldred SH   124, 183, *191*
Ellsworth RB   187, *191*
Engel GL XIV,   *191*
Engel RR   185, *191*
Engesser E   *191*
Erikson EH   35, 50
Erikson KT   83, 98, *191*
Ernst K XIV   132, *191*
Etzioni A   39, *191*

Fairweather G   42, *191*
Farquharson G   68, *191*
Ferguson JT   *196*
Fielding SD   41, *190*
Filstead WJ   3, *197*
Fischer AA XIV   89, 119, 132, *191*
Flaherty JA   *199*
Flegel H   110, 113, 114, 120, 127, *191*
Flye MW   *198*
Folsom JC   55, 56, *191*
Fontana AF   105, *190, 191*

Namenverzeichnis

Foster B 41, *191*
Foudraine J XII 98, 110, 113, 123, *192*
Foulkes SH XI 68, *192*
Frank J 66
Franzke E 69, 72, *192*
French TM 56
Friedrichs J *192*
Friis S 41, *192, 199*

Geach B *190*
Gillis JS *192*
Gillis R *194*
Gilula M *199*
Glick ID *190*
Goffmann E 85, *192*
Goldberg S *190*
Goldstein AP 56, *192, 194*
Goldstein MJ 47, *192*
Gordon H *191*
Greenblatt M 143, 146, 185, *192*
Greenley JR 24, *192*
Greiner LE 144, *192*
Gross R *195*
Gunderson JG 4, 6, 9, 24, 25, 41, 168, 182, 185, 187, 188, *192*
Gunn R *191*

Haag F 185, *192*
Haan N *192*
Haan BB de 114, *190*
Hadley SW 54, *198*
Häfner H 113, *192*
Häfner-Ranabauer W *192*
Heftner E *192*
Heiberg A *193*
Heigl-Evers A 70, *193*
Heilbrun AG *193*
Heim E XII 11, 13, 53, 54, 63, 72, 73, 85, 108, 153, 154, 176, 181, 185, *189, 193*
Held JM *192*
Heller K 185, *193*
Hemprich RD 88, *193*
Heron M 124, *193*
Herron W *193*
Hertzman M *194*
Herz M XIV 89, *193*
Higgins J *193*
Hilpert H XII *193*
Hoeller H *192*
Homans GC 64, *193*

Honigfeld G *194*
Hopkins DHG 39, *194*
Hopson RF 142, *194*
Houts PS *196*
Huber W *191*
Hunt RG 166, 167, *194*

Imbach R *189*
Isele RW 7, 33, 41, 154, *194*

Jackson DD 29, *189, 194*
Johnsen E 13, *193, 194*
Jones M VII, XIII 9, 39, 41, 42, 54, 56, 58, 68, 96, 98, 105, 110, 114, 119, 120, 123, 127, 128, 131, 132, 134, 141, 146, 151, 185, *194*
Jones R *190, 194*
Jørstad J XIII 26, 113, 120, 123, 178, *194, 199*

Kahne M 85, 132, *194*
Kammen DP *198*
Kanfer FH 56, *194*
Karasu TB 11, *194*
Karterud S *199*
Kayser H 113, 120, 123, 124, 128, *194, 195*
Keith SJ 185, 187, *196*
Keith-Spiegel P *198*
Kellam G *195*
Kennard D 11, *195*
Kernberg OF 14, 24, 56, 61, 114, 142, 149, 160, 161, 164, 165, *195*
Kincheloe M 24, 25, *195*
Kisch J 74, *195*
Kisker KP 88, *193*
Klein C *198*
Klerman GL 142, 143, *195*
Klett CJ *194*
Klett W *191*
Klett SL *197*
Klorman P *195, 198*
Knab B *191*
Kokes RF *195, 198*
Kreeger L 73, *195*
Kroll J *195*
Krüger H XII 119, 120, *192, 195*

Laing RD 38, 123, *189, 195*

Lamb HR 26, *195*
Lang P *195*
Langer EJ 182, *195*
Lapenna LM 85, *195*
Lattmann C 95, 124
Leff JP *199*
Leighton AH 105, *195*
Lemkau PV *197*
Lentz RJ 40, 42, 57, 185, 187, *196*
Levine J *200*
Lewin K 43
Lidz T 27, *189*
Lienert GA *195*
Lievegoed BCJ 144, 159, *195*
Lilienfeld C 31, 46, 52, 154, *193, 195*
Linden D van der 114, *195*
Loeventhal R 24, *195*
Longabaugh RH *191*
Lorentzen S *199*
Lorenzen D *191*
Lüdtke H *192*

Mahler M 50
Maller IO 110, 113, *195*
Main TF VII 56, 113, 120, 146, *195, 196*
Manning N 11, 186, *196*
March G 58
Markovic A *197*
Maroney R *191*
Martin DV 105, 110, 113, 119, 120, 124, 127, 128, 131, 146, 185, *196*
Matthews SM *196*
May PRA 168, *197*
McReynolds P *196*
Meichenbaum D 56, *196*
Menn A 41, *196*
Miller SC 85, 128, *196, 198, 199*
Mills VH 89, *196*
Morrice JKW 109, *196*
Moos RH 4, 6, 7, 33, 41, 168, 185, *196*
Mosher LR XI 41, 169, 170, 179, 182, 185, 187, *192, 196*
Müller C XIV *196*
Murray HA *196*

Norman A 40, 41, 128, *196*

Namenverzeichnis

Oestberg B   123, *196*

Pace C   *196*
Parsons T   42, 83ff., *196*
Paul GL   40, 42, 57, 185, 187, *196*
Pavlov IP   42
Petersen P   69, 70, 119, 120, *195, 197*
Peterson JC   *193*
Pflanz M   140, *197*
Philips L   *197*
Piaget J   29
Pines M   74, 142, *197*
Pitt B   127, *197*
Ploeger A   39, 64, 70, 89, 119, 120, *197*
Ployé PM   70, *197*
Plutchik R   *194*
Price RH   168, *197*
Putten T van   168

Quekelberghe R van   43, *197*
Querido A   105, *197*

Racamier PC   110, 113, *197*
Rafaelsen L   142
Rapoport RN   10, 11, 24, 42, 53, 54, 58, 77, 85, 98, 105, 113, 124, 185, 186, *194, 197*
Raskin DE   110, *197*
Reese WG   131, *197*
Reibstein J   *190*
Reifman A   *196*
Reiss D   *197*
Rice AK   159, 161, *197*
Rickman J   VII
Rodin J   182, *195*
Rose HK   95, 100, *197*
Rosemann B   185, *193*
Rosenberg B   63, *190*
Rosenthal R   57, *197*
Rossi SS   3, *197*
Rubin RS   74, *197*
Rubinstein D   *197*
Ruesch J   29

Sacksteder JL   *198*
Saetness P   119, *197*

Samuels L   *197*
Sartorius N   *199*
Sauer E   95, *198*
Scheff TJ   89, *198*
Schiff SB   110, *189*
Schindler R   59, 60, *198*
Schmelzer J   *195*
Schmid E   7, 33, 41, 154, *194*
Schmidt JP   *198*
Scholler WR   *190*
Schulberg HC   95, 124, *198*
Schulz SC   XI   *198*
Schwärzel W   *192*
Schwartz A   128, *198*
Schwartz MS   3, 41, 89, 119, *198*
Senge P   *198*
Shakow D   *198*
Sherman LJ   *191*
Shoenberg E   105, 124, 128, *198*
Sek H   24, *190*
Siegel B   *194*
Silverman J   *198*
Simmer E   XI
Simon FB   40, 42, *198*
Simon H   XI
Singer MT   29
Sivadon   127
Skinner BF   42
Smith HI   87, *199*
Spiegel D   *198*
Spielman R   69, *198*
Spitz R   27
Stalker NN   167
Stanton AH   3, 41, 89, 105, 119, *198*
Stauffacher H   *193, 195*
Steinfeld GF   89, *198*
Stern G   *191, 196, 198*
Stierlin H   *198*
Strauss JS   *195, 198*
Struening EL   185, *190*
Strupp HH   54, *198*
Süllwold L   52, *198*
Sullivan HS   XI

Talbot E   85, 128, *198, 199*

Taylor AJP   140
Thompson R   10, 24, *199*
Tinklenberg J   *199*
Trasher JH   87, *199*

Ugelstad E   *194*

Vaglum P   158, *199*
Vaughn CE   *199*
Veltin A   89, 113, *199*
Venables PH   52, *199*
Verinis JS   *199*
Vogt B   113, *199*

Wagemaker H   XI   *199*
Wakefield DS   *198*
Waldrom R   128, *198*
Walther K   *193*
Watzlawick P   29, 40, *199*
Weinstein MR   XIV   *191*
Welldon R   89, 127, *199*
Wenk C   *189*
White R   113, *199*
Widmer E   *193*
Wild J   *192*
Wilenski H   *193*
Will OA   *192*
Wilmer HA   XIII, XIV   10, 25, 75, 105, 110, 113, 114, 146, *199*
Wing JK   XIV   51, 52, *190, 199*
Winkler WT   XIII   108, 113, *199*
Winnicott WD   50
Wirz P   *193, 195*
Wolf E   *197*
Wolpe J   42
Wynne LC   27, 29

Yalom ID   63, 64, 65, *199*
York RH   *192*

Zeitlyn BB   XIV   10, 105, 128, *199*
Zeldow RB   110, *199*
Zerssen D von   *199*
Ziegenfuss JT   11, 26, *200*
Ziegler B   *200*
Ziegler E   *200*

Sachverzeichnis

Abbau hierarchischer Strukturen 14
Abstimmung 18, 25
Abteilung
–, chronische 125
–, geschlossene 122
Abteilungsarzt 90
Abteilungsautonomie 120, 138, 148
Abteilungsleiter 116
Abteilungsorganisation 75, 101
Abteilungsprobleme 79
Abteilungsversammlung 9, 32, 72 ff., 117, 119, 121, 137
–, Ablauf 80
–, Nachbesprechung 81 f.
–, Rollen 80
–, Vorbesprechung 81
–, Zielsetzung 75 ff.
Abwehrhaltung 67
acceptance 65
administrative Arbeiten 149, 150
administrative Entscheidung 16
administrative structure 7
administieren 131
Affektkontrolle 7
Aggressionsausdruck 7, 41
Aktionsforschung 185
Aktivieren 43, 161, 171
Aktivierung 50 ff., 79
Aktivitäts-Passivitäts-Verhalten 52
Akzeptiertsein 65
Alpha-Stellung 37
 -position 59, 80, 160
Altruismus 66
Anerkennung 49
anger and aggression 7
Anleitung 65 f.
Arztkonferenzen 115
–, gemeinsame 125
Attitude-Therapy 55
Aufmerksamkeit 48
Ausdruck
–, emotionaler 36 ff.
–, nonverbaler 27
–, individueller 35 ff., 64, 65, 171

Austen Rigg Center 124
Autonomie 7, 8, 21 ff., 120 f., 124, 161, 171
– exzessive 123
Autorität 24, 48, 90
Autoritätsstruktur, horizontale 10

basic assumption-group 61
Behandlungsangebot, alternatives 27
Behandlungsprogramm 33
– der akuten Aufnahmesituation 8
–, beziehungsorientiertes 7 f.
–, einsichtsorientiertes 8
–, handlungsorientiertes 8
–, kontrollorientiertes 8
– der Therapeutischen Gemeinschaft 7
Behandlungsschwerpunkt-Dimension 6
Belmond Hospital 9, 10, 11, 185
Beobachtung 146
–, aktiv partizipierende 46
–, teilnehmende 185
Beurteilung 146
Besprechungen, intergruppale 75
Beta-Position 59, 79, 80
Bewältigungsformen 43, 44
Beziehung zu den Patienten 98 f.
Beziehungen des Patienten 91
Beziehungsebenen 98 f.
Beziehungsstörungen 36, 38
Bürgerrechte 26
Burghölzli, Psychiatrische Universitätsklinik 107
burn-out-Syndrom 182

case study 185
catharsis 65
Chefarzt 94 f.
Chefrapport 115
Chesnut-Lodge Klinik 113
Claybury Hospital 110, 113, 127, 130, 185
Clique 75 f.
chohesiveness 65
communalism 10, 58

Sachverzeichnis

community
- meeting 73
- treatment 56
containment 4
corrective emotional experience 50, 56

decision making by consensus 134, 150
Delegation 145
Demokratiebegriff 24
Demokratisierung 10, 14, 108
depressive Kranke 37
Deprivation, sensorische 27
Dingelton Hospital 120, 132, 141
Distanzierung 137
disturbed behavior program 8
double-bind 29, 32, 39, 40
double messages 40

Einsicht 64
Einzeltherapeut 70
emotionale Grundannahme 61, 62
Emotionen 36
Engagement 5, 6
Entscheidungsbereiche 25
Entwertung 137
Entwicklungsmodell, unternehmerisches 144
Ergebnisse evaluativer Forschung 187f.
Ergotherapie 121, 126
Erwartung, Gesetz der 40
Evaluation, wissenschaftliche 146, 153f.
Expertenebene 98f.

Familiensystem 28
Familientherapie 5, 29
-, systematische 28
Flucht aus der Verantwortung 24
focus on self 38
Fokussieren 128, 139
Forschungsschritte 153
Forschungsstrategien der Milieuforschung 184f.
freeing of communication 39
Freizeitgestaltung 23
Führer, charismatischer 142f., 146
-, messianischer 142
Führung, organisierte 145
Führungsaufgaben 142, 146f.
Führungseigenschaften 143
Führungskonzept 95
Führungsstab 149
Führungsstil
-, autoritär-hierarchischer 114
-, partizipativer 25, 95, 133, 139, 151

Gamma-Individuum 59f., 81
Gamma-Position 59, 160

Gefühle 54
Gemeinschaft 46, 58
Gemeinschaftsleben 10, 15, 171
-, Förderung des 75f.
-, gruppendynamische Grundlagen 58
Gesetz
- der Beteiligung 57
- der Wirksamkeit 57
- der Verbindung durch Zusammenvorkommen 57
Gesprächsgruppe 36
Gestalttherapie 37, 50, 69
Gestaltübung 69
Grenzfunktion 161
Grundbedürfnisse, persönliche 51
Gruppe 58f.
-, Abhängigen- 61, 62
-, Arbeits- 162
-, Dynamik der 59, 61
-, dynamische 162
-, funktionszentrierte 67, 72, 162, 171
-, gemeinschaftszentrierte 67, 72, 171
-, Gestalt- 62
-, Groß- 68, 73f.
-, innere Kräfte der 60
-, Kampf-Flucht- 61, 62
-, Klein- 68, 71
-, koordinative 67f., 72, 171
-, patientenzentrierte 67, 68ff., 72, 162, 171
-, Paar- 61, 62
-, personalzentrierte 68, 73, 162, 171
-, psychoanalytische 62
-, therapeutische 162
Gruppenanlässe, Typen von 67f.
Gruppenarbeit 76, 126
Gruppendynamik 114f., 147
Gruppengespräch 36, 37
Gruppenprozesse 27, 137
-, abteilungszentrierte 118
-, gruppenzentrierte 118
Gruppentherapeut 70
Gruppentherapie 3, 4, 66, 117, 121
Gruppenveranstaltungen 66ff.
guidance 65f.

Handlungsebene 99
Henderson Hospital 9, 11, 77, 132, 186
Hoffnung, Prinzip der 66
Homans-Regel 64
hierarchisches Organisationsschema 34

Ich-Schwäche 60
Ich-Stärke 60
Ich-Stärkung 5
Idealeinschätzung 11
Idealform 11

Idealisierung 135
Identifikation 50
Identität berufliche 98
Identitätsbildung 35
Identitätsentwicklung 50
Identitätsfindung 21
Information 31 f.
Informations-
    -austausch 30 ff., 66, 171
– –, Optimierung des 78 f.
    -börse 31
    -theorie 29
insight 64
installation of hope 66
Integration 124 f., 138, 148, 157
–, horizontale 168 f.
–, vertikale 114
intellektualisieren 138
interaction 64 f.
Interaktion 64 f.
International Journal of Therapeutic Communities 11
Introspektion 8, 38
Involvement 5, 6
Isolierung 113, 138

Katharsis 65
Klarheit 7, 32 ff., 66, 171
kognitive Sprachentwicklung 29
Kollaboration 145
Kommunikation 30, 58, 78, 79, 172
–, gestörte, Beispiele 28 f.
–, horizontale 39
–, offene 27 ff., 39 ff., 42, 171
–, Optimierung der 134
–, paradoxe 32, 40
–, therapeutische 29 f.
–, vertikale 39
Kommunikations-
    -formen, pathologische 31
    -fluß 27
    -defekte 28
    -kanäle 27
    -prozesse 30, 152
    -störungen 27, 28
Kompetenz 138
–, soziale 4
Konflikte 149
Konfliktlösung 4
Kontrolle 4, 6
– durch das Personal 7, 8
Kontrollfunktion 161 f.
Koordination 145
Kosten-Nutzen-Analyse 26
Kotherapeuten 33
Krankenrolle 83

Krankenversicherung als Kostenträger 26
Kreativität 145
Krisenintervention 26, 43, 44

law of expectancy 40, 57
Leitung, medizinische 94 f.
– –, Neuorientierung 128 f., 139, 149
Lerneffekte 47 f.
Lernen
– am Modell 43, 46 ff., 56, 65, 79, 99, 171
– –, Voraussetzungen 48 f.
–, gegenseitiges 66
–, soziales 42 ff., 54 ff., 58, 171 f.
Lernmethoden 47
Lernpersonal 125
Lernprozeß, sozialer 83
living-learning-confrontation 56

Maladaptation, soziale 5
Maltherapie 121
management
– by command 25
– by exception 25
– by objective 25
Menninger-Klinik 55, 56
Milieu
–, animierendes 172, 175 f.
–, betreuendes 172, 177 f.
–, engagiertes 6
–, equilibrierendes 172, 174 f.
–, kustodiales 42
–, reflektierendes 172, 176 f.
–, strukturierendes 172 f.
–, therapeutisches 3 f., 30, 83, 85, 89
Milieueinschätzung, psychometrische 6 ff.
Milieueinflüsse, therapeutische 169
– pathologische 169
Milieuforschung
–, Charakteristika 186 f.
–, evaluative 183
–, Behandlungsvariablen 184
–, Erfolgskriterien 184
–, Patientenvariablen 184
–, Setting 184
Milieugestaltung 4, 5
Milieukonzepte 4
Milieumodell 46
Milieutherapeuten 22, 37, 50, 82, 88, 178 f., 182
Milieutherapie 3, 4, 10, 29, 42, 50, 51, 58, 66, 69, 84, 114, 158
–, Anwendung der Prinzipien 13 ff.
–, Erfordernisse 183 f.

Sachverzeichnis

-, Gefahren
-, - der Rolle des Abteilungsarztes 90
-, - der Rolle der Ergotherapeutin 93
-, - der Rolle des klinischen
  Psychologen 94
-, - der Rolle der medizinischen Leitung
  95
-, - der Rolle der Sozialarbeiterin 93
-, - der Rolle des Patienten 86
-, - der Rolle des Pflegepersonals 87
-, Grenzen 181 f.
-, Wirkfaktoren 170
Milieutyp
-, emotionaler 25
-, hierarchisch strukturierter 25
Milieutypen 4 ff., 168, 172
Mill Hill Effort Syndrome Unit 9
Mitentscheidung 15 ff., 18, 171
Mitsprache 17
-, konsultative 134
Mitverantwortung 10, 18 ff., 171
Modell
-, stochastisches 144
Modelle 50
- schaffen 110 f., 137, 147
Modellhaltungen 23
Moral Treatment XI, 3
Morgengespräch 71, 79
Motivation, ausreichende 49
multiple leadership 131, 134, 150
Musiktherapie 121
Mutter-Kind-Beziehung 27

narzistisch 37
Neuroleptika 157
Non-Kommunikation 32
Northfield-Gruppe VII

Oberärzte 115
Oberpflegepersonal 115, 149
Oberpfleger 130
Oberschwester 130
Objektbeziehungstheorie 160, 161
Öffnung nach außen 146, 152 f.
ökologisch 27
Omega-Position 59 f., 160
opening-up of communications 112
order and organization 7
Ordnung und Organisation 7, 8
Organisationssystem
-, organisches 166 f.
-, mechanistisches 166 f.
Orientierung und Schulung 108 f., 135, 146

Palo-Alto-Gruppe 29
paradoxe Intervention 29

Partizipation 14 f., 23 ff., 27, 39, 42, 58, 65, 78, 171 f.
Passivität 5
Patient 86
Patienten
-, alkoholkranke 49
-, Alters- 122, 177, 181
-, Borderline- 32, 37, 160
-, chronische 122, 175, 177
-, depressive
-, -, 49, 69, 77, 99, 175, 181
-, gewalttätige 41
-, maniforme 173 f.
-, neurotische 29, 32, 33, 175 f., 181
-, psychotische 28, 32, 49, 81, 176
-, schizophrene 37, 51, 52, 121, 174, 181
-, Sucht- 69, 76, 174
-, suizidale 173
-, zwangskranke 37
Patientenbetreuung 100 f.
Patientenrechte 26
Patientenvertreter 32
patientenzentrierte Auffassung 99
permissiveness 24
Permissivität 10, 84, 108, 123
personal problem orientation 7
Pflegepersonal 87
Phasen,
-, der Unternehmensentwicklung 144
-, der Veränderung 141
Pionierabteilung 110 f., 113, 121, 137, 147
Potential, therapeutisches 91, 118
Praxisorientierung 6, 8
Privatabteilung, offene 110 f.
Probleme, persönliche 6
Problemanalyse 44
Problemlösungsparadigma 43
program clarity 7
Programmklarheit 33
Projektion 139, 162
projektive
-, Abwehr 131
-, Identifikation 162
Pseudodemokratie 24
Pseudoformen des therapeutischen
  Milieus 97
Psychiatrie
- der Gemeinschaft 108
-, traditionell-kustodiale 6, 51, 84, 85
psychoanalytische Behandlungsmodelle
  6
Psychodrama 121
Psychopharmakotherapie 3
psychotherapeutic community 68
Psychotherapie 3, 5, 50
-, Einzel- 121
Psychotherapieabteilung 121

Reaktionsbildung   113, 137–139
Realform   11
Realitätskonfrontation   10
Reflexion   43, 44 ff., 49, 56, 64, 171
Regression, kollektive   61
Rehabilitation   5
Rehabilitationsstation   121
rehashing   44
relationship dimensions   6
residential psychotherapy center   68
restriktiv-kustodial   26
Risikopatienten   41
Rolle
– des Patienten   86
– des Therapeuten   84
Rollen, veränderte im therapeutischen Milieu   85 ff., 137 f., 147
Rollendiffusion   98, 118, 138
Rollenerwartung   83, 98
Rollenfindung   114 f.
Rollenspiel   50
Rollenverhalten
– des Abteilungsarztes   90
– der Ergotherapeutin   93
– des klinischen Psychologen   94
– der medizinischen Leitung   95
– der Sozialarbeiterin   93
– des Patienten   86
– des Pflegepersonals   87
Rollenverständnis   27, 83 ff., 118, 138
–, Gemeinsamkeiten   97 f.
Rollenverwirklichung   98

St. Luke Center   69
Schlössli, Psychiatrische Klinik   13, 106 f.
Schüler, Gruppendiskussion mit   115
Schwarzer Mittwoch   124, 148
–, Lösungsversuche   125
–, Probleme   125
Selbst
–, falsches   50
–, wahres   50
Selbstabsorption   138
Selbstdarstellung   64
Selbstentwertung   162
Selbsterfahrungsgruppen   109, 125
Selbstrealisierung   38
self-disclosure   64
Seminare, gruppendynamische   109
Sensitivitytraining   109
Sequestrierung   113, 137, 162
Setting der Abteilungsversammlung   79 f.
Sicherheitsbedürfnis   109
Sitzordnung   79
social learning program   57
social rehabilitation unit   9, 185
social therapist   10

social therapy   4
Solidarität   123, 148
Soteria   41
Sozialarbeiter   127
sozialpsychiatrische Einrichtungen   152 f.
sozio-dynamische Grundformel   59
soziometrische Verfahren   185
soziotherapeutisches Modell   13
Splitting   162
Spontaneität   6
staff control   7
Stimulation   52
structure   5
Struktur
–, hierarchische   24, 40
–, organisatorisch-administrative   158, 165 f.
Strukturierung   5
support   5, 6, 84
System offenes   133 f., 139, 151, 161, 163
Systemaspekt   112
Systemebenen   159 f.
Systemerhaltung und -veränderung, Dimension der   7
systemische Ebene der Integration   158
system maintenance dimensions   7

Team   100
Teamarbeit   88, 100, 137
Teambesprechungen   125
Teammitglieder   50
–, Differenzierung der   100
Teamprozesse   99 f.
Teamsitzung   34, 44, 119
T-Gruppen   109
Therapieangebot   44
Therapiebene der Integration   158
Therapeuten   45, 84, 85
therapeutic culture   56
therapeutische Entscheidung   16
Therapeutische Gemeinschaft   3, 4, 6, 7, 9 ff., 19, 39 f., 44, 108
– – Kritiker der   16
– – Prinzipien der   9 ff.
therapeutische Intervention   60
therapeutisches Handeln   85
therapeutisches Team, Aufgabenbereiche   100 f.
Therapie *der Gruppe*   70
– *durch* die Gruppe   70, 120
– *in der* Gruppe   69
Token-Economy   6, 42, 181
transfer   50
Tripartite-Model of Psychotherapy   54

Ueberidentifikation   138
Ulleval Stadtspital   26

Sachverzeichnis

Umschulung 109, 110, 135, 146
Umsetzen 50
Unabhängigkeit der Patienten 8
unitization 124
Universalität des Leidens 66
Unterstützung 5, 6, 84

validation 5, 41
Valorisierung 5f., 41, 57, 161
Verantwortung 138
Verdrängung 137
Vergleich transkultureller 41
Verhalten
-, modellhaftes 49
Verhaltensmuster, gestörte 5
Verhaltensmodifikation 42, 69
Verhaltenstherapie 55, 57, 69
Verleugnung 137
Verschiebung 139
Versorgung, gemeindenahe 27
Versorgungsauftrag 26, 184
Vertrag 41
Vertrauensperson 17, 20
Vertraulichkeit 76
Verwaltungszweige, Einbezug der 131 f., 139, 150 f.
Verwirklichung, phasenweise 105

vicarious learning 66
Vorbilder 47, 50

Ward Atmosphere Scale (WAS) 6 ff., 33, 41
ward meeting 73
WAS-Profile 7 ff.
Widerstände
– des Abteilungsarztes 90
– der Ergotherapeutin 93
– des klinischen Psychologen 94
– der medizinischen Leitung 95
– des Patienten 86
– des Pflegepersonals 87
– der Sozialarbeiterin 93
Wirkfaktoren
–, der Gruppenpsychotherapie 62 f.
–, der Gruppenverfahren 64 ff.
–, gruppentherapeutische 62 ff.
–, der Milieutherapie 170 ff.
–, therapeutische 13 ff.
–, von Milieukonzepten 4
Wortwahl gestörte 28

Zielsetzung therapeutische 26
Zusammenhalt 65
Zusammenarbeit zwischen Patienten und Team 77 f.

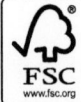

If you have any concerns about our products,
you can contact us on
ProductSafety@springernature.com

In case Publisher is established outside the EU,
the EU authorized representative is:
**Springer Nature Customer Service Center GmbH
Europaplatz 3, 69115 Heidelberg, Germany**

Printed by Libri Plureos GmbH
in Hamburg, Germany